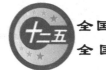

全国中医药行业高等教育"十二五"规划教材
全国高等中医药院校规划教材（第九版）

中医药统计学

（新世纪第三版）

（供中医学类、中药学类、药学类、
中西医临床医学等专业用）

主　编　何　雁（江西中医学院）
副主编　曹治清（成都中医药大学）
　　　　杨松涛（安徽中医学院）
　　　　王淑媛（长春中医药大学）
　　　　谢海林（山西中医学院）
　　　　郑洁钢（湖南中医药大学）

U0308055

中国中医药出版社
·北　京·

图书在版编目(CIP)数据

中医药统计学 /何雁主编 . —3 版 . —北京：中国中医药出版社，2012.7
全国中医药行业高等教育"十二五"规划教材
ISBN 978 - 7 - 5132 - 0881 - 9

Ⅰ.①中… Ⅱ.①何… Ⅲ.①中国医药学 - 医学统计 - 中医药院校 - 教材
Ⅳ.①R2 - 32

中国版本图书馆 CIP 数据核字（2012）第 092938 号

中 国 中 医 药 出 版 社 出 版
北京市朝阳区北三环东路 28 号易亨大厦 16 层
邮政编码　100013
传真　010 64405750
河北省欣航测绘院印刷厂印刷
各地新华书店经销

*

开本 787 × 1092　1/16　印张 17.25　字数 384 千字
2012 年 7 月第 3 版　2012 年 7 月第 1 次印刷
书　号　ISBN 978 - 7 - 5132 - 0881 - 9

*

定价 27.00 元
网址　www.cptcm.com

全国中医药行业高等教育"十二五"规划教材
全国高等中医药院校规划教材（第九版）
专家指导委员会

全国中医药行业高等教育"十二五"规划教材

全国高等中医药院校规划教材（第九版）

《中医药统计学》编委会

前　言

　　全国中医药行业高等教育"十二五"规划教材是为贯彻落实《国家中长期教育改革和发展规划纲要（2010－2020年)》、《教育部关于"十二五"普通高等教育本科教材建设的若干意见》和《中医药事业发展"十二五"规划》，依据行业人才需求和全国各高等中医药院校教育教学改革新发展，在国家中医药管理局人事教育司的主持下，由国家中医药管理局教材办公室、全国中医药高等教育学会教材建设研究会在总结历版中医药行业教材特别是新世纪全国高等中医药院校规划教材建设经验的基础上，进行统一规划建设的。鉴于由中医药行业主管部门主持编写的全国高等中医药院校规划教材目前已出版八版，为便于了解其历史沿革，同时体现其系统性和传承性，故本套教材又可称"全国高等中医药院校规划教材（第九版)"。

　　本套教材坚持以育人为本，重视发挥教材在人才培养中的基础性作用，充分展现我国中医药教育、医疗、保健、科研、产业、文化等方面取得的新成就，以期成为符合教育规律和人才成长规律的科学性、先进性、适用性的优秀教材。

　　本套教材具有以下主要特色：

　　1. 继续采用"政府指导，学会主办，院校联办，出版社协办"的运作机制

　　在规划、出版全国中医药行业高等教育"十五"、"十一五"规划教材时（原称"新世纪全国高等中医药院校规划教材"新一版、新二版，亦称第七版、第八版，均由中国中医药出版社出版)，国家中医药管理局制定了"政府指导，学会主办，院校联办，出版社协办"的运作机制，经过两版教材的实践，证明该运作机制符合新时期教育部关于高等教育教材建设的精神，同时也是适应新形势下中医药人才培养需求的更高效的教材建设机制，符合中医药事业培养人才的需要。因此，本套教材仍然坚持这个运作机制并有所创新。

　　2. 整体规划，优化结构，强化特色

　　此次"十二五"教材建设工作对高等中医药教育3个层次多个专业的必修课程进行了全面规划。本套教材在"十五"、"十一五"优秀教材基础上，进一步优化教材结构，强化特色，重点建设主干基础课程、专业核心课程，加强实验实践类教材建设，推进数字化教材建设。本套教材数量上较第七版、第八版明显增加，专业门类上更加齐全，能完全满足教学需求。

　　3. 充分发挥高等中医药院校在教材建设中的主体作用

　　全国高等中医药院校既是教材使用单位，又是教材编写工作的承担单位。我们发出关于启动编写"全国中医药行业高等教育'十二五'规划教材"的通知后，各院校积极响应，教学名师、优秀学科带头人、一线优秀教师积极参加申报，凡被选中参编的教师都以积极热情、严肃认真、高度负责的态度完成了本套教材的编写任务。

　　4. 公开招标，专家评议，健全主编遴选制度

本套教材坚持公开招标、公平竞争、公正遴选主编原则。国家中医药管理局教材办公室和全国中医药高等教育学会教材建设研究会制订了主编遴选评分标准，经过专家评审委员会严格评议，遴选出一批教学名师、高水平专家承担本套教材的主编，同时实行主编负责制，为教材质量提供了可靠保证。

5. 继续发挥执业医师和职称考试的标杆作用

自我国实行中医、中西医结合执业医师准入制度以及全国中医药行业职称考试制度以来，第七版、第八版中医药行业规划教材一直作为考试的蓝本教材，在各种考试中发挥了权威标杆作用。作为国家中医药管理局统一规划实施的第九版行业规划教材，将继续在行业的各种考试中发挥其标杆性作用。

6. 分批进行，注重质量

为保证教材质量，本套教材采取分批启动方式。第一批于 2011 年 4 月启动中医学、中药学、针灸推拿学、中西医临床医学、护理学、针刀医学 6 个本科专业 112 种规划教材。2012 年下半年启动其他专业的教材建设工作。

7. 锤炼精品，改革创新

本套教材着力提高教材质量，努力锤炼精品，在继承与发扬、传统与现代、理论与实践的结合上体现了中医药教材的特色；学科定位准确，理论阐述系统，概念表述规范，结构设计更为合理；教材的科学性、继承性、先进性、启发性及教学适应性较前八版有不同程度提高。同时紧密结合学科专业发展和教育教学改革，更新内容，丰富形式，不断完善，将学科、行业的新知识、新技术、新成果写入教材，形成"十二五"期间反映时代特点、与时俱进的教材体系，确保优质教育资源进课堂，为提高中医药高等教育本科教学质量和人才培养质量提供有力保障。同时，注重教材内容在传授知识的同时，传授获取知识和创造知识的方法。

综上所述，本套教材由国家中医药管理局宏观指导，全国中医药高等教育学会教材建设研究会倾力主办，全国各高等中医药院校高水平专家联合编写，中国中医药出版社积极协办，整个运作机制协调有序，环环紧扣，为整套教材质量的提高提供了保障机制，必将成为"十二五"期间全国高等中医药教育的主流教材，成为提高中医药高等教育教学质量和人才培养质量最权威的教材体系。

本套教材在继承的基础上进行了改革与创新，但在探索的过程中，难免有不足之处，敬请各教学单位、教学人员以及广大学生在使用中发现问题及时提出，以便在重印或再版时予以修正，使教材质量不断提升。

国家中医药管理局教材办公室
全国中医药高等教育学会教材建设研究会
中国中医药出版社
2012 年 6 月

编写说明

　　本教材是为致力于学习基本统计方法的中医药类专业的学生而编写。教材中所讲统计学方法已成为正确理解当前中医药文献必不可少的工具。但是，对于多数学生而言，学习数学恰如服食苦口良药：非常艰涩，但又必要而且难以回避。

　　为什么许多人学了多遍统计学，仍不得要领，几乎一用就错？这是个很普遍但又令人十分遗憾的问题。面对生物医学科研中大量误用和滥用统计学的案例，面对因科研设计和统计分析错误导致结论难以令人置信的事实，需要我们寻找出有效的方法解决上述问题。

　　产生上述问题的原因很多，但最主要的是现行医药统计学教科书严重脱离科研实际。教材中所写内容全是经过统计学工作者加工过的，而实际问题的"原型"已不见踪迹。教科书上对类似的概念与方法也不加以辨识和比较，再加之实际问题的训练量不充分，因此，只接触过统计学"标准形式"的人，很难正确运用统计学处理各种复杂的实际问题。

　　统计学本身的理论和方法很多，但其指导思想和精髓是概率论与数理统计。他们在不同学科中的具体应用就产生了工业统计学、农业统计学、经济统计学、生物统计学、医学统计学、卫生统计学等学科。可以这样说，某一特定研究领域中的统计学总是以解决这一领域具体问题为目的的，而绝不是统计学复杂公式的计算原理和推导过程的"翻版"。在教育理念上，必须强调理论密切联系实际，理论是为实践服务的，要在打牢基础的前提下，注重实际技能的培养。检验教学质量高低的标准是看学生运用所学理论解决实际问题能力的大小。

　　基于以上认识，我们对有关内容进行耐心而又清晰的解释。在可能的条件下，强调统计学对中医药的价值，以专业需要驱动对相关统计方法的学习。然后以适当的实际案例说明这种统计方法。一系列统计学工具的介绍也是建立在循序渐进的基础之上的。

一、本教材的内容及知识体系

　　本教材更加贴近中医药专业的实际应用，兼顾统计学的教学体系，所有的例题要求选自医药实际问题，尽量把数学体系的叙述方式变成统计学能为中医药的应用提供什么样的工具帮助。

　　加入统计软件的辅助处理数据功能。统计学的难点是公式和计算，在信息化普及时代，引入统计软件完成数据处理已势在必行，结合本科阶段学生计算机水平，选择Office办公软件的 Excel 作为辅助工具软件处理统计计算问题。具体内容如下：

　　1. 实验数据的基本统计处理：介绍中医药统计学的基本概述，重点整理与后续教学密切相关的准备知识，了解数据统计在药事管理和中药用药规律的辅助作用。使学生初步学会用统计软件（Excel）处理统计问题。

2. 随机抽样与抽样分布：建立统计学的思维模式，了解统计量概念在实际统计中的重要作用。掌握用统计软件（Excel）处理统计学的计算问题。

3. 参数估计与检验：这是本课程的重点内容，要求熟练掌握参数估计与检验的原理和方法，熟练掌握用统计软件（Excel）处理计算问题。

4. 相关与回归：掌握建立相关量回归表达式及可靠性估计的方法，重点掌握多元回归的分析方法。

5. 方差分析：建立试验设计的基本思想，了解试验前进行合理设计的必要性，掌握单因素、双因素试验设计的前提条件和试验模式。

6. 试验设计方法：重点介绍多因素、多水平的试验设计方法，主要介绍正交设计和均匀设计，解决特殊问题的试验设计方法。

二、本教材的特色

1. 改变教学角度，课程学习上不断创新。以往的统计学教材都比较重视数学上的严谨性，忽视应用的实效性。本教材尝试改变学习的角度。把以往从数学角度阐述统计问题改为从中医药实际问题出发，引入统计的前提条件和相应的统计方法。以中医药科研实际为例，介绍统计学的思路和分析方法。使抽象的统计推断紧紧围绕具体的科研实例，开阔思路，加深学生对统计学在科学研究中的重要性认识。使学生明白正确地运用统计学，可以在科研工作中少走弯路，避免数据收集的盲目性，提高自己的创新能力。

2. 使用最基本、最易获取的统计软件 Excel，以提高学习效率和兴趣。在当今计算机发展的时代，统计软件已使统计过程变得更容易。本课程给出科研实例，鼓励学生用计算机软件重现结果。加深理解统计学在中医药科研中的作用，第十章软件使用内容建议根据各章数据统计需要，穿插在各章中讲解，增强学习本课程的兴趣。

通过本教材的学习，使同学们认识到在中医药科研过程中，充分利用统计学这门学科，可以极大提高科研效率；有计算机统计软件作为辅助工具，学好统计学课程是不困难的事。

三、本教材的适用对象

本教材的内容和实例满足中医、中药、生物、医疗卫生保健、心理学等多学科的需要，可供高等院校相关专业本科生以及从事统计分析的研究者参考使用，也可作为中医药统计学培训和自学的教材。带 * 号内容为选学内容。

四、本教材的作者队伍

本教材凝结着全国 17 所院校 18 位编写者的智慧和心血，没有他们的辛勤劳作和无私奉献就没有这本教材。我谨在此向各位同仁致以崇高敬意和深深谢意！我们也特别珍惜在教材编写过程中结下的友谊！本教材在编写过程中，艾国平、金国华、刘建国、周丽、罗晓健老师对稿件提出了许多修改意见，并且得到了江西中医学院各级领导及教务处等有关部门的大力支持，在此一并表示衷心感谢。

由于本人能力所限，教材中不足之处在所难免，敬请广大师生提出宝贵意见，以便再版时修订提高。

何　雁

2012 年 6 月

目　　录

第一章　中医药统计学概论

第一节　统计学概述

统计作为一种社会实践活动由来已久，其含义也较丰富。从统计学的功能来分，主要包括四方面内容：

数据收集：也就是取得统计数据，是进行统计分析的基础。

数据整理：是用图表等形式来展示数据特征，使数据更加系统化、条理化，从而便于统计分析。

数据分析：是利用描述统计和推断统计等统计方法来研究数据，是统计学的核心。

数据解释：是对统计分析结果进行说明和应用。

从统计方法的构成来看，统计学可分为描述统计和推断统计。描述统计是统计学的基础，推断统计是现代统计学的主体和核心内容。

描述统计：是搜集、整理和描述数据资料的方法，即研究如何取得反映客观现象的数据资料，并通过统计图表、统计指标等有效形式对数据资料进行整理和概括显示，进而得出反映客观现象的规律性特征。

推断统计：是在样本数据进行描述的基础上，对统计总体的未知数量特征作出概率形式表达的推断。实际研究中常常只能得到总体的一部分（称为样本）数据，这就需要根据这些样本有限的、不确定的信息，利用概率论的理论来对总体数量特征进行科学的推断。

所以说，统计学是关于研究对象的数据资料搜集、整理、分析和解释，以显示其总体特征和统计规律性的科学。统计学本身的理论和方法很多，但其指导思想和精髓是概率论与数理统计，它们在不同学科的具体应用就产生了工业统计学、农业统计学、生物统计学、医药统计学、卫生统计学等学科。

在近代，统计学的应用领域不断扩展，并出现了一些相应的边缘学科，图1-1仅列出了它们的主要应用，而其影响范围比这要广泛得多。

统计方法在医药卫生中有广泛的应用。常用的基本统计方法包括数据资料的统计描述、总体指标的估计和检验、数据组之间的相关分析等。本课程的具体内容如图1-2所示。

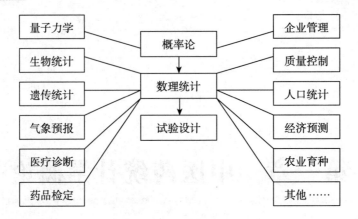

图 1-1　统计学主要应用领域

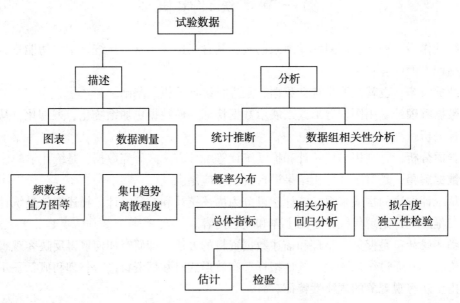

图 1-2　中医药统计学的具体内容

第二节　统计数据类型

医药统计资料一般分为计量（定量）资料和计数（定性）资料。介于其中的还有等级（半计量）资料，研究者必须根据不同资料类型选用适当的统计方法。

一、计量资料

测定观察单位某项指标量的数值大小，所得到的数据称为计量资料。例如 18 岁男性的身高值（cm）、体重值（kg），某中药有效成分的含量（mg/kg）等。这类资料一般具有计量单位，各观察单位的测量值常有量的差异。

二、计数资料

将观察单位按照某种属性或类别分组计数，得到各组观察单位的个数称为计数资料。例如用某药治疗若干痢疾病人后的治愈人数；某人群中 O、A、B、AB 各种血型的人数。分属于各组的观察单位有质的差别，不同质的观察单位不能归在同一个组内。

三、等级资料

将观察单位按某种属性的不同程度分组计数，得到各组观察单位的个数称为等级资料。例如用某药治疗若干流感病人，其中治愈、好转、无效的人数，测定某种血清凝集反应的结果为 − 、＋、＋＋的人数等，这类资料具有计数资料的特点，但各组又是按一定顺序由轻到重、由小到大排列的。

第三节　统计学的几个基本概念

一、总体与样本

总体与样本是统计学的两个基本概念。**总体**是指性质相同的研究对象中某种变量值的集合。如研究某社区 2011 年正常成人的血压，则研究对象是该社区 2011 年正常成年人。变量值为每个研究对象的血压值。该社区 2011 年全部正常成年人的血压值就构成一个总体。这里的总体只包括有限个变量值，称为**有限总体**。有时，总体是设想的，如研究某药治疗糖尿病患者的效果，组成该总体的个体为各个糖尿病患者，研究者所设想的总体是所有糖尿病患者，其研究对象的总数显然是不确定的，称为**无限总体**。

由于医药研究中的总体大都是无限总体，所以研究者只能从中抽取一部分进行研究。从总体中随机地抽取部分个体所组成的某种变量值的集合，称为**样本**。抽样研究的目的是由样本信息推断总体特征，如测量某地 2011 年 200 名正常成年人的血压值组成的样本，计算样本均数，可以用来推断该地区 2011 年正常成年人血压的总体均数。但是，这种推断必须以样本的可靠性和代表性为前提。

二、概率与频率

概率是描述随机事件发生可能性大小的一个度量。它刻画的是总体中随机事件出现的可能性大小，是一个确定的数值，它的取值范围由 0 到 1。

对一个随机事件 A 做重复观察，其中某变量值出现的次数称为频数。若以 n 代表重复观察的总次数，以 f 代表频数，则 f/n 为事件 A 发生的频率。频率是已经进行试验的结果，刻画的是样本中随机事件出现的可能性大小。对于一个随机事件，尽管每进行 n 次重复试验，所得到的频率可能各不相同，其取值具有偶然性，但经验证明，在同一条件下进行大量重复试验时，随机事件出现的频率会在某一常数左右摆动，这种性质叫做

频率的稳定性。在许多实际问题中，当概率不易求得时，只要 n 充分大，可以将频率作为概率的估计值。

概率常用符号 P 来表示，必然事件的概率为1，不可能事件的概率为0，P 越接近1，表明其事件发生的可能性越大，P 越接近于0，表明其发生的可能性越小。例如用针灸的方法治疗某病200名患者，治愈率为90%（或0.9），则治愈某病的概率可以估计为0.9，这个治愈的频率说明针灸方法治愈某病的可能性。

三、参数和统计量

参数是根据总体分布的特征而计算的总体指标，一般用小写的希腊字母表示总体参数。如正态总体均数（μ）、标准差（σ）、离散总体率（p）等，总体的参数是一个确定的数值。

由总体中随机抽取样本而计算的相应指标称为**统计量**，一般用拉丁字母代表，如样本均数（$\bar{X}$）、样本标准差（S）、样本率（$\hat{p}$）等。统计量一般随样本的不同，取值也不同，统计量是一个变量值。

四、变量与抽样误差

在统计学中，将说明观察单位的某种属性或标志称为**变量**。对变量进行测量或观察的值称为变量值。如果变量可以取有限个数值或可列个数值，称为离散变量，如仪器个数、治愈的人数等，如果变量的取值是连续不断的，且不能一一列举，就称为连续变量，如时间、温度、产品尺寸等。

抽样误差是指样本指标（如样本均数、样本标准差、样本率等）与总体指标（总体均数、总体标准差、总体率等）之间的差异，例如，同一总体同一样本均数，多次抽取得到的不同样本之间都有差异，$\bar{X}_1 \neq \bar{X}_2$，这些都是抽样误差所致。

因为各观察单位间存在着个体差异。样本又未包含总体的全部信息，所以这种抽样误差是难免的，但抽样误差有一定的规律，运用这些规律可以进行总体的估计和统计推断。

第四节　统计学在中医药科研中的应用

近年来，统计学已受到医药工作者的重视，越来越多的医药工作者认识到它在医药科学中的地位和作用。它已成为医药生产中分析和解决问题的重要手段。本节只是对统计学在中医药科研中的应用进行简略介绍。

一、统计学在中医文献研究中的应用

中医医案是中医临床实践的记录。古今医案蕴藏着医家宝贵的辨证论治经验和知常达变的思维方法，如何从浩如烟海的文献中总结各医家的辨证论治经验及思维方法，是一项重要课题。采用统计分析方法对古今医案进行研究无疑将事半功倍。

经典医籍的研究：对经典医籍方证用药的研究是目前应用统计学方法研究中医医案较多的类型之一。如郑旋研究了《临证指南医案》胃脘痛门共 44 个医案 50 诊 47 个汤剂处方，分析出胃脘痛门的用药特点。此外，程文江研究统计了《临证指南医案》中有关咳嗽的医案 143 案 156 诊，总结出外感、内伤多个核心方。杨雪梅采用数理统计、数据挖掘等方法，搜集明清两代古医籍中治疗脾胃湿热证的方剂共 591 条，用药总频数 4657 次，涉及中药共 161 味，从多角度探讨明清两代治疗脾胃湿热证的用药规律，客观总结脾胃湿热方之遣方用药规律，这些研究方法取得了良好的预期效应。

用药规律的分析：在应用统计学原理及统计分析方法研究中医医案的过程中，研究最多的就是用药规律。周君等就明清时期消渴案进行统计分析，广泛收集了反映明清时期医家各学派的医案 59 例进行统计分析，寻求治疗消渴病的用药规律。刘惠玲等用编程对《名医类案》的方药使用频次进行了统计分析，总结出补中益气汤、四物汤、六君子汤、小柴胡汤等 23 首"核心方剂"和甘草、人参、白术、当归、茯苓等 13 味"核心药物"。

方剂的研究：统计分析方法还较多地应用于中医经典方剂的证治规律探索，明确中医药方剂应用证型、治法，通过研究能较好地指导临床用药。张琦对《金匮要略》苓桂术甘汤证古今医案共 158 例进行了统计分析，从发病规律、辨证规律、用药规律及其在临床疾病中的分布情况进行了系统分析，研究了该方证的病因病机、诊断指标、舌苔、脉象以及用药规律等。

2000 年至今，随着互联网络的普及，中国"数据仓"和"数据挖掘"的进展异常迅速。处理更大的样本、更复杂的数据时代已经来临，丰富的统计方法十分适用于分析散在、庞杂的中医文献资料，它可以帮助研究者从整体上客观地总结中医各类疾病的方药证治规律，发现中医文献的学术价值和实用价值，直接或间接地为中医的临床和科研提供可信的文献学依据。统计学与中医文献研究结合越来越紧密，已经成为研究中医文献的重要途径。

二、统计学在中药学研究中的应用

中药是我国的瑰宝，但其成分复杂、质量难以控制等问题严重阻碍了其进军国际市场的道路。利用统计学的分析方法可对中药进行质量控制；根据中药所含化学成分的数据处理，找出规律性认识，对其质量给予全面的评价。

中药药性分析：中药药性作为中药作用的基本性质和特征的高度概括，是中医临床遣方用药的重要依据，《中华人民共和国药典》2005 年版记载主要归肺经的中药 146 种，而肺系疾病又是临床最常见的疾病之一，刘松林等通过统计分析研究归肺经中药的药性特征，发现归肺经药物寒性占 41.1%，温性占 27.4%，平性占 23.3%，凉性占 6.2%，热性占 2.0%，这与肺的生理病理特点是相符的；五味中以苦、甘味最多，辛味次之，涩味位居第三，咸、酸味位居第四，淡味位居第五；归肺经中药沉降性质的占药物总数的 50.0%，升浮性质的占药物总数的 45.2% 这与肺气本身同时具有宣发、肃降气机升降形式相一致；归肺经中药的毒性明显，占该经药物总数的10.3%。

判断中草药的种类：在中药研究中，过去传统的鉴定技术有一定的局限性，应用多元分析和贝叶斯逆概率公式，只要收集相当数量的资料，通过变换和构造模型，可以判定这个中草药属于哪一种。常旋等应用多元分析方法进行不同产地枸杞、黄芪等中药的研究，均表明多元分析可用于辅助鉴别中药的正品和伪品，探讨中药各类群间的系统亲缘关系，评价中药材的来源。近年来，多变量统计分析方法在鉴定中药的真伪和质量优劣、影响中药材生长发育和品质形成的生态主导因子、限制因子以及这些生态因子的动态变化规律等方面已经取得了可喜的进展。

试验方案设计：在中医药科学研究中，人们总希望只进行较少的试验次数就能获得理想的试验结果，因此运用统计学试验设计原理设计试验方案具有重要意义。中药提取方法的优化常采用正交试验和均匀设计的方法。王龙等采用正交试验筛选牛膝中甾酮的最佳水煮提取条件。预试研究结果表明；采用水煮提取工艺，可取得较高的提取转移率，与用有机溶剂比较，具有成本低的特点。郭晏华等采用均匀设计方法，以补骨脂素、异补骨脂素的总含量、出膏率为响应指标，以食盐溶液浓度、浸泡时间、微波强度及微波时间为试验因素，优化补骨脂微波炮制工艺，预测的优化工艺与实验验证的绝对误差 < 6%。

中药功效量化：汪学昭等用原子吸收光谱测定各地女贞子及其混淆品的微量元素，用多元分析方法区分了正品女贞子及其混淆品；苏薇薇等对中药的性味归经量化后进行复方组方规律的研究，分析小柴胡汤等，结果与中医组方原则相吻合；袁久荣等观察四物汤及拆方的补血作用，统计分析显示，四物汤全方的补血作用最强，当归起主要作用。

浩如烟海的中医药文献往往使研究者望书兴叹，而传统的定性描述又太多，降低了结论的可信度，统计分析则能较好地避免数据分析中的主观性，并从中发现其固有的规律性。有关医药统计的知识和必要的统计技能训练，是每个医药科技工作者必不可少的专门知识和技能，当然，计算机技术的高速发展已成为医药统计学推广的助力器。日益发展的计算机软硬件，使复杂的统计分析方法在医药研究中易于实现。

第五节 实例分析：中药注射剂不良反应的评价

一、中药注射剂概念

中药注射剂是指中药材经提取、纯化后制成的供注入人体的溶液、乳液及供配置成溶液的粉末或浓溶液的无菌制剂。种类包括注射液、注射用无菌粉末和注射用浓溶液，可用于肌内注射、静脉注射或静脉滴注等。

二、中药注射剂发展历程

中药注射剂为中国所独有，它突破了中药传统给药方式，是中药制剂研究的创举，已成为临床治疗的独特手段，是目前中药临床用药的主要剂型之一。1954 年武汉制药厂对柴胡注射液重新鉴定并批量生产，成为国内工业化生产的第一个中药注射剂品种。目前，全国有 400 多家企业生产已有批准文号的中药注射剂共 109 种，对于保障人们的身体健康发挥了重要的作用。

随着中药注射剂的广泛使用，中药注射剂不良反应／不良事件时有发生，使中药注射剂的安全性受到社会各界广泛关注，并陷入信任危机，甚至发出"停用中药注射剂"的呼吁。中药注射剂的前景令人担忧。中药注射剂同其他药品一样，迫切需要从安全性、有效性、处方的合理性和工艺等方面对其进行上市后的再评价。

三、数据处理与统计分析

2010 年四川大学华西医院中国循证医学中心李幼平主任带领她的循证医学研究团队以文献研究为切入点，描述性分析我国中药注射剂不良反应／不良事件统计趋势，为中药注射剂研发、合理使用与安全警戒，以及风险管理工作提供了参考依据（文献来源：中国循证医学杂志. 2010，10（2）：132～139）。

1. 数据来源

国家基本药物目录（2004 年版）33 种中药注射剂不良反应／不良事件（ADR/AE）相关数据来源表：中国生物医学文献数据库（1978.1 ～ 2009.4）、中国期刊全文数据库（1979.1 ～ 2009.4）、中文科技期刊数据库（1989.1 ～ 2009.4）、中国中医药数据库（1984.1 ～ 2009.4）、卫生部及国家食品药品监督管理局网站《药品不良反应信息通报》第 1 ～ 22 期。

2. 统计分析

上述 5 个数据库共检出 5405 篇文献，剔除重复文献 2160 篇后，再按纳入与排除标准最终纳入 1010 篇。得到统计图表如下：

表 1 - 1　中药注射剂 ADR 文献类型

序号	文献类型	文献数（篇）	构成比（%）
1	个案报告	348	34.46
2	系列病例观察	254	25.15
3	ADR 综述	119	11.78
4	随机对照试验	116	11.49
5	横断面研究	78	7.72
6	ADR 文献分析	61	6.04
7	非随机对照研究	28	2.77
8	系统评价	6	0.60
合计		1010	100.0

表 1 - 1 的数据提示：文献总体研究质量不高。纳入的 1010 篇文献中，ADR 的文献类型以描述性研究和普通综述及文献分析为主，其中个案报告、系列病例观察共 675 篇（占 66.83%）。对常见 ADR，设计更严谨的 RCT 随机对照试验证据强度更高；而对罕

见 ADR，病例对照研究、系列病例观察，乃至个案报告都具有非常重要的价值。但发表文献中，多数报告的是常见 ADR，相对证据强度高的 RCT 及其系统评价/Meta 分析仅有 117 篇和 6 篇，且大多不是以安全性研究为目的，关注的只是中药注射剂疗效。RCT 报告质量不高主要表现为绝大多数未说明随机方法（甚至是错误的随机方法），几乎未报告随机分配隐藏，使用盲法者极少，未充分报告受试者的纳入排除标准，基线可比性报告不规范，所有研究均未描述样本含量的估算依据，失访病例的记录较少等。若按 RCT 报告标准判断，则高质量文献屈指可数。仅有的 6 篇系统评价仍然问题突出。

缺乏从国家层面对中药注射剂的全面系统评价，包括来自临床、企业和国家药品不良反应中心的报告和监测数据。因此，需要加强中药注射剂临床科研能力和 ADR 报告、监测数据的挖掘和证据合成能力等，提高中药注射剂临床研究质量和报告规范。

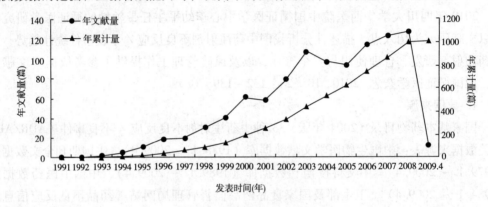

图 1-3 文献发表时间分布

纳入的 1010 篇文献中，1984 年只有 1 篇，此后 6 年（1985 ～ 1990 年）未检索到相关报道。但自 1991 年起，我国中药注射剂 ADR 研究年文献发表总量和年文献累积量均明显递增（图 1-3）。年文献发表量可分 4 阶段：1991 ～ 1996 年，每年不到 20 篇慢速增长；1997 ～ 2000 年首次快速增长，从年均 20 篇文献增至近 65篇；2001 ～ 2003 年第二次快速增长，从年均 60 篇文献增至近 110 篇；2004 至 2009 年均约 100 ～ 120 篇。

中药注射剂 ADR 文献报告从 1984 ～ 1990 年不足 1 篇/年，到 2009 年 4 月平均120 篇/年，说明人们对中药注射剂 ADR 的认识逐渐走出了误区：从认为中药注射剂"疗效好，无毒，无副作用"，到通过主动监测（如通过临床试验和监测点报告）、自发报告和事故追查等多种途径报告中药注射剂 ADR；政府建立药品 ADR/AE 信息通报制度，对药物 ADR/AE 调查处理过程及时公开，并通过权威新闻媒体公之于众，增加药品安全信息的透明度，让人们逐渐开始全面认识中药注射剂。

由于中药注射剂引发的 ADR 临床表现多样，涉及人体各系统，特点呈现多发性、普遍性、临床表现多样性、种类不确定性、批次间差异性、不可预知性等，现有评价标准仅涉及 ADR 严重程度和因果关系，未考虑发生率等量化指标，缺乏中药注射剂风险评价标准。

表1-2 《药品不良反应信息通报》中药注射剂 ADR 的管制措施

序号	中药注射剂	上市时间	管制时间/撤市时间	管制原因	管制措施	文献数（篇）	构成比（%）
1	双黄连	2002.06.21	2009.09.16	严重不良反应报道频繁	暂停销售和使用标示	309	16.97
2	清开灵	2002.06.21	2009.04.20	严重不良反应报道频繁	公众警示	254	13.95
3	鱼腥草	2002.06.21	2009.09.25	272 例严重不良反应报告	公众警示	201	11.04
4	刺五加	2002.10.16	2008.10.08	严重不良反应事件，3 例死亡	暂停销售	152	8.35
5	茵栀黄	2002.06.21	2008.10.19	4 例不良反应事件，1 名新生儿死亡	停止使用	118	6.48
6	参麦	2002.08.18	2003.01.01	17 例严重不良反应报告	掌握适应证	74	4.06
7	淋必治	2002.07.102	2006.11.12	引起急性肾功能损害的风险	加强监测	14	0.77
	合计					1443 *	79.25

* 上市时间以 SFDA 官方网站中该中药注射剂的注册批准时间为准

近年随着中药注射剂 ADR/AE 报告日益增多，卫生部和国家食品药品监督管理局也加大惩戒力度，屡次叫停中药注射剂。从 2006 年 6 月暂停鱼腥草注射液的销售使用后，又先后叫停刺五加、双黄连和茵栀黄等注射液，并修改莲必治、穿琥宁等中药注射剂的说明书。但仅靠惩戒无法解决根本问题．

现有药品 ADR 分级标准有以下两种：① 国家药品不良反应监测中心提供的因果关系评价为：肯定、很可能、可能、不可能、未评价和无法评价 6 级标准。② WHO 的药品 ADR 分级标准，根据其严重程度分为 4 级，具体为：Ⅰ级，致命或威胁生命，需立即撤药并做紧急处理者，或不良反应持续 1 个月以上者。Ⅱ级，病人反应症状明显，有各器官病理生理改变或检验异常，被迫撤药并作特殊处理，对病人康复已产生直接影响，或不良反应持续 7 天以上者。Ⅲ级，病人难以忍受，被迫停药或减药，经一般对症处理后好转，对病人康复无直接影响。Ⅳ级，病人可忍受，不需停药或减量，经一般对症处理或不需处理即较快恢复，对病人康复无直接影响。缺乏中药注射剂风险评价标准，不利于定量分析中药注射剂 ADR。

3. 结论

① 中药注射剂 ADR 研究呈增长态势，但总的来说，数量少、发表分散、质量不高。目前文献发表及分布的现状既不利于中药注射剂 ADR 病例收集与深入研究，也不利于对中药注射剂 ADR 的警戒和监控。因此，加强中药注射剂 ADR 研究、发表及其核心期刊群的建设迫在眉睫。

② 迫切需要研究制定中药注射剂 ADR 的分级和风险评价标准。引入中药注射剂的风险管理制度，通过一系列警戒行动和干预、识别、预防和减少其相关风险，以达到风

险/效益最优化。可以将风险管理意识植入中药注射剂的产业链中，采取措施以降低 ADR 发生概率或/和发生后果的损害。

③ 应有组织地推动中药注射剂安全性再评价和合理用药的宣传普及。中药注射剂再评价是一个系统工程，不仅限于安全性监测和评价，还应借鉴国际西药（尤其是生物制剂等）再评价和政策制定及管理运行经验，结合中药注射剂特点，利用多学科方法、跨部门合作，综合评价其风险 – 成本 – 效果，循证制定各种评价指标、标准和技术方法，建立和完善中药注射剂再评价制度。

思考与练习一

一、是非题

1. 家庭中子女数是离散型的变量。（　　）

2. 学校对某门课程进行一次考试，可以理解为对学生掌握该课程知识的一次随机抽样。（　　）

3. 某医生用某种新药治疗 100 名牛皮癣患者，其中 55 个人有效，则该药的有效率为 55%（　　）

4. 已知在某人群中，糖尿病的患病率为 8%，则可以认为在该人群中，随机抽取一个对象，其患糖尿病的概率为 8%。（　　）

二、选择题

1. 下列属于连续型变量的是（　　）。
   A. 血压　　　　　B. 职业　　　　　C. 性别　　　　　D. 民族

2. 某高校欲了解大学新生心理健康状况，随机选取了 1000 名大学新生进行调查，这 1000 名大学新生调查问卷是（　　）
   A. 研究总体　　　B. 个体　　　　　C. 目标总体　　　D. 一份随机样本

3. 某研究用 X 表示儿童在一年中患感冒的次数，共收集了 1000 人，请问：儿童在一年中患感冒次数的资料属于（　　）。
   A. 连续型资料　　B. 有序分类资料　　C. 不具有分类性质的离散型资料
   D. 以上均不对

三、简答题

1. 数据资料和变量的类型分别有哪几种？请举例说明，它们各有什么特点？

2. 概率与频率有何联系与区别？

3. 参数与统计量有何区别与联系？

4. 抽样误差是指哪些指标特征之间的差异？

第二章　随机事件和概率

　　自然界和社会生活中各种现象不外乎两大类。一类是在一定条件下必然发生或不发生的确定性现象。例如：在正常状况下，水在0℃时结成冰。还有一类现象是在一定条件下可能发生，也可能不发生的随机现象。例如，用某种新药治疗患者的疾病，其结果可能有效或无效。随机现象在个别观察或试验中，其结果具有不确定性，但在多次重复观察中却会表现出某种规律性。例如，多次重复抛掷同一枚质地均匀的硬币，就会发现，正面朝上和反面朝上的次数大致各占一半，这种随机现象的规律性称为统计规律性。统计学就是研究统计规律性的数学分支。

第一节　随机事件及其运算

一、随机试验和随机事件

　　我们对于随机现象的研究，总是伴随着随机试验进行的。为研究随机现象的统计规律性而进行的各种科学实验或观测等都称为**试验**。而将具有以下三个特征的试验称为**随机试验**：

　　（1）在相同的条件下试验可重复地进行。

　　（2）试验的所有可能结果事先是明确可知的，且不止一个。

　　（3）每次试验只出现其中之一，但试验前无法预知出现哪一个结果。

　　为简便起见，以后我们将随机试验简称为试验。对某种现象的"观察的结果"称为**事件**。每个可能结果称为**基本事件**（或样本点），记为ω。基本事件的全体，即试验中所有的可能结果组成的集合称为试验的**样本空间**，记为Ω。我们将由单个或多个基本事件组成的集合称为**随机事件**，简称事件，通常用大写字母A、B、C等表示。显然，一个随机事件对应于样本空间的一个子集。例如，盒子中有6个相同的球，标记号码1、2、3、4、5、6，则$\Omega = \{1、2、3、4、5、6\}$，记随机事件$A = \{$从中任取一球，号码为偶数$\}$，则$A = \{2、4、6\}$，A是Ω的一个子集。

　　在一定条件下，试验结果中必然出现的事件，称为**必然事件**。在一定条件下，试验结果中必然不出现的事件，称为**不可能事件**。例如，$\{x^2 + 1 = 0$有实数解$\}$；$\{$人的寿命可达200岁$\}$等。显然，必然事件与不可能事件发生与否已失去"不确定性"，但为方便起见，仍视为特殊的随机事件，它们是随机事件的两种极端情形。一般地，我们将必然事件记为 Ω，不可能事件记 Φ。

二、随机事件的关系和运算

在各种现象中，我们往往要同时考察几个随机事件及它们之间的联系，我们有必要来讨论事件的关系及运算。

1. 事件的包含与相等

设有事件 A 及 B，如果事件 A 发生必然导致事件 B 发生，则称事件 A 包含于事件 B。并记为 $A \subset B$ 或 $B \supset A$。例如，$A = \{乙肝患者\}$，$B = \{乙肝病毒携带者\}$，则有 $A \subset B$

对任意事件 A，有 $\Phi \subset A \subset \Omega$，在概率论中我们常用长方形表示样本空间 Ω，用其中的圆（或其他几何图形）表示事件 A，这类图形称为韦恩图（Venn 图）。如图2-1有 $A \subset B$ 的 Venn 图。

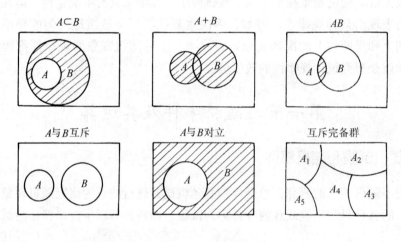

图 2-1　Venn 图

2. 事件的和（或并）

若事件 $C = \{A$ 或 B 中至少有一个发生$\}$，则称 C 为 A、B 两事件的和（或并）事件，记为 $C = A + B$。n 个事件的并事件记为 $A = \sum_{i=1}^{n} A_i$。如图 2-1 有 $A + B$ 的 Venn 图。

例如，$A_1 = \{甲份血清含乙肝病毒\}$，$A_2 = \{乙份血清含乙肝病毒\}$，

$A = \{甲、乙两份混合血清含乙肝病毒\}$，则有

$$A = A_1 + A_2$$

3. 事件的积（或交）

若事件 $C = \{A$ 与 B 同时发生$\}$，则称 C 为 A、B 两事件的积（或交）事件，记为 $C = AB$。n 个事件的交事件记为 $A = \prod_{i=1}^{n} A_i$。如图 2-1 有 AB 的 Venn 图。

例如，$A_1 = \{甲份血清不含乙肝病毒\}$，$A_2 = \{乙份血清不含乙肝病毒\}$，

A ＝ ｛甲、乙两份混合血清不含乙肝病毒｝，则有

$$A = A_1 A_2$$

4. 事件的互不相容

若事件 A 与事件 B 不能同时发生，则称 A 与 B 为**互不相容事件**，可知 $AB = \Phi$。互不相容事件也称为**互斥事件**。n 个事件互斥，是指它们两两互斥。

例如，对三人做体检，A ＝ ｛三人正常｝，B ＝ ｛只一人不正常｝，A 与 B 是互斥事件。

若 n 个互斥事件的和事件是必然事件，即 $A_i A_j = \Phi$（$1 \leqslant i < j \leqslant n$），且 $\sum\limits_{i=1}^{n} A_i = \Omega$，则称这 n 个事件构成**互斥完备群**。

例如，治疗某种疾病，其疗效标准分为四个等级：痊愈、显效、微效和无效。那么，就一次试验（治疗一个患者的结果）而言，事件 ｛痊愈｝、｛显效｝、｛微效｝、｛无效｝ 是互斥事件，而且这四个事件构成互斥完备群。如图 2 - 1 有 $A_1, A_2, \cdots, A_5$ 互斥完备群的 Venn 图。

5. 事件的对立

若互斥完备群仅由两事件 A 与 B 构成，则称**事件 A 与事件 B 对立**。例如，治疗某种疾病，只考虑有效和无效两个等级，那么事件 A ＝ ｛有效｝ 与 B ＝ ｛无效｝ 就是对立事件，**事件 B 是事件 A 的对立事件，当然事件 A 也是事件 B 的对立事件**。A 的对立事件记作 $\overline{A}$，那么就有 $B = \overline{A}$。如图 2 - 1 有事件 A 与事件 B 对立的 Venn 图。

不难理解，对立事件必为互斥事件，而互斥事件不一定是对立事件。

例如，投掷一枚骰子，事件 ｛出 1 点｝ 与 ｛出 2 点｝ 互斥，但不对立。而事件 ｛出偶数点｝ 与 ｛出奇数点｝ 对立且互斥。

6. 事件的运算规则

由事件的定义可知，事件之间的关系与运算同集合的关系与运算是一致的，因此在进行事件运算时，经常遇到下述定律，设 A、B、C 三事件，则有

交换律：$A + B = B + A$；$AB = BA$。

结合律：$(A + B) + C = A + (B + C)$；$(AB) C = A (BC)$。

等幂律：$A + A = A$；$AA = A$。

分配律：$A (B + C) = AB + AC$；$(A + B) (A + C) = A + BC$。

补余律：$A + \overline{A} = \Omega$；$A \overline{A} = \Phi$。

同一律：$A + \Phi = A$；$A + \Omega = \Omega$

零律：$A\Omega = A$；$A\Phi = \Phi$。

德摩根律：$\overline{A + B} = \overline{A}\ \overline{B}$，$\overline{AB} = \overline{A} + \overline{B}$。

对于上述运算规则，我们可以利用 Venn 图和事件间的关系来验证其正确性。一个复杂的事件常常包含若干个简单事件，把一个复杂事件分解成几个简单事件的和、积或混合形式以及找出构成互斥完备群的全部事件是必要的，因为这是讨论事件间关系进而施行运算的重要途径。

例 2 - 1 依次检查黄芩、黄连、人参三种中药材质量作为一次试验。令 A ＝ ｛黄芩

合格$\}$，$B=\{$黄连合格$\}$，$C=\{$人参合格$\}$。试用 A、B、C 三个事件表示下列事件：

（1）只有黄芩质量合格；

（2）只有一种中药质量合格；

（3）三种中药质量都不合格；

（4）至少有一种中药质量合格；

（5）构成互斥完备群的全部事件。

解　令，$\bar{A}=\{$黄芩质量不合格$\}$，$\bar{B}=\{$黄连质量不合格$\}$，$\bar{C}=\{$人参质量不合格$\}$。

（1）$\{$只有黄芩质量合格$\}=\{$黄芩合格且黄连、人参不合格$\}=A\bar{B}\bar{C}$

（2）$\{$只有一种中药质量合格$\}=\{$只有黄芩质量合格$\}+\{$只有黄连质量合格$\}$
$$+\{$$只有人参质量合格$$\}$$
$$=A\bar{B}\bar{C}+\bar{A}B\bar{C}+\bar{A}\bar{B}C$$

（3）$\{$三种中药质量都不合格$\}=\bar{A}\bar{B}\bar{C}$

（4）$\{$至少有一种中药质量合格$\}=A+B+C$，或者

$\{$至少有一种中药质量合格$\}=A\bar{B}\bar{C}+\bar{A}B\bar{C}+\bar{A}\bar{B}C+\bar{A}BC+A\bar{B}C+AB\bar{C}+ABC$

（5）构成互斥完备群的全部事件有八个，即

$$\Omega=\bar{A}\bar{B}\bar{C}+A\bar{B}\bar{C}+\bar{A}B\bar{C}+\bar{A}\bar{B}C+\bar{A}BC+A\bar{B}C+AB\bar{C}+ABC$$

第二节　事件的概率

在一次试验中随机事件可能发生，也可能不发生，我们自然希望知道事件在一次试验中发生的可能性有多大，而这种可能性的大小就由概率来刻画。

定义 2-1　事件 A 在试验中出现的可能性大小，称为事件 A 发生的概率，用 $P(A)$ 表示。

因为，$P(\Omega)=100\%=1$，$P(\Phi)=0\%=0$

所以，$0\leqslant P(A)\leqslant 1$

基于对概率的不同情形的应用和不同解释，概率的定义有所不同，主要有古典概率、统计概率和几何概率等定义。

一、古典概率

若随机试验具有下列两个特点：

（1）随机试验的可能结果是有限的。即基本事件的总数是有限的。

（2）每一个可能结果出现的机会是相等的。即每个基本事件发生的可能性是相同的。

这类随机试验的数学模型称为古典概率，这是因为它是概率论发展初期研究的主要对象。

我们把等概率基本事件组记为 $\Omega=\{A_1,A_2,\cdots,A_n\}$，古典概率定义如下：

定义 2-2　如果一组等概率基本事件 $A_1,A_2,\cdots,A_n$ 中，事件 A 包含 m（$m\leqslant n$）

个等概率基本事件，则事件 A 的概率

$$P(A) = \frac{A\text{ 所包含的基本事件个数}}{\text{等概率基本事件的总个数}} = \frac{m}{n} \qquad (2-1)$$

古典概率的大部分问题都能形象化地归结为抽球问题。

例 2-2 在盒子中有六个相同的球，分别标号码为 1，2，…，6，从中任取一球，求此球的号码为偶数的概率。

解 $\Omega = \{1, 2, 3, 4, 5, 6\}$，基本事件总数 $n = 6$。令 $A = \{$所取球的号码为偶数$\}$，显然，$A = \{2\} + \{4\} + \{6\}$，所以 A 中含有 $m = 3$ 个基本事件，从而

$$P(A) = \frac{m}{n} = \frac{3}{6} = \frac{1}{2}$$

例 2-3 50 个药丸中有 3 丸已失效，现任取 5 丸，求：

（1）一次取一丸，取得失效药丸的概率；

（2）一次取 5 丸，5 丸中有 2 丸是失效药丸的概率。

解 （1）50 个药丸中取一丸，其可能结果有 50 个基本事件（每个药丸被取到的可能性相等），即 $n = 50$。

设 $A = \{$取到失效药丸$\}$，则 A 包含 3 个基本事件，即 $m = 3$，由古典定义得

$$P(A) = \frac{m}{n} = \frac{3}{50} = 0.06$$

（2）50 个药丸中取 5 丸，其可能结果有 C_{50}^5 个基本事件（ C_{50}^5 种机会均等的取法），即 $n = C_{50}^5$。

设 $B = \{5$ 个药丸有 2 丸是失效药丸$\}$，则事件 B 包含的基本事件数 $m = C_3^2 C_{47}^3$，故所求概率

$$P(B) = \frac{C_3^2 C_{47}^3}{C_{50}^5} = \frac{9}{932} = 0.023$$

二、几何概率

在古典概率中，我们要求随机现象的所有可能结果的总数只能是有限多个，这给许多实际问题的解决带来了很大的限制。例如：向平面上有限区域 S 任意投点，我们希望求出点落在 S 内小区域 G 中的概率（图 2-2）。此时，由于投点的任意性，点落在 G 中任一点的可能性相等，但落点的所有可能结果，即 S 内所有点的个数却是无限多个，这显然已不属于古典概率的问题。

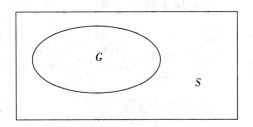

图 2-2 几何概率韦恩图

这类随机试验，它具有以下两个特点：

（1）试验的样本空间对应于一个测度有限的几何区域 S，随机事件 A 是 S 区域内的子集区域 G；

（2）每个试验结果出现的可能性是相同的，即事件 A 的概率只与其对应区域 G 的测度成正比，而与 G 的形状或所在位置等无关。

这类随机试验的数学模型称为几何概率。这里所说的几何区域可以是一维、二维、三维等情形，而其测度相应地为长度、面积、体积等。

定义 2 - 3 在几何概率中，我们定义任意事件 A 的几何概率为

$$P(A) = \frac{\mu(G)}{\mu(S)} = \frac{G \text{ 的测度}}{S \text{ 的测度}} \qquad (2-2)$$

式中的 $\mu(G)$、$\mu(S)$ 分别表示事件 A 的对应区域 G、样本空间 Ω 的对应区域 S 的几何测度。

在此定义下有

$$0 \leqslant P(A) \leqslant 1, \; P(\Omega) = 1, \; P(\Phi) = 0$$

例 2 - 4 某码头只能停泊一艘船，现甲、乙两船都将在一昼夜内任意时刻到达该码头，如果甲、乙两船的停泊时间分别为 4 小时和 3 小时，试求有船需等待码头空出的概率。

解：以 x、y 分别表示甲、乙两船到达该码头的时刻，由于它们在一昼夜 24 小时的任意时刻都可能达到，则（x, y）在其样本空间 $\Omega = \{(x,y) \mid 0 \leqslant x, y \leqslant 24\}$ 中任意时刻都等可能出现。现建立直角坐标系 xoy 如图 2 - 3 所示，则 Ω 对应于图中边长为 24 的正方形区域 S，我们所关心的事件

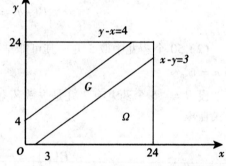

图 2 - 3 几何概率示意图

$A = \{$其中有一艘船需等待码头空出$\} = \{x - y < 3, y - x < 4\}$

这对应于图 2 - 3 两平行线所夹的部分区域 G。由几何概率公式，所求概率为

$$P(A) = \frac{\mu(G)}{\mu(S)} = \frac{G \text{ 的面积}}{S \text{ 的面积}} = \frac{24^2 - \frac{1}{2} \times 20^2 - \frac{1}{2} \times 21^2}{24^2} = 0.270$$

三、统计概率

随机事件是一种可能发生、也可能不发生的事件，看起来似乎没什么规律可循，当我们在同一条件下进行大量重复试验时，就会显现某种规律性。若进行条件相同的 n 次试验，事件 A 出现 m 次，则称 m 为事件 A 的**频数**，称比值 m/n 为事件 A 的频率，记为

$$f_n(A) = \frac{m}{n} \qquad (2-3)$$

显然，事件 A 的频率是通过特定的试验获得的，每作 n 次试验，所得到的频率可能各不相同，但经验证明，在同一条件下，进行多次重复试验时，事件出现的频率会在某一常数附近左右摆动，这种性质叫做频率的稳定性。

世界著名的投币试验，表 2-1 列出试验记录，容易看出，投掷次数逐渐增多时，{出现正面} 这个事件的频率 $\frac{m}{n}$ 总是在 0.5 这个数附近摆动而逐渐稳定于 0.5。

表 2-1　世界著名的投币实验记录

试验者	投掷次数 n	正面次数 m	频率 m/n
德摩根	2048	1061	0.5181
蒲丰	4040	2048	0.5069
皮尔逊	12000	6019	0.5016
皮尔逊	24000	12012	0.5005

由此可见，频率的稳定性充分说明随机事件发生的可能性大小是事件本身固有的一种客观属性，并为我们衡量一个随机试验中随机事件发生的可能性提供了客观的基础。

定义 2-4　在条件相同的 n 次试验中，事件 A 发生 m 次，如果不断增大试验次数 n 时，A 的频率 m/n 逐渐稳定在一个常数 P 附近，就把这个常数 P 称为事件 A 的**统计概率**。记为

$$P(A) = \lim_{n \to \infty} f_n(A) = p \qquad (2-4)$$

在此定义下有

$$0 \leq P(A) \leq 1, \ P(\Omega) = 1, \ P(\Phi) = 0$$

概率的统计定义给出了计算随机事件概率的近似方法，即当试验次数 n 足够大时，一个事件的频率与概率应充分接近，所以用事件的频率作为概率的近似值。在医药学中，这种估计经常用到，在概率不易求出的情况下，常常用频率近似代替概率。

需要注意的是：不要把频率和概率相混淆。频率是我们已经进行的试验的结果，其数值随着试验次数的改变而变化，具有偶然性；而概率是一种客观存在，是个确定的数值，具有必然性。

例如，国家《新药注册办法》规定，新药临床试验一般不得少于 300 例，并设对照组。如果某种新药在 350 例临床试验中有 278 例是有效的，其有效率为

$$f_n(A) = \frac{m}{n} = \frac{278}{350} \approx 0.794$$

则该新药有效的概率就可认为是 0.794。

第三节　概率的的性质与运算法则

一、概率的公理化定义

上述三种概率的定义，是概率在不同条件下的具体计算，有其各自的应用范围，同时也都有局限性。下面给出的概率的三条公理则概括了概率各种定义的共性，是概率的最基本性质，也是概率公理化定义的基础。

公理2-1（非负性）　对任一事件 A，有

$$0 \leqslant P(A) \leqslant 1;$$

公理2-2（规范性）　必然事件 Ω 的概率为1，不可能事件 Φ 的概率为0，即

$$P(\Omega) = 1, P(\Phi) = 0;$$

公理2-3（可列可加性）　对于两两互不相容的事件 $A_1, A_2, \cdots, A_n, \cdots, (A_i A_j = \Phi, i \neq j)$，有

$$P(A_1 + A_2 + \cdots + A_n + \cdots) = P(A_1) + P(A_2) + \cdots + P(A_n) + \cdots$$

定义2-5　设 Ω 是随机试验的样本空间，如果对于 Ω 中任意事件 A，都对应一个实数 $P(A)$，而且 $P(A)$ 满足上述公理2-1、公理2-2、公理2-3，则称 $P(A)$ 为**随机事件 A 的概率**。

定义2-5称为**概率的公理化定义**，对所有的随机试验都适用。古典概率、几何概率和统计概率等定义都是公理化定义的特殊情形。

二、概率的重要性质

由上述概率的公理和公理化定义，结合 Venn 图，我们就可以推出下列概率的重要性质，也即概率的运算法则。

性质2-1（互不相容事件加法公式）　若事件 A 与 B 互不相容，即 $AB = \Phi$，则

$$P(A + B) = P(A) + P(B) \tag{2-5}$$

性质2-2（对立事件公式）　对任一事件 A 及其对立事件 $\bar{A}$，有

$$P(A) = 1 - P(\bar{A}) \tag{2-6}$$

性质2-3（一般加法公式）　对于任意两个事件 A、B，有

$$P(A + B) = P(A) + P(B) - P(AB) \tag{2-7}$$

例2-5　某大学学生中近视眼学生占22%，色盲学生占2%，其中既是近视眼又是

色盲的学生占 1%。现从该校学生中随机抽查一人，试求：

（1）被抽查的学生是近视眼或色盲的概率；

（2）被抽查的学生既非近视眼又非色盲的概率。

解：令 $A = \{$被抽查者是近视眼$\}$，$B = \{$被抽查者是色盲$\}$

由题意知，$P(A) = 0.22, P(B) = 0.02, P(AB) = 0.01$，则

（1）利用一般加法公式，所求概率为

$$P(A + B) = P(A) + P(B) - P(AB) = 0.22 + 0.02 - 0.01 = 0.23$$

（2）利用德摩根律、对立事件公式和（1）的结果，所求概率为

$$P(\overline{A}\,\overline{B}) = P(\overline{A + B}) = 1 - P(A + B) = 1 - 0.23 = 0.77$$

第四节　条件概率和事件的独立性

一、条件概率

定义 2-6　在事件 B 已发生的条件下，事件 A 发生的概率称为 A 的条件概率，记为 $P(A|B)$，读作在条件 B 下事件 A 的概率。

条件概率满足

$$0 \leqslant P(A|B) \leqslant 1, P(\Omega|B) = 1, P(\Phi|B) = 0$$

相对而言，$P(A)$ 可以称为无条件概率。在一般情况下，无条件概率 $P(A)$ 与条件概率 $P(A|B)$ 是不相等的。

例 2-6　某区 1329 名老人体检，其结果如下所示：

表 2-2　某区 132 名老人体检记录

健康状况	高血脂	正常脂	合计
高血压	58	216	274
正常压	107	948	1055
合计	165	1164	1329

现随机抽取一人，试求下列事件的概率

（1）此人是高血脂患者的概率；

（2）已知此人是高血压患者，求此人是高血脂患者的概率。

解：设 $A = \{$高血脂患者$\}$，$B = \{$高血压患者$\}$。

（1）所求概率可根据统计概率定义，由表可得

$$P(A) \approx \frac{58 + 107}{1329} = 0.1242$$

（2）所求概率是事件 A 在"事件 B 已发生"条件下的概率，可将其表示为 $P(A|B)$。此时，由于事件 B 已发生，样本空间缩减到仅含高血压患者 274 人中，相应地事件 A 所含的基本事件数只是高血压患者中高血脂患者人数 58 人，则由表可直接求得

$$P(A|B) \approx \frac{17}{58+216} = 0.2117$$

显然，$P(A|B) = 0.2117 \neq P(A)$

二、乘法公式

定理 2-1 （乘法公式）对任意两事件 A 与 B，有

$$P(AB) = P(A)P(B|A) = P(B)P(A|B) \tag{2-8}$$

证明 设试验的全部结果包含有 n 个基本事件，而事件 A、B、AB 分别包含其中的 m_1 个、m_2 个、m 个基本事件，显然这 m 个基本事件就是 A 所包含的 m_1 个和 B 所包含的 m_2 个基本事件中共有的基本事件。按古典定义有 $P(A) = \frac{m_1}{n}$，$P(B) = \frac{m_2}{n}$，$P(AB) = \frac{m}{n}$。

在事件 A 已经发生的前提下，事件 B 所包含的基本事件就是事件 AB 所包含的那些基本事件，有且仅有 m 个，所以

$$P(B|A) = \frac{m}{m_1} = \frac{m/n}{m_1/n} = \frac{P(AB)}{P(A)}$$

由此得

$$P(AB) = P(A)P(B|A) \tag{2-9}$$

同理可得

$$P(AB) = P(B)P(A|B) \tag{2-10}$$

对于式（2-9）要求 $P(A) \neq 0$，对于式（2-10）要求 $P(B) \neq 0$。

例 2-7 某药厂自动生产线上有两料仓，在一天内甲料仓装满需清理的概率为 0.15，乙料仓装满需清理的概率为 0.25，甲料仓装满需清理的情况下，乙料仓也装满需清理的概率为 0.08，求：

（1）当乙料仓装满需清理时，甲料仓也装满需清理的概率；

（2）问一天至少有一个料仓装满需清理的概率。

解 令 $A = \{$甲料仓装满需清理$\}$，$B = \{$乙料仓装满需清理$\}$

由题意知 $P(A) = 0.15$，$P(B) = 0.25$，$P(B|A) = 0.08$

再由乘法公式 $P(AB) = P(A)P(B|A) = 0.012$

则（1）所求概率为 $P(A|B) = \dfrac{P(AB)}{P(B)} = \dfrac{0.012}{0.25} = 0.04$

（2）所求概率为

$$P(A + B) = P(A) + P(B) - P(AB) = 0.15 + 0.25 - 0.012 = 0.388$$

三、事件的独立性

在某些情况下，若无条件概率和条件概率相等，即 $P(A) = P(A|B)$，这说明事件 A 的概率与事件 B 出现与否无关，也就是说 A 与 B 是相互独立的。

定义 2-7 若 $P(A) = P(A|B)$，就称事件 A 与 B 相互独立。由对称性可知，此时必有 $P(B) = P(B|A)$。

如 A 与 B 独立，易知 A 与 $\overline{B}$、$\overline{A}$ 与 B、$\overline{A}$ 与 $\overline{B}$ 也独立。

例 2-8 为研究某种方剂对风热外感证的疗效，随机选取 400 名患者，有的服药，有的不服药，经过一段时间后，有的患者痊愈，有的患者未愈。结果见表 2-3。试判断用此方剂治疗风热外感证是否有效。

表 2-3 400 名患者治疗效果

	B（服药）	$\overline{B}$（未服药）	合计
A（有效）	127	190	317
$\overline{A}$（无效）	33	50	83
合计	160	240	400

解 如果事件 A（有效）与事件 B（服药）独立，就说明有效与服药无关，方剂未起作用。

$P(A) = \dfrac{317}{400} = 0.793$；$P(A|B) = \dfrac{127}{160} = 0.794$；可见 $P(A) \approx P(A|B)$。两者几乎相等。认为事件 A 与 B 相互独立，即该方剂对风热外感证没有疗效。

需要注意的是，如果单看条件概率，该方剂对风热外感证的有效率高达 0.794，效果似乎不错。但一经比较，发现无条件概率也高达 0.793，当然不能认为方剂确实有效。这说明判断一种医学方案的客观效果，往往不能只凭单方面的数据下结论，而应当进行必要的对照。

定理 2-2 （独立事件乘法公式）若事件 A 与 B 独立，则

$$P(AB) = P(A)P(B) \qquad (2-11)$$

证明：

$$因为 P(B|A) = P(B), P(A|B) = P(A)$$

将其代入（2-8）式，即得

$$P(AB) = P(A)P(B) = P(B)P(A)$$

这个定理其逆亦真，即若有 $P(AB) = P(A)P(B)$，则事件 A 与 B 独立。

对于 n 个独立事件，容易推出

$$P(A_1 A_2 \cdots A_n) = P(A_1)P(A_2)\cdots P(A_n) \qquad (2-12)$$

还应指出，实际应用中，事件的独立性常常不是根据定义而是根据实际意义来做出判断的。

例 2-9 若每人血清中有肝炎病毒的概率为 0.4%，今混合 100 人的血清，求混合血清无肝炎病毒的概率。

解 设 $A_i = \{$第 i 人血清中有病毒$\}$，则 $\overline{A}_i = \{$第 i 人血清中无病毒$\}$。

$$P(A_i) = 0.004, P(\overline{A}_i) = 1 - P(A_i) = 0.996$$

因为 100 个事件 $\overline{A}_1$、$\overline{A}_2$、$\cdots$、$\overline{A}_{100}$ 独立，所以混合血清无病毒的概率为

$$P(混合血清无病毒)$$

$$= P(\overline{A}_1 \overline{A}_2 \cdots \overline{A}_{100})$$

$$= P(\overline{A}_1)P(\overline{A}_2)\cdots P(\overline{A}_{100}) = 0.996^{100} = 0.67$$

应用概率的加法和乘法公式时，必须注意到事件的互斥性和独立性。并且要注意到如下命题成立：具有非零概率的两事件，互斥就不独立，独立就不互斥。

例 2-10 由例 2-9 可知，当混合的份数减少时，混合血清无病毒的概率就会增大。如果要求混合血清无病毒的概率在 95% 以上，那么混合的份数 n 应当不超过多少？

解 因为 $0.996^n = 0.95$，所以

$$n = \frac{\lg 0.95}{\lg 0.996} = 12.8$$

故应不超过 12 份。

上述两例的计算，体现了可靠性思想。在当代，建立在概率论基础上的可靠性理论已经迅速发展起来。

第五节 全概率公式和贝叶斯公式

一、全概率公式

为了计算一个复杂事件的概率，我们经常把该事件分解为若干事件组成的互斥完备群，然后分别计算这些简单事件的概率，再利用加法和乘法公式来计算该复杂事件的概率。把这种思想转化为计算过程，便得到下述公式。

全概率公式 若事件组 A_1、A_2、$\cdots$、A_n 构成互斥完备群，则对任意事件 B 有

$$P(B) = \sum_{i=1}^{n} P(A_i)P(B \mid A_i) \qquad (2-13)$$

证明 因为 A_1、A_2、$\cdots$、A_n 构成互斥完备群，且 $\sum_{i=1}^{n} A_i = \Omega$，所以

$$B = B\Omega = B\left(\sum_{i=1}^{n} A_i\right) = \sum_{i=1}^{n} A_i B$$

由于事件 A_1、A_2、$\cdots$、A_n 互斥，所以，事件 A_1B、A_2B、$\cdots$、A_nB 也互斥（图 2-4），于是

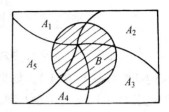

图 2-4 全概率公式示意图

$$P(B) = P\left(\sum_{i=1}^{n} A_i B\right) = P(A_1B) + P(A_2B) + \cdots + P(A_nB)$$
$$= P(A_1)P(B \mid A_1) + P(A_2)P(B \mid A_2) + \cdots + P(A_n)P(B \mid A_n)$$

即

$$P(B) = \sum_{i=1}^{n} P(A_i)P(B \mid A_i)$$

全概率公式提供了一种思想方法：当计算复杂事件 B 的概率比较困难时，可以把事件 B 分割成诸互斥事件 A_iB（$i=1$，2，$\cdots$，n）的和事件，而事件 A_i 和 A_iB 的概率计算又比较容易，我们就可以先计算每个 $P(A_i)$ 和 $P(B \mid A_i)$，对应乘积之和便是所求概率 $P(B)$。

把事件 A_i 看成是导致事件 B 发生的原因，一般地，能在 B 发生之前由经验得出其概率 $P(A_i)$，故也称 $P(A_i)$ 为**先验概率**。而事件 B 是由各互斥事件 A_iB 的全体之并构成，故称 $P(B)$ 为**全概率**。

例2-11 设药房的某种药品由三个不同的厂家提供。其中第一家药厂的药品占 1/2，第二和第三家药厂的药品分别占 1/4，已知第一、第二两家药厂的药品有 2% 的次品率，第三家药厂的药品有 4% 的次品率，现从中任取一份药品，问拿到次品的概率是多少？

解 设 $B = \{$取得的是次品$\}$，$A_i = \{$取得的药品是属于第 i 家药厂$\}$（$i=1$，2，3），由于事件 A_1、A_2、A_3 构成互斥完备群，又

$$P(A_1) = \frac{1}{2}, P(A_2) = \frac{1}{4}, P(A_3) = \frac{1}{4}$$

$$P(B \mid A_1) = 2\%, P(B \mid A_2) = 2\%, P(B \mid A_3) = 4\%$$

如果事件 B 发生，则该次品必属于某一个（第 i 个）药厂生产的，即 B 与 A_i 且仅与 A_i（$i=1$，2，3）中某一个同时发生，故 B 的概率用全概率公式求之：

$$P(B) = \sum_{i=1}^{n} P(A_i) P(B|A_i)$$

$$= \frac{1}{2} \times \frac{2}{100} + \frac{1}{4} \times \frac{2}{100} + \frac{1}{4} \times \frac{4}{100} = 2.5\%$$

二、贝叶斯公式（逆概率公式）

在实际工作中经常会遇到与全概率问题相逆的问题：已知诸先验概率 $P(A_i)$ 和对应的条件概率 $P(B|A_i)$，如果事件 B 已经发生，那么，在此条件下，事件 A_i 发生的条件概率 $P(A_i|B)$ 是多少？利用逆概率公式计算可以解答这类问题。

逆概率公式（Bayes 公式） 若事件组 A_1、A_2、$\cdots$、A_n 构成互斥完备群，则在事件 B 已发生的条件下

$$P(A_i|B) = \frac{P(A_i) P(B|A_i)}{\sum_{i=1}^{n} P(A_i) P(B|A_i)} \quad (i = 1, 2, \cdots, n) \qquad (2-14)$$

证明 由乘法公式得

$$P(B) P(A_i|B) = P(A_i) P(B|A_i)$$

所以

$$P(A_i|B) = \frac{P(A_i) P(B|A_i)}{P(B)}$$

右边的分母 $P(B)$ 用全概率公式代换就得到

$$P(A_i|B) = \frac{P(A_i) P(B|A_i)}{\sum_{i=1}^{n} P(A_i) P(B|A_i)}$$

注意到全概率公式和贝叶斯公式应用的条件是相同的，只是所需解决的问题不一样。若我们把事件 A_1、A_2、$\cdots$、A_n 看作导致试验结果事件 B 发生的"原因"，而事件 B 只能伴随着"原因" A_1、A_2、$\cdots$、A_n 其中之一发生，又已知各"原因" A_i 的概率和在每个"原因"下事件 B 发生的概率，当我们要求出该事件 B 发生的概率时，通常用全概率公式；如果在进行该试验中，事件 B 已经发生，要求找出由某个"原因" A_i 导致该结果发生的概率，往往用贝叶斯公式。

为了区别于条件概率 $P(B|A_i)$，我们称 $P(A_i|B)$ 为"**后验概率**"，它表示在事件 B 发生的情况下事件 A_i 发生的概率，如果计算得到某个 $P(A_i|B)$ 相对较大，则意味事件 A_i 对 B 的影响也较大，便可推断出 B 来自这个 A_i 的可能性也较大。

例 2-12 用甲胎球蛋白法（AFP）诊断肝癌，设 $A = \{患有肝癌\}$，$B = \{被诊断患有肝癌\}$。若人群中 $P(A) = 4/10000$，检验阳性的正确率（实有肝癌被诊断有肝癌的概率）为 $P(B|A) = 0.95$，检验阴性的正确率（实无肝癌被诊断无肝癌的概率）为 $P(\overline{B}|\overline{A}) = 0.90$，若某人用 AFP 法被诊断患有肝癌时，求这个人实有肝癌的概率。

解 互斥完备群由对立事件 A 与 $\overline{A}$ 构成。由 Bayes 公式，被判为有肝癌的人确实有肝癌的概率为

$$P(A|B) = \frac{P(A)P(B|A)}{P(A)P(B|A) + P(\overline{A})P(B|\overline{A})}$$

$$= \frac{0.0004 \times 0.95}{0.004 \times 0.95 + 0.9996 \times 0.1} = 0.0038$$

可见，尽管这种检验方法可靠度较高 $P(B|A) = 0.95$，但是被诊断有肝癌的人确实有肝癌的可能性 $P(A|B) = 0.0038$ 并不太大，所以不能偏信单项医学检查的结果。

应用贝叶斯公式求逆概率，回顾性地判别事件发生的原因的影响大小，我们将这种方法称为贝叶斯判别法。它属于一门新兴学科——模式识别的范畴。

思考与练习二

一、选择题

1. 下列说法正确的是（ ）

    A. 任一事件的概率总在（0，1）之内　　B. 不可能事件的概率不一定为 0

    C. 必然事件的概率一定为 1　　D. 以上均不对

2. 以 A 表示事件"甲种药品畅销，乙种药品滞销"，则 A 的对立事件为（ ）

    A. "甲，乙两种药品均畅销"　　B. "甲种药品滞销，乙种药品畅销"

    C. "甲种药品滞销"　　D. "甲种药品滞销或乙种药品畅销"

3. 设 A 和 B 互不相容，且 $P(A) > 0$，$P(B) > 0$，则下列结论正确的是（ ）

    A. $P(B|A) > 0$　　B. $P(A) = P(A|B)$

    C. $P(A|B) = 0$　　D. $P(AB) = P(A)P(B)$

4. 一批针剂共 100 支，其中有 10 支次品，则这批针剂的次品率是（ ）

    A. 0.1　　B. 0.01　　C. 0.2　　D. 0.4

二、填空题

1. 设事件 A、B 相互独立，且 $P(A) = 0.2$，$P(B) = 0.4$，则 $P(A+B) = $_____。

2. 从 0、1、2、3、4 五个数中任意取三个数，则这三个数中不含 0 的概率为_____。

3. 设 $P(A) = \frac{1}{3}$，$P(A+B) = \frac{1}{2}$，且 A 与 B 互不相容，则 $P(\overline{B}) = $_____。

4. 一批产品，由甲厂生产的占 $\frac{1}{3}$，其次品率为 5%，由乙厂生产的占 $\frac{2}{3}$，其次品率为 10%，从这批产品中随机取一件，恰好取到次品的概率为_____。

5. 对任一事件 A，都有 $A\overline{A} = $_____，$A + \overline{A} = $_____，$\overline{\overline{A}} = $_____。

三、计算题

1. 设 A、B、C 为三事件，用 A、B、C 的运算关系表示下列事件：

（1）A 发生，B 与 C 不发生；

（2）A 与 B 都发生，而 C 不发生；

（3）A、B、C 都发生；

（4）A、B、C 中至少有一个发生；

（5）A、B、C 都不发生；

（6）A、B、C 中不多于一个发生；

（7）A、B、C 中不多于两个发生；

（8）A、B、C 中至少有两个发生。

2. 某市在某年的第一季度出生婴儿的情况为一月份男孩 145 个、女孩 135 个，二月份男孩 125 个、女孩 136 个，三月份男孩 152 个、女孩 140 个，问该季度生男孩的频率是多少？

3. 40 个药丸中 3 丸已失效，现任取 5 丸，求其中有 2 丸失效的概率。

4. 一批针剂共 100 支，其中有 10 支次品，求：①这批针剂的次品率；②从中任取 5 支，全部是次品的概率；③从中任取 5 支，恰有 2 支次品的概率。

5. 某地居民血型分布为：$P(O 型) = 50\%$，$P(A 型) = 14.5\%$，$P(B 型) = 31.2\%$，$P(AB 型) = 4.3\%$，若有一个 A 型血型病人需要输血，问当地居民任一人可为他输血的概率是多少？

6. 药房有包装相同的六味地黄丸 100 盒，其中 5 盒为去年产品，95 盒为今年产品。现随机发出 4 盒，求：①有 1 盒或 2 盒陈药的概率；②有陈药的概率。

7. 从 1、2、3、4、5 号小白鼠中任取两只做新药试验，计算所取两只中一次是 4 号小白鼠的概率。

8. 某药检所从送检的 10 件药品中先后抽取了两件。如果 10 件中有三件次品，求：①第一次抽到的是次品的概率。②第一次抽到的是次品后，第二次抽到的是次品的概率。③两次都抽到的是次品的概率。

9. 某厂生产的产品中，36% 为一等品，54% 为二等品，10% 为三等品，任取一件产品，已知它不是三等品，求它是一等品的概率。

10. 经调查，在 50 个聋耳人中有 4 人色盲，在 950 个非聋耳人中有 76 人色盲，试说明聋耳与色盲无关。

11. 假如某人群中患结核病的概率为 0.003，患沙眼的概率为 0.04，现从该人群中任意抽查一人，求下列事件的概率：①此人患结核病且患沙眼病；②此人既无结核病又无沙眼病；③此人至少有这两种病的一种；④此人只有其中一种病。

12. 某药厂针剂车间灌装一批注射液需用四道工序。已知由割锯（安瓿割口）时掉入玻璃屑而造成废品的概率为 0.5%，由于安瓿洗涤不洁而造成废品的概率为 0.2%，由于灌装药时污染而造成废品的概率为 0.1%，由于封口不严而造成废品的概率为

0.8%，试求产品合格的概率？

13. 设某产品进行验收检查，发现次品率为 0.02。

（1）今独立地检验 100 件产品，问至少发现一件产品为次品的概率是多少？

（2）如保证至少发现一件次品的概率为 0.9，问应检验多少件产品？

14. 三家工厂生产同一种产品，每厂产量分别占总产量的 25%、35%、40%，又知每厂的次品率分别为 5%、4%、2%，求：从这种产品中取一件，取到次品的概率。

15. 仓库里有 10 箱规格相同的产品，已知其中有 5 箱、3 箱、2 箱依次是甲厂、乙厂、丙厂生产的，且甲厂、乙厂、丙厂的产品次品率分别为 1/10、1/15、1/20，从这 10 箱中取 1 箱，再从中任取 1 件产品，求取得正品的概率。

16. 把甲乙两种外观一样、数量相等的药片混在一起，若甲种药片的次品率为 0.05，乙种药片的次品率为 0.0025，现从中抽出 1 片发现是次品，求该药片来自甲、乙种的概率。

17. 已知一批产品中 96% 是合格品，检查时，一个合格品误认为不合格的概率是 0.02，一个不合格品误认为合格的概率是 0.05，求在检查合格的产品中确是合格品的概率。

18. 用 X 线透视诊断肺结核，设 $A = \{$实有肺结核$\}$，$B = \{$被判有肺结核$\}$。若某市成人中 $P(A) = 0.001$，这种检查阳性的正确率 $P(B/A) = 0.95$，阴性的正确率 $P(\overline{B} \mid \overline{A}) = 0.998$。

（1）求该市一人经透视被判有肺结核的概率；

（2）若一个经透视被判有肺结核，求他实际患有肺结核的概率。

第三章 随机变量的统计描述

中医药科学研究工作中，一般需要根据研究目的对收集的资料进行描述和统计推断。统计描述的主要任务是刻画资料的基本统计特征，了解研究对象的基本概况。本章将分别介绍计量资料和计数资料的统计描述。

第一节 随机变量及其分布

一、随机变量

随机事件有多种可能的结果，我们用不同取值的变量来表示随机事件的可能结果。

定义 3-1　直接用数量来描述随机事件所有可能结果的变量，我们称为随机变量，简称变量，常用 X、Y 等表示。

随机变量是随机事件的数量化。随机变量有离散型与连续型两种。

定义 3-2　如果随机变量 X 的取值仅为有限或者可列无穷多个数值，即所有可能结果可以一一列举，则称 X 是离散型随机变量。

定义 3-3　如果随机变量 X 在 $(-\infty, +\infty)$ 中取值，且存在一个非负可积函数 $f(x)$，对任意实数 a、$b(a < b)$，随机变量 X 在 a、b 之间取值的概率可表示为

$$P(a < X < b) = \int_a^b f(x)\,\mathrm{d}x$$

则称 X 为连续型随机变量，$f(x)$ 称为 X 的概率密度函数，简称概率密度或密度函数。密度函数 $f(x)$ 是连续函数。且有

$$P(-\infty < X < +\infty) = P(\Omega) = 1$$

介于概率密度函数曲线 $y = f(x)$ 与 x 轴间平面图形的面积恒为 1（图 3-1），而 X 落在区间 $(x, x + \Delta x)$ 里的概率等于图 3-2 中阴影部分的面积。

满足

$$F(k) = P(x \leqslant k) \qquad (-\infty < k < +\infty)$$

的函数称为随机量 X 的分布函数。可以证明：

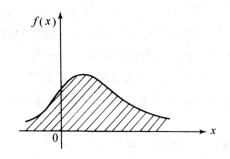
图3-1 密度函数图

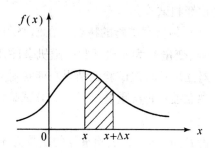
图3-2 在 $(x, x+\triangle x)$ 区间的概率图

$$0 \leqslant F(x) \leqslant 1, F(x) 是非减函数, F(+\infty) = 1, F(-\infty) = 0$$

对于离散型变量, $F(k) = P(x \leqslant k) = \sum_{i=0}^{k} p(x = i)$

对于连续型变量, $F(k) = P(x \leqslant k) = \int_{-\infty}^{k} f(x) \mathrm{d}x$

在研究随机事件时，我们不仅要知道试验可能出现哪些结果，更要了解这些结果出现的概率有多大。同样对随机变量，我们不仅要知道它取哪些值，还要知道它取这些值的概率，而且一旦了解了随机变量的取值范围和取这些值的概率，可以说，我们也就了解了该变量的统计规律性。

定义3-4 随机变量 X 的可能取值范围和它取这些值的概率称为 X 的概率分布。

例3-1 某药物是治疗牛皮癣的常规用药，现用该药物先后治疗4名牛皮癣患者。假定这4名患者的病情基本相同，并且每个患者有效的概率均为0.6，疗效指标为有效或无效。考察的随机变量 X 为治疗有效的患者数，试表达随机变量 X 的概率分布。

解 随机变量 X 的可能取值为 0，1，2，3，4

$P(X = 0) = P(4 人均无效) = C_4^0 0.6^0 (1 - 0.6)^4$

$P(X = 1) = P(1 人有效, 3 人无效) = C_4^1 0.6^1 (1 - 0.6)^3$

$P(X = 2) = P(2 人有效, 2 人无效) = C_4^2 0.6^2 (1 - 0.6)^2$

$P(X = 3) = P(3 人有效, 1 人无效) = C_4^3 0.6^3 (1 - 0.6)^1$

$P(X = 4) = P(4 人均有效) = C_4^4 0.6^4 (1 - 0.6)^0$

我们也可以用概率函数的形式表达随机变量 X 的概率分布：

$$P(X = k) = C_4^k 0.6^k (1 - 0.6)^{4-k} \qquad k = 0,1,2,3,4$$

二、常用概率分布

1. 二项分布

在中医药研究中，许多观察或试验的可能结果可以归结为两个相互排斥的结果。如检查的结果为阳性或阴性；治疗的结果为有效或无效；毒性试验的结果为存活或死亡等。为了找到这些试验结果的规律性，往往需要在相同条件下做 n 次独立重复试验，我们把这种试验结果具有对立性的 n 次独立重复试验称为 n 重伯努利（Bernoulli）试验，简称伯努利试验。

(1)伯努利试验的特点 在伯努利试验中,若事件 A 在一次试验中出现的概率为 p,随机变量 X 为 n 次试验中随机事件 A 出现的次数,则每次试验具有下列特点:

对立性:每次试验的结果只能是对立事件中的一个,要么出现 A,要么出现 $\overline{A}$。

独立性:每次重复试验时,其试验结果互不影响。即本次试验的结果与以前的试验结果无关。

设 $P(A) = p$,试验重复的次数为 n,X 表示 n 次试验中随机事件 A 出现的次数,由例 3 – 1 的计算可知,

$$P(X = k) = C_n^k p^k (1 - p)^{n-k} \qquad k = 0, 1, 2, \cdots, n$$

$$F(k) = P(x \leqslant k) = \sum_{i=0}^{k} p(x = i) \qquad -\infty < k < +\infty$$

不难看出,伯努利试验的概率对应于二项展开式 $(a + b)^n$ 的通项 $T_k = C_n^k a^k b^{n-k}$,伯努利试验的概率分布由此得名为二项分布。记为 $X \sim B(k; n, p)$。

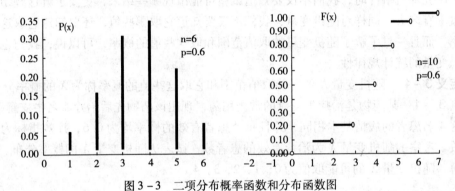

图 3 – 3 二项分布概率函数和分布函数图

(2)二项分布的图形 二项分布中,X 取不同值 $k(k = 0, 1, 2, \cdots, n)$ 的概率是不同的,使 $P(X = k)$ 取最大值的 k(记为 k_0)称为二项分布的最可能值,即 n 次独立重复试验中事件 A 最可能出现次数。可以证明,当 k 在 $(n + 1)p$ 附近时,$P(X = k)$ 达最大值。

例 3 – 2 (药效试验)设某种老鼠正常情况下,受某种病毒感染的概率为 20%,试求正常情况下,25 只健康老鼠受感染的最可能只数是多少?

解 问题可归结为 $n = 25$ 的伯努利试验,令

$X = \{25\ \text{只健康老鼠受感染的只数}\}$

则 25 只健康老鼠被感染的只数 $X \sim B(k; 25, 0.2)$

故 25 只健康老鼠取可能感染的只数 $(n + 1)p = 5.2$,不是整数,故最可能感染的只数为 5 只。

2. 泊松分布

在很多实际问题中,n 次独立重复试验中的 n 往往很大,p 往往很小。例如某人用步枪射击飞机,每次射击的命中率为 0.02,射击 400 次。我们称这样的二项分布为稀有事件的概率分布。若按二项分布 $B(k; n, p)$ 来计算事件发生次数 X 的概率分布是很麻烦

的，如果 $np \approx \lambda$ 接近常数时，法国数学家泊松（Possion）得出了下列近似公式。

（1）泊松（Poisson）分布　若随机变量 $X \sim B(k;n,p)$，且有 $\lim\limits_{n \to \infty} np = \lambda$（即有 $np \approx \lambda$），则

$$P(X=k) = C_n^k p^k (1-p)^{n-k} \approx \frac{\lambda^k}{k!} e^{-\lambda} \qquad \text{（证明从略）}$$

定义 3－5　如果随机变量 X 的概率函数为 $P(X=k) = \dfrac{\lambda^k e^{-\lambda}}{k!}$　（$k = 0,1,2,\cdots$）

其中 $\lambda > 0$，则称 X 服从参数为 λ 的泊松分布。记为 $X \sim P(k;\lambda)$。$np \approx \lambda$ 可理解为一个试验单元里面，事件 A 平均发生的次数。

（2）泊松分布的图形

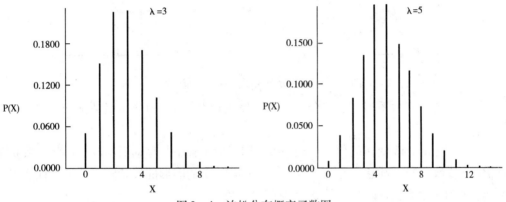

图 3－4　泊松分布概率函数图

例 3－3　某种彩票每周开奖一次，每次中大奖的概率为十万分之一（10^{-5}），若你每周买一张彩票，坚持买了 10 年（1 年 52 周），试求你从未中过大奖的概率？

解　每周买一张彩票，10 年共买了 $10 \times 52 = 520$ 张

设　$A_i = \{$第 i 次买彩票中大奖$\}$　$i = 1,2,3,\cdots,520$

则　$P(A_i) = 10^{-5}$

由于每周开奖都是相互独立的，因为，$n = 520$，$P(A_i) = 10^{-5}$ 充分小，可以认为中大奖的次数 $X \sim P(k;\lambda)$，$\lambda \approx np = 520 \times 10^{-5} = 0.0052$

$$P(X \leq 0) = P(X=0) = \frac{\lambda^k}{k!} e^{-\lambda} = 0.9948$$

结果表明，坚持买了 10 年彩票，从未中过大奖的概率是非常大的。

3. 正态分布

正态分布是一种最重要、最常用的连续型分布，它的应用极为广泛。德国数学家高斯（Gauss，1777—1855）在研究误差理论时曾用它来刻画误差，因此也称高斯（Gauss）分布。实际上，如果影响某数量指标有许多随机因素，而每个随机因素都不起主要的作用（作用微小）时，则该数量指标服从正态分布（可由中心极

限定理证明）。

（1）正态分布

定义 3-6 若随机变量 X 的概率密度函数式为：

$$f(x) = \frac{1}{\sigma\sqrt{2\pi}} e^{-\frac{(x-\mu)^2}{2\sigma^2}} \qquad -\infty < x < +\infty$$

其中 μ、σ 是常数，且 $\sigma > 0$，则称随机变量 X 服从参数为 μ 和 σ 的正态分布（或高斯分布），记为 $X \sim N(\mu, \sigma^2)$。

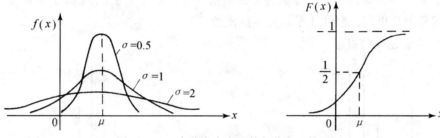

图 3-5　正态分布密度函数与分布函数图

（2）正态分布的图形　正态分布的概率密度函数 $f(x)$ 和分布函数 $F(x)$ 的图形见图 3-5。

当 σ 固定时，改变 μ 的值，$y = f(x)$ 的图形沿 x 轴平行移动而不改变形状，故 μ 又称为位置参数。若 μ 固定，改变 σ 的值，则 $y = f(x)$ 的图形的形状随 σ 的增大而变得平坦，随 σ 的减小而变得陡峭，故 σ 称为形状参数。

（3）标准正态分布

定义 3-7 称参数 $\mu = 0$，$\sigma^2 = 1$ 的正态分布为标准正态分布，记为 $X \sim N(0,1)$。其概率密度函数记为

$$\varphi(x) = \frac{1}{\sqrt{2\pi}} e^{-\frac{x^2}{2}} \qquad -\infty < x < +\infty$$

其分布函数记为

$$\Phi(x) = \frac{1}{\sqrt{2\pi}} \int_{-\infty}^{x} e^{-\frac{t^2}{2}} dt$$

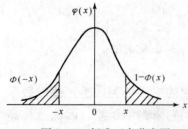

图 3-6　标准正态分布图

标准正态分布具有正态分布的一切性质，只是因为 $\mu = 0$，$\varphi(x)$ 的图形关于 $x = 0$ 对称，因而具有更特殊的性质：$\varphi(-x) = \varphi(x)$ 和 $\Phi(-x) = 1 - \Phi(x)$，如图 3-6 所示。

标准正态分布非常重要，它是我们解决一般正态分布和许多其他统计分布的工具和桥梁。为了使用方便，前人已编制了标准正态分布概率密度函数 $\varphi(x)$

值表（统计用表1）和标准正态分布分布函数 $\Phi(x)$ 值表（统计用表2），以供查用。

如查表得

$$\varphi(0) = 0.3989 , \varphi(-1.45) = \varphi(1.45) = 0.1394$$

$$\Phi(-2.42) = 1 - \Phi(2.42) = 1 - 0.992240 = 0.007760$$

（2）对于一般正态分布，可先将其标准化。设 $X \sim N(\mu,\sigma^2)$ ，则

$$f(x) = \frac{1}{\sigma}\frac{1}{\sqrt{2\pi}}e^{-\frac{1}{2}(\frac{x-\mu}{\sigma})^2} = \frac{1}{\sigma}\varphi\left(\frac{x-\mu}{\sigma}\right)$$

$$F(x) = \int_{-\infty}^{x}\frac{1}{\sigma\sqrt{2\pi}}e^{-\frac{(t-\mu)^2}{2\sigma^2}}\ \mathrm{d}t$$

$$= \int_{-\infty}^{x}\frac{1}{\sqrt{2\pi}}e^{-\frac{1}{2}(\frac{t-\mu}{\sigma})^2}\ \mathrm{d}\frac{t-\mu}{\sigma}$$

$$= \Phi\left(\frac{x-\mu}{\sigma}\right)$$

通过上两式可将一般正态分布转化成标准正态分布再利用 $\varphi(x)$ 和 $\Phi(x)$ 值表进行计算。

例3-4　某高校高考采用标准化计分方法，并认为考生成绩近似服从正态分布 $X \sim N(500,100^2)$ ，如果该省的本科生录取率为 42.8%，问该省本科生录取分数线应该划定在多少分数线上？

解　设录取分数线应该划定在 K 分以上，则应有

$$P(X > k) = 0.428$$

$$P(X > k) = 1 - P(X \leqslant k) = 1 - F(k) = 1 - \Phi\left(\frac{k-\mu}{\sigma}\right) = 0.428$$

从而说　$\Phi\left(\frac{k-\mu}{\sigma}\right) = 1 - 0.428 = 0.572$

查统计用表2得，　$\frac{k-\mu}{\sigma} = 0.18$

故　$k = \mu + 0.18\sigma = 500 + 0.18 \times 100 = 518$

即该省的本科录取线应该划定在 518 分以上。

三、频数表和频数图

数据的整理是统计研究的基础，整理数据的最常用任务是判定数据的概率分布状态，我们可以用频数分布表或频率分布表来描述数据的分布情况。

例 3 – 5 在颗粒剂分装过程中，随机抽取 100 包颗粒剂称重，结果如下（单位：g）：

0.89	0.92	0.98	0.91	0.85	0.93	0.89
0.89	0.86	0.87	0.93	0.88	0.82	0.95
0.86	0.85	0.82	0.93	0.96	0.91	0.98
0.95	0.9	0.87	0.88	0.86	0.90	1.00
0.9	0.95	0.95	0.87	0.87	0.87	0.92
0.95	0.84	0.94	0.92	0.87	0.91	0.86
0.97	0.92	0.89	0.87	0.91	0.92	0.93
0.92	0.92	0.88	0.94	0.78	0.8	0.89
0.88	0.94	0.96	0.89	0.9	0.92	0.92
0.87	0.87	0.89	0.94	0.87	0.87	0.9
0.86	0.92	0.89	0.95	0.92	0.9	0.94
0.97	0.92	0.9	0.91	0.91	0.84	0.93
0.99	0.89	1.03	0.81	0.92	0.86	0.98
0.92	0.84	0.98	0.85	0.91	0.86	0.84
1.06	0.92					

试近似地确定颗粒剂重量的概率密度，并作出概率密度的近似图形。

解 我们按下列步骤作出样本频率（直方）图。

（1）找出样本数据的最大值和最小值。这里是 0.78 和 1.06。

（2）确定分组的组距和组数。一般按等距分组，当样本容量小于 50 时分为 5 ~ 7 组，当样本容量为 100 左右时分为 7 ~ 10 组，当样本容量很大时可分为 10 ~ 15 组，本例分为 10 组，$R = 1.06 - 0.78 = 0.28$，由于分 10 组，组距为 0.028，自 0.78 至 1.06 止，共分为 10 个小区间。

（3）计算出频数，求出频率密度。把位于各小区间的数据个数用"正"字记下，最后数出与小区间相应的频数。再将各组的频数除以样本容量得到各组的样本频率。最后，将各组的频率除以各组相应的组距得到频率密度。

表 3 – 1 频数频率分布表

组 号	区 间	频数划记	频 数	频 率	频率密度
1	[0.76，0.808)	一	1	0.01	0.36
2	[0.808，0.836)	正	1	0.01	0.36
3	[0.836，0.864)	下	3	0.03	1.07
4	[0.864，0.892)	正正正	14	0.14	5.00
5	[0.892，0.92)	正正正正正	24	0.24	8.57
6	[0.92，0.948)	正正正正正正	29	0.29	10.36
7	[0.948，0.976)	正正	10	0.1	3.57
8	[0.976，1.004)	正正	10	0.1	3.57
9	[1.004，1.032)	一	1	0.01	2.14
10	[1.032，1.06]	一	1	0.01	0.36
合计			100		

（4）画出频率（直方）图。在直角坐标系中，以随机变量取值作横坐标，频率为纵坐标，在每个小区间上作出小矩形，底长为组距，高为频率，即得样本直方图3-7。直方图左右近似对称，这与正态分布的概率密度函数很相似，故可猜测这种颗粒剂每袋重量服从正态分布。如需作出比较可靠的判断，可用下一节的知识来检验。

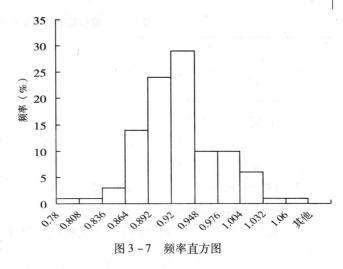

图3-7 频率直方图

我们可以用 Excel 软件直接作出频率（直方图），具体方法可参阅第十章第一节内容。

第二节 随机变量的趋势描述

一、随机变量的数字特征

前面我们讨论了随机变量及其概率分布，并用概率分布或概率密度去刻画随机变量的取值及概率。但是，对于一般的随机变量，要完全确定其概率分布往往并不容易。而在许多实际问题中，有时并不需要知道随机变量的概率分布，而只需了解随机变量的某些特征，如随机变量取值的平均水平和离散程度等就足够了。

定义3-8 刻画随机变量取值的平均水平和离散程度的统计数值，我们称为随机变量的数字特征。

随机变量的数字特征有许多，常用的数字特征有总体均数（数学期望）、总体方差、总体标准差和总体相对标准差等。我们逐一给予介绍。

1. 随机变量的总体均数（数学期望）

随机变量 X 的总体均数，来源于通常的平均概念，所以也称为随机变量的数学期望。

定义3-9 设离散型随机变量 X 的概率分布：

$$P(X = x_i) = p_i \quad i = 1,2,3,4,\cdots$$

若级数 $\sum_{i=1}^{\infty} x_i p_i$ 绝对收敛，则称 $\sum_{i=1}^{\infty} x_i p_i$ 为 X 的总体均数，记为 EX。

总体均数 EX 体现了随机变量的平均取值大小。

例3-6 甲、乙两批原料在同样条件下过筛，过筛后知颗粒的概率分布如表3-2，平均说来，哪批颗粒较粗？

表 3-2 颗粒粗度的概率分布

粗度（目）	180	200	220	240	260
甲概率	0.20	0.20	0.20	0.20	0.20
乙概率	0.05	0.15	0.6	0.15	0.05

解 由定义得甲批原料的平均粒径为

$EX = 180 \times 0.20 + 200 \times 0.20 + 220 \times 0.20 + 240 \times 0.20 + 260 \times 0.20 = 220$ （目）

乙批原料的平均粒径为

$EY = 180 \times 0.05 + 200 \times 0.15 + 220 \times 0.6 + 240 \times 0.15 + 260 \times 0.050 = 193.2$ （目）

可见甲批原料的颗粒较粗。

平均数是反映一组观察值的集中趋势的指标，用以概括地反映总体观察值的集中位置或平均水平。

例 3-7 试求二项分布 $X \sim B(k;n,p)$，泊松分布 $X \sim P(k;\lambda)$ 的数学期望。

解： $EX = \sum_{k=0}^{n} k C_n^k p^k (1-p)^{n-k} = np \sum_{k=1}^{n} C_{n-1}^{k-1} p^{k-1} (1-p)^{n-k}$

$= np[p + (1-p)]^{n-1} = np$

可见，二项分布 $X \sim B(k;n,p)$ 的数学期望 EX 近似为二项分布的最可能值。

$$EX = \sum_{k=0}^{\infty} k \frac{\lambda^k}{k!} e^{-\lambda} = \lambda e^{-\lambda} \sum_{k=1}^{\infty} \frac{\lambda^{k-1}}{(k-1)!} = \lambda e^{-\lambda} e^{\lambda} = \lambda$$

可见，泊松分布 $X \sim P(k;\lambda)$ 的数学期望 EX 为泊松分布的参数 λ。

定义 3-10 设连续型随机变量 X 的概率密度为 $f(x)$，若 $\int_{-\infty}^{\infty} xf(x)\mathrm{d}x$ 绝对收敛，则称 $\int_{-\infty}^{\infty} xf(x)\mathrm{d}x$ 为 X 的数学期望（或均值），记为 EX。

例 3-8 若 $X \sim N(\mu,\sigma^2)$，求 EX。

解 $$EX = \int_{-\infty}^{\infty} xf(x)\mathrm{d}x = \int_{-\infty}^{\infty} \frac{x}{\sigma\sqrt{2\pi}} e^{-\frac{(x-\mu)^2}{2\sigma^2}} \mathrm{d}x$$

令 $u = \frac{x-\mu}{\sigma}$，有 $x = \sigma u + \mu$，$\mathrm{d}x = \sigma \mathrm{d}u$，则

$$EX = \frac{1}{\sqrt{2\pi}} \int_{-\infty}^{\infty} (\sigma u + \mu) e^{-\frac{u^2}{2}} \mathrm{d}u$$

$$= \frac{\sigma}{\sqrt{2\pi}} \int_{-\infty}^{\infty} u e^{-\frac{u^2}{2}} \mathrm{d}u + \mu \int_{-\infty}^{\infty} \frac{1}{\sqrt{2\pi}} e^{-\frac{u^2}{2}} \mathrm{d}u$$

$$= 0 + \mu \cdot 1 = \mu$$

正态分布 $X \sim N(\mu, \sigma^2)$ 的参数 μ 反映的是总体均数，它也是密度函数曲线的对称轴 $x = \mu$。

例 3 - 9 对某厂生产的六味地黄丸（球状）的直径 X 作近似测量，其值的概率密度为

$$f(x) = \begin{cases} \dfrac{1}{b-a} & a \leqslant x \leqslant b \\ 0 & \text{其他} \end{cases}$$

试求该厂六味地黄丸的平均直径。

解 六味地黄丸的平均直径即为直径 X 作的数学期望

则有

$$EX = \int_{-\infty}^{\infty} x f(x) \, \mathrm{d}x = \frac{1}{2}(a+b)$$

即六味地黄丸的平均直径 EX 恰为区间 $[a, b]$ 的中点。

数学期望有如下一些基本性质：

(1) $E(C) = C$ （C 为常数）

(2) $E(kX) = kEX$ （k 为常数）

(3) $E(kX + b) = kEX + b$ （k, b 为常数）

(4) $E(X \pm Y) = EX \pm EY$ （可推广到有限个变量的情形）

(5) $E(XY) = EX \cdot EY$ （X 与 Y 独立）

2. 随机变量的方差

数学期望是随机变量的重要数字特征，它体现了随机变量取值的平均程度。但有时我们不仅需要了解随机变量取值的平均，还要知道随机变量取值的分散程度。

例 3 - 10 有甲、乙两台药品自动装瓶机，每瓶标准重量为 $100(\mathrm{g})$。若以 X、Y 表示这两台药品自动装瓶机所装的每瓶重量，由以往装瓶结果知，X、Y 的概率分布为

表 3 - 3 X 的概率分布表

X	99	100	101
P	0.2	0.6	0.2

表 3 - 4 Y 的概率分布表

X	98	99	100	101	102
P	0.15	0.2	0.3	0.2	0.15

易知 $EX = EY = 100$，即它们所装药瓶平均重量均为 100（g）。显然，由此难以比较这两台装瓶机的优劣。但由概率分布可看出，X 的取值较 Y 的取值更集中于均值 100，这表明甲装瓶机的质量优于乙装瓶机，那么应如何表征这种随机变量取值偏离其均值的程度呢？

我们自然会想到用随机变量与平均值之差的绝对值大小来表示变量偏平均值的程度 $E|X - EX|$。因绝对值不便于计算，故我们将绝对值改为平方来考虑，即用 $E[(X - $

$EX)^2]$ 来衡量随机变量的取值与平均值 EX 的偏离程度。

定义3-11   对随机变量 X ,若 $E[(X - EX)^2]$ 存在,则称 $E[(X - EX)^2]$ 为随机变量 X 的方差,记为 DX 或 $Var(X)$ 。

显然,由方差的定义知,方差是一个非负常数,该常数的大小刻画了随机变量 X 的取值偏离平均值的离散程度。方差越大, X 的取值越分散;方差越小,则 X 的取值越集中。

注意到方差的量纲与 X 的量纲不同,如果希望量纲一致,则可用标准差来反映取值的分散程度。即标准差 $\sigma(X) = \sqrt{DX}$

方差有如下一些基本性质:

(1) $DX = EX^2 - (EX)^2$

(2) $D(C) = 0$ (C 为常数)

(3) $D(kX + b) = k^2 DX$ (k, b 为常数)

(4) $D(X \pm Y) = DX + DY$ (X 与 Y 独立)

例3-11   计算例3-10的 DX 、DY 。

解   易知 $EX = EY = 100$,所以,

$DX = (99 - 100)^2 \times 0.2 + (100 - 100)^2 \times 0.6 + (101 - 100)^2 \times 0.2 = 0.4$

$DY = (98 - 100)^2 \times 0.15 + (99 - 100)^2 \times 0.2 + (100 - 100)^2 \times 0.3 + (101 - 100)^2 \times 0.2 + (102 - 100)^2 \times 0.15 = 1.4$

因为, $DX < DY$,$EX = EY$,说明两台药品自动装瓶机所装的平均重量相同,但甲装瓶机的每瓶重量的稳定性优于乙装瓶机,所以,总体而言,甲装瓶机的质量优于乙装瓶机。

例3-12   若 $X \sim B(k; n, p)$,求 DX 和 $\sqrt{DX}$ 。

解   由本节例3-7知 $EX = np$,又 $q = 1 - p$

$$E(X^2) = \sum_{k=0}^{n} k^2 C_n^k p^k q^{n-k} = np \sum_{k=1}^{n} k C_{n-1}^{k-1} p^{k-1} q^{n-k}$$

$$= np \sum_{k=0}^{n-1} (k+1) C_{n-1}^k p^k q^{n-1-k}$$

$$= np \left[\sum_{k=0}^{n-1} k C_{n-1}^k p^k q^{(n-1)-k} + \sum_{k=0}^{n-1} C_{n-1}^k p^k q^{(n-1)-k} \right]$$

$$= np[(n-1)p + 1] = np(np + q)$$

$$= (np)^2 + npq$$

所以

$$DX = E(X^2) - (EX)^2 = (np)^2 + npq - (np)^2 = npq$$

$$\sqrt{DX} = \sqrt{npq}$$

例 3 - 13　若 $X \sim P(k;\lambda)$，求 DX 和 $\sqrt{DX}$。

解　由本节例 3 - 7 知 $EX = \lambda$，又

$$E(X^2) = \sum_{k=0}^{\infty} k^2 \cdot \frac{\lambda^k}{k!} e^{-\lambda} = \lambda \sum_{k=1}^{\infty} k \frac{\lambda^{k-1}}{(k-1)!} e^{-\lambda}$$

$$= \lambda \sum_{k=0}^{\infty} (k+1) \frac{\lambda^k}{k!} e^{-\lambda} = \lambda \left[\sum_{k=0}^{\infty} k \cdot \frac{\lambda^k}{k!} e^{-\lambda} + \sum_{k=0}^{\infty} \frac{\lambda^k}{k!} e^{-\lambda} \right]$$

$$= \lambda(\lambda + 1) = \lambda^2 + \lambda$$

所以

$$DX = E(X^2) - (EX)^2 = \lambda^2 + \lambda - \lambda^2 = \lambda$$

$$\sqrt{DX} = \sqrt{\lambda}$$

例 3 - 14　若 $X \sim N(\mu, \sigma^2)$，求 DX 和 $\sqrt{DX}$。

解　由本节例 3 - 8 知 $EX = \mu$，又

$$DX = \int_{-\infty}^{\infty} (x - \mu)^2 \frac{1}{\sigma \sqrt{2\pi}} e^{-\frac{(x-\mu)^2}{2\sigma^2}} \mathrm{d}x$$

令 $u = \dfrac{x - \mu}{\sigma}$，有 $x = \sigma u + \mu$, $\mathrm{d}x = \sigma \mathrm{d}u$，则

$$DX = \frac{\sigma^2}{\sqrt{2\pi}} \int_{-\infty}^{\infty} u^2 e^{-\frac{u^2}{2}} \mathrm{d}u$$

$$= \frac{\sigma^2}{\sqrt{2\pi}} \left[-u e^{-\frac{u^2}{2}} \Big|_{-\infty}^{\infty} + \int_{-\infty}^{\infty} e^{-\frac{u^2}{2}} \mathrm{d}u \right]$$

$$= \sigma^2 \int_{-\infty}^{\infty} \frac{1}{\sqrt{2\pi}} e^{-\frac{u^2}{2}} \mathrm{d}u = \sigma^2 \cdot 1 = \sigma^2$$

$$\sqrt{Dx} = \sigma$$

从以上例题可以看出，上述三种重要分布的总体均数和方差完全可由概率分布的参数所确定。

二、随机变量的相对标准差（变异系数）

用方差或标准差来描述一个随机变量的离散程度固然满意，若两个变量的均数相差悬殊或者取值单位不同，这时用方差或标准差描述离散程度就不适宜了。这时，可通过相对标准差（变异系数）来比较两个变量的离散大小，相对标准差记为 RSD（或者 CV），即

$$RSD = CV = \frac{\sqrt{DX}}{EX}$$

相对标准差表示的是标准差相对于平均数的变化率，它同样是描述随机变量离散程

度的数字特征，因其无量纲，更便于对不同量纲的随机变量之间波动程度的比较。

例 3 - 15 对一个气相色谱仪的实验人员进行技术考核，已知测试合格的实验人员其测试数据的波动性要达到 $CV < 1\%$。现有一个实验人员测试数据如下，$\sqrt{DX} = 3\text{mm}$，$EX = 146.98\text{mm}$。试对其技术水平进行评价。

解 因为，$CV = \dfrac{\sqrt{DX}}{EX} = \dfrac{3}{146.98} = 2.04\% > 1\%$

可以认为该实验人员的测试技术波动性大于考核要求，技术水平不够稳定，测试不合格。

第三节 中心极限定理

定理 3 - 1（林德贝格 - 勒维（Lindeberg - Levy）中心极限定理） 设随机变量 X_1，$X_1, \cdots, X_n$ 相互独立，且服从相同的分布，如果它们具有有限的数学期望和方差，$EX_k = \mu$，$DX_k = \sigma^2$，$k = 1, 2, \cdots$，则对任意实数 x，一致地有

$$\lim_{n \to \infty} \left\{ \frac{\sum\limits_{i=1}^{n} X_i - n\mu}{\sqrt{n}\,\sigma} \leqslant x \right\} = \frac{1}{\sqrt{2\pi}} \int_{-\infty}^{x} e^{-\frac{t^2}{2}} \mathrm{d}t = \Phi(x)$$

其中 $\Phi(x)$ 为标准正态分布的分布函数。

该定理又称为独立同分布中心极限定理，其证明可利用数学分析知识及特征函数的有关性质证得，此处从略。

由于 $EX_k = \mu$，$DX_k = \sigma^2$，$k = 1, 2, \cdots$，从而

$$E\left(\sum_{i=1}^{n} X_i\right) = n\mu, \qquad D\left(\sum_{i=1}^{n} X_i\right) = n\sigma^2$$

故 $Y_n = \dfrac{\sum\limits_{i=1}^{n} X_i - n\mu}{\sqrt{n}\,\sigma}$ 是标准化的随机变量。该中心极限定理表明：相互独立且服从

同一分布，但不一定服从正态分布的随机变量 $X_1, X_1, \cdots, X_n$ 其前 n 项之和 $\sum\limits_{i=1}^{n} X_i$ 近似服从正态分布 $N(n\mu, n\sigma^2)$。

在前面讨论正态分布时，我们曾指出，如果随机变量是受许多独立的随机因素的影响而形成，而且每个因素的影响又是微小的，都起不到主导作用，则这样的随机变量一般都近似地服从正态分布 $X \sim N(\mu, \sigma^2)$，例如，测量的总误差这个随机变量就是在测量过程中，由温度、湿度、气压等对测量仪器的影响，以及测量者观察时的视差和心理、生理状态等许多因素综合影响而造成的。显然，每个因素产生的误差都是微小的、随机的，它们的总和所形成测量总误差就服从正态分布。中心极限定理的理论就为上述

事实提供了严格的理论依据。

例 3 - 16 用机器对某种新药的口服液装瓶，由于机器会有误差，所以每瓶口服液净重为一随机变量，其期望值为 100g，标准差为 10g，每箱内装 200 瓶，试求一箱口服液净重超过 20500g 的概率。

解 设一箱新药口服液净重为 X（g），箱中第 k 瓶新药口服液净重为

$X_k(k = 1,2,\cdots,200)$。显然，$X = \sum_{i=1}^{200} X_i$，且 $X_1,X_1,\cdots,X_{200}$ 相互独立，并有

$EX_k = 100$，$DX_k = 10^2$，$k = 1,2,\cdots,200$。则所求概率为

$$P(X > 20500) = 1 - P(X \leqslant 20500)$$

$$= 1 - \Phi\left(\frac{20500 - n\mu}{\sqrt{n}\sigma}\right)$$

$$= 1 - \Phi\left(\frac{20500 - 20000}{\sqrt{200} \cdot 10}\right)$$

$$= 0.0002$$

定理 3 - 2（德莫佛—拉普拉斯中心极限定理） 设 μ_n 为 n 次独立重复试验中事件 A 发生的次数，p 为每次试验中事件 A 发生的概率，$0 < p < 1$，则对任意实数 x，一致地有

$$\lim_{n \to \infty}\left\{\frac{\mu_n - np}{\sqrt{npq}} \leqslant x\right\} = \frac{1}{\sqrt{2\pi}}\int_{-\infty}^{x} e^{-\frac{t^2}{2}}\mathrm{d}t = \Phi(x)$$

其中 $q = 1 - p$，$\Phi(x)$ 为标准正态分布的分布函数。

德莫佛 - 拉普拉斯中心极限定理告诉我们，服从二项分布 $B(k;n,p)$ 的随机变量 μ_n，将以正态分布 $N(np,npq)$ 为其极限分布。这样，当 n 足够大时，

$$P(x_1 < \mu_n < x_2) = P\left(\frac{x_1 - np}{\sqrt{npq}} < \frac{\mu_n - np}{\sqrt{npq}} < \frac{x_2 - np}{\sqrt{npq}}\right)$$

$$= \Phi\left(\frac{x_2 - np}{\sqrt{npq}}\right) - \Phi\left(\frac{x_1 - np}{\sqrt{npq}}\right)$$

其中 $\Phi(x)$ 为标准正态分布 $N(0,1)$ 的分布函数，由此只需查标准正态分布函数值表（统计表 2），即可求得 $P(x_1 < \mu_n < x_2)$ 的近似值。

例 3 - 17 对于某一癌症高发病地区进行普查，结果其患癌症的概率是 0.005，现有这地区一万人的乡村，试推测：

（1）这个村至多有 70 人患癌症的概率；

（2）有 30 至 50 人患癌症的概率；

（3）有不少于 50 人患癌症的概率。

解 全村 1 万人中患癌症人数 X 服从二项分布。因为

（1）$X \sim B(k;n,p)$，而 n 充分大，由定理 3 - 2 知，$X \sim N(np,npq)$

$n = 10^4$，$p = 0.005$，$np = 10^4 \times 0.005 = 50$，可用正态分布近似计算。

$$\mu = np = 50, q = 0.995, \sigma^2 = npq = 10^4 \times 0.005 \times 0.995 = 49.75$$

所以，$P(X \leq 70) \approx \Phi\left(\dfrac{70-\mu}{\sigma}\right) = \Phi\left(\dfrac{70-50}{\sqrt{49.75}}\right)$

$$= \Phi(2.84) = 0.0023$$

（2）$\quad P(30 \leq x \leq 50) = F(50) - F(30)$

$$\approx \Phi\left(\frac{50-50}{\sqrt{49.75}}\right) - \Phi\left(\frac{30-50}{\sqrt{49.75}}\right)$$

$$= \Phi(0) - \Phi(-2.84) = 0.4977$$

（3）$P(x \geq 50) = 1 - P(x \leq 49) = 1 - F(49)$

$$= 1 - \left[\Phi\left(\frac{49-50}{\sqrt{49.75}}\right)\right] = 1 - 0.4443 = 0.5557$$

至多有 70 人患癌症的概率为 0.0023；有 30 至 50 人患癌症的概率为 0.4977；全乡不少于 50 人患癌症的概率为 0.5557。

思考与练习三

一、选择题

1. 理论上，二项分布是一种（　　）。
    A. 连续型分布　　　　B. 离散型分布
    C. 均匀分布　　　　　D. 标准正态分布
2. 在样本例数不变的情况下，下列（　　）情况时，二项分布越接近泊松分布。
    A. 总体率 p 越大　　　　B. 样本容量 n 越大
    C. 总体率 p 越接近 0.5　　D. 总体率 p 越小
3. 设某病在人群感染患病率为 20%，现随机地从此群人中抽出 50 人，则患病人数的数学期望和方差分别为（　　）
    A. 25 和 8　　B. 10 和 2.8　　C. 25 和 64　　D. 10 和 8
4. 正态分布有两个参数 μ 与 σ，（　　）相应的正态曲线的形状越扁平。
    A. σ 越大　　B. σ 越小　　C. μ 越大　　D. μ 越小

二、是非题

1. 二项分布越接近 Poisson 分布时，也越接近正态分分布。（　　）
2. 从同一新生儿总体（无限总体）中随机抽样 200 人，其中新生儿窒息人数服从二项分布。（　　）
3. 在 n 趋向无穷大、总体率 p 趋向于 0，且 np 保持常数时的二项分布的极限分布

是 Poisson 分布。（　）

4. 设 $F(x)$ 是随机变量 x 的分布函数，则 $F(+\infty)=1$　（　）

5. 设 $X \sim N(\mu, \sigma^2)$，则 $F(k)=P(x \geq k)$　（　）

三、计算题

1. 设一离散型变量 X 的概率函数为
$$P(X=k)=C_4^k 0.3^k 0.7^{4-k} \quad (k=0,1,2,3,4)$$
（1）列出 X 的概率函数表；

（2）画出 X 的概率函数图；

（3）验证全部概率函数值之和为 1；

（4）求 $F(2)$；

（5）求 $P(0<X\leq3)$；

（6）求 $P(X\neq k)$。

2. 上海虚证患者中，气虚型占 33%，现随机抽查 20 名虚证患者，求其中没有气虚型的概率，有 5 名气虚型的概率。

3. 若一批出厂半年的人参养荣丸的潮解率为 8%，从中抽取 20 丸，求恰有一丸潮解的概率；不超过 1 丸潮解的概率；有 1 至 5 丸潮解的概率。

4. 某种疾病的自然痊愈率为 0.3，为试验一种新药对该药是否有效，把它给 30 个病人服用。如果有半数以上痊愈，试说明可以认为这种药有效。

5. 设平均每 n 次（n 大）伯努利试验中事件 A 出现 9.3 次：

（1）指出 n 次试验中 A 出现的次数 X 服从什么样的分布；

（2）求 n 次试验中 A 出现 18 次的概率。

6. 在 200ml 当归浸液里含某种颗粒 300 个，求 1ml 浸液中含 2 个颗粒的概率，超过 2 个颗粒的概率。

7. 150 颗花粉孢子随机落入大小相同的 500 个格子里：

（1）约有多少个格子中没有孢子；

（2）约有多少个格子中有 2 颗孢子；

（3）约有多少个格子中的孢子多于 2 颗。

8. 设随机变量 X 服从正态分布 $N(\mu,\sigma^2)$，通过查阅正态分布表求：

（1）$P(\mu-0.32\sigma<X<\mu+0.32\sigma)$；

（2）$P(\mu+0.32\sigma<X<\mu+0.69\sigma)$；

（3）$P(\mu+0.69\sigma<X<\mu+1.15\sigma)$；

（4）$P(\mu+1.15\sigma<X<\mu+2.58\sigma)$；

（5）$P(|X-\mu|>2.58\sigma)$。

9. 某地胃癌的发病率是 0.01%，现检查 5 万人，求其中没有发现胃癌患者的概率，发现胃癌患者不超过 5 人的概率。

10. 设出院患者回某医院复查等待检查的时间 X（以分计）服从指数分布，其概率

密度函数为

$$f(x) = \begin{cases} \dfrac{1}{5}e^{-\frac{x}{5}} & x > 0 \\ 0 & x \leq 0 \end{cases}$$

某患者去医院复查，若等待检查时间超过 10 分钟，他就离开。医院要求它一个月要来检查 5 次，以 Y 表示他未等到检查而离开医院的次数，求 Y 的分布律，并求 $P(Y \geqslant 1)$。

11. 随机变量 X 的分布律如表：

表 3 - 5　X 概率分布表

X	-2	0	2
P_i	0.5	0.3	0.2

试求 EX，DX。

12. 某地白血病发病率为 0.0001，求该地 100 万人中有 100 人患白血病的概率。

13. 设某幼儿群体身长的均数 $\mu_1 = 85$cm，标准差 $\sigma_1 = 4$cm；某运动员群体身长的均数 $\mu_2 = 185$cm，标准差 $\sigma_2 = 4$cm。试比较两群人身长的波动情况。

14. 写出下列分布的均数、方差、标准差和变异系数：

（1）$X \sim B(k;20,0.3)$；

（2）$X \sim P(k;2.25)$；

（3）$X \sim N(5.4,2.5^2)$。

15. 5 家中药材店联营，它们每两周售出某中药材的数量（以 kg 计）分别为 X_1，X_2，…，X_5，已知：

$$X_1 \sim N(200,225)$$

$$X_2 \sim N(240,240)$$

$$X_3 \sim N(180,225)$$

$$X_4 \sim N(260,265)$$

$$X_5 \sim N(320,270), X_i \text{ 相互独立}(i = 1,2,3,4,5)。$$

（1）求五家店两周的总销量的均值与方差。

（2）药材店每隔两周进货一次，为了使新的供货到达前，药材店不会脱销的概率大于 0.99，问药材店的仓库应至少储存多少公斤的该药材？

第四章　随机抽样和抽样分布

在前两章的讨论中，我们知道只要了解随机现象的概率分布和数字特征，就可以对随机现象做出决策，比如，某种疾病的用药决策、保险的投入决策等等。在实际问题中，要准确知道随机现象的概率分布和数字特征，有时是很困难的，还有一些检验指标要成批逐个检验，无论从人力还是物力上都会受到条件限制。事实上，人们总是通过对部分产品的抽样试验结果作分析，推断出全部产品的概率分布和数字特征。本章先讨论样本和统计量等基本概念，然后讨论常见的几种抽样分布，为进一步讨论统计推断方法打下必要的理论基础。

第一节　简单随机抽样及样本的数字特征

抽样的目的是对总体的统计规律作出估计和推断，因而对所抽取的样本要求能够良好地反映总体的特征。因此在抽样时，既要考虑抽样结果的代表性，又要考虑抽样本身的可行性、简便性。抽样方法很多，有单纯随机抽样、系统抽样、分层抽样等。对于不同的抽样方法，使用的统计推断方法不同，这里主要讨论简单随机抽样。所谓简单随机抽样是指在抽取样本时，总体的每一个个体被抽中的概率相同。

一、简单随机抽样

定义 4−1　样本 X_1，X_2，$\cdots$，X_n 相互独立且与总体 X 有相同的分布函数，这样的样本称为简单随机样本，简称为简单抽样。

由以上定义可见，简单随机样本要满足以下两点要求：其一，抽样随机，总体中每个个体被抽到的机会均等。例如，在检查药品质量指标时，有意识地选优，就违反了随机性原则，所得指标必然不能反映总体的质量情况，不具代表性。其二，样本 X_1，X_2，$\cdots$，X_n 具有独立性，即抽取一个个体后，总体成分不变。例如，从一小批产品中，抽样检查合格品，采取有放回地抽样方法，可满足独立性条件；若无放回地抽样则不满足独立性条件。对于无限总体，由于抽出的一个样品放回与否不改变总体成分，可看作不影响抽样的独立性。在实际应用中，即使总体个数 N 有限，只要被抽取的个体数 n 较小，比如不超过总体的 5%，也可看作近似满足独立性条件，这样做可简化计算。

二、统计量

抽取样本之后，一般不直接利用样本进行推断，而是根据实际需要，把样本中我们关心的信息集中起来，针对不同的问题构造出样本的某种函数（样本函数）作为推测总体参数的基础。

定义 4-2　设 X_1，X_2，$\cdots$，X_n 为总体 X 的一个样本，$g = f(X_1, X_2, \cdots, X_n)$ 为一个样本函数，如果 g 中不含有任何未知参数，则称 g 为一个统计量。

例如设 $X \sim N(\mu, \sigma^2)$，且 μ 为已知，σ^2 为未知，X_1，X_2，$\cdots$，X_n 是 X 的一个样本，则 $\sum\limits_{i=1}^{n} (X_i - \mu)^2$ 是一个统计量；而 $\sum\limits_{i=1}^{n} \dfrac{(X_i - \mu)^2}{\sigma^2}$ 仅是样本函数，不是统计量，因为其中含有未知参数 σ^2。

三、样本的数字特征

1. 样本均数与样本率

定义 4-3　样本均数是指收集的研究对象观察值的平均数，用 $\overline{X}$ 表示。样本均数描述了一组数据的集中趋势。

描述样本取值集中趋势的方法有很多，如算术平均数、几何平均数、中位数、众数等，若总体 $X \sim N(\mu, \sigma^2)$，我们用算术平均数描述样本的平均数。将所有数据 X_1，$\cdots$，X_n 直接相加，再除以总例数 n，即

$$\overline{X} = \frac{X_1 + X_2 + \cdots + X_n}{n} = \frac{1}{n} \sum_{i=1}^{n} X_i \qquad (4-1)$$

例 4-1　随机测量某地 10 名 20 至 30 岁健康男性居民血清铁含量（μmol/L），测量值分别为 6.58，7.42，15.32，15.78，17.60，17.98，l5.21，17.53，20.11，22.64，试求其血清铁含量平均数。

解　$\overline{X} = \dfrac{6.58 + 7.42 + \cdots + 22.64}{10} = \dfrac{1}{n} \sum\limits_{i=1}^{n} X_i = 15.62(\text{μmol/L})$

定义 4-4　从总体中抽取容量为 n 的样本，其中具有某种特点的个体数为 m，则称 $\dfrac{m}{n}$ 为样本率，记为 $\hat{p}$。

例 4-2，对 100 个服用某种药物的病人进行观察，若有效人数为 60 人，试求其有效率。

解　$\hat{p} = \dfrac{m}{n} = \dfrac{60}{100} = 0.6 = 60\%$

于是样本有效率为 60%。

2. 样本方差与样本相对标准差

样本方差刻画了样本观察值与样本均数之差平方的平均值。它定量地反映了样本数

据偏离平均数的离散程度。英国统计学家 W. S. Gosset 提出样本方差 S^2 的计算公式为

$$S^2 = \frac{\sum_{i=1}^{n} (X_i - \bar{X})^2}{n-1} \qquad (4-2)$$

方差的度量单位是原度量单位的平方，因此常将方差开方，以恢复其原度量单位，我们称 $S = \sqrt{S^2}$ 为样本标准差。在数理统计学上可以严格证明：$ES^2 = DX$。

如果两组（或几组）资料的量纲不同，或均数相差悬殊，比较两组样本间的离散程度宜用样本相对标准差 RSD。

$$RSD = \frac{S}{\bar{X}} \times 100\% \qquad (4-3)$$

例 4 - 3　某地调查 120 名 20 岁男子，身高均数为 171.80cm，标准差为 4.66cm；体重均数为 61.08 kg，标准差为 4.15 kg，试比较身高与体重两者间数据离散程度哪一个更大？

解　身高：$RSD_1 = \frac{S}{\bar{X}} \times 100\% = \frac{4.66}{171.80} \times 100\% = 2.71\%$

体重：$RSD_1 = \frac{S}{\bar{X}} \times 100\% = \frac{4.15}{61.08} \times 100\% = 6.79\%$

该地 20 岁男子体重的离散程度大于身高的离散程度。

在医药科研统计中，还广泛地使用一些样本的其他数字特征。

关于刻画随机变量平均数的还有：

中位数　它是累积概率分布或分布函数等于 50% 所对应的变量值。换言之，随机变量的取值大于它的概率和小于它的概率恰好相等，在概率意义上它位于正中。

众数　它是随机变量的概率函数或概率密度函数最大值所对应的变量值。换言之，当大量独立重复试验时，样本值较多地集中在这个值的附近。

关于刻画随机变量离散程度的还有：

极差　它等于随机变量有限个样本中最大值与最小值之差。在计算上较标准差方便，因而受到实际工作者的欢迎。但是，它对随机变量的分布情况毕竟只能提供少量信息，因此远不能取代标准差的重要性。

四分位数范围　四分位数范围为 (P_{25}, P_{75})，描述了中位数左侧 25% 的观察资料和中位数右侧的 25% 观察资料所离散的范围，四分位数范围的长度 $P_{75} - P_{25}$，称为四分位数间距，刻画了中位数两侧的 50% 观察资料的离散程度。

第二节　样本均数和样本率的抽样分布

我们先不加证明给出正态随机变量的如下性质：

(1) 两个相互独立的随机变量 $X_1 \sim N(\mu_1, \sigma_1^2)$、$X_2 \sim N(\mu_2, \sigma_2^2)$ 的代数和

$X = X_1 \pm X_2$ 仍服从正态分布，且有 $X \sim N(\mu_1 \pm \mu_2, \sigma_1^2 + \sigma_2^2)$。

（2）n 个相互独立的随机变量 $X_i \sim N(\mu_i, \sigma_i^2)$ 的和 $X = \sum\limits_{i=1}^{n} X_i$ 仍服从正态分布，且 $X \sim N(\sum\limits_{i=1}^{n}\mu_i, \sum\limits_{i=1}^{n}\sigma_i^2)$，其中 $i = 1, 2, \cdots, n$。

（3）随机变量 $X \sim N(\mu, \sigma^2)$ 的线性函数 $Y = aX + b$ 仍服从正态分布，且 $Y \sim N(a\mu + b, a^2\sigma^2)$，其中 a、b 均为常数。

（4）n 个相互独立的随机变量 $X_i \sim N(\mu_i, \sigma_i^2)$ 的线性组合 $X = \sum\limits_{i=1}^{n} c_i X_i$ 仍服从正态分布，且有 $X \sim N(\sum\limits_{i=1}^{n} c_i\mu_i, \sum\limits_{i=1}^{n} c_i^2\sigma_i^2)$，其中 c_i 是不全为零的常数。

一、正态总体样本均数的抽样分布

设样本来自正态总体时，即 $X_i \sim N(\mu, \sigma^2)(i = 1, 2, \cdots n)$。我们考虑 n 个相互独立同分布的随机变量的线性组合 $\overline{X} = \dfrac{1}{n}\sum\limits_{i=1}^{n} X_i = \sum\limits_{i=1}^{n} \dfrac{X_i}{n}$，则由正态随机变量的性质（4）容易推出：

$$\overline{X} \sim N\left(\sum_{i=1}^{n} \frac{\mu}{n}, \sum_{i=1}^{n} \frac{\sigma^2}{n^2} \right) \tag{4-4}$$

即

$$\overline{X} \sim N(\mu, \frac{\sigma^2}{n}) \tag{4-5}$$

这个结论表明：来自正态总体的样本均数仍服从正态分布，该样本的均数等于原总体的均数，而方差是原总体方差的 $\dfrac{1}{n}$ 倍。由此可见，样本均数所服从的正态分布与总体的正态分布相比较在分散性方面有改善，且 n 越大，方差就越小，$\overline{X}$ 就越接近总体的均数 μ。所以，在许多实际实际问题中，我们用观察值数据的均数来表示真实值往往比一次实验测定的值更好。

再考虑样本来自非正态总体时的情况。当抽样为小样本时，问题没有确定解答；当抽样为大样本时，则由统计学的中心极限定理知：若 $X_1, X_2, \cdots, X_n$ 为相互独立的随机变量，且 $E(X_k) = \mu$，$D(X_k) = \sigma^2$，$x_1, x_2, \cdots, x_n$ 是 $X_1, X_2, \cdots, X_n$ 的简单随机抽样，则有

$$u = \frac{\overline{X} - \mu}{\sigma / \sqrt{n}} \sim N(0,1) \tag{4-6}$$

也就是说，对于大样本，无论总体分布如何，式（4-6）总是成立的。

二、样本率的抽样分布

在总体中重复抽取 n 个个体，相当于进行 n 次伯努利试验，事件 A 出现次数 X 是服从二项分布的离散型变量，即 $X \sim B\,(k;\ n,\ p)$，总体均数 $EX = np$，总体方差 $DX = npq, q = 1 - p$。

由德莫佛 – 拉普拉斯中心极限定理可知：在 n 足够大时，$X \sim N(np, npq)$

所以，样本率 $\hat{p} = \dfrac{X}{n} \sim N(p, \dfrac{pq}{n})$

则有

$$u = \frac{\hat{p} - p}{\sqrt{\dfrac{pq}{n}}} \sim N(0,1) \tag{4-7}$$

也就是说，对于大样本，无论总体分布如何，式（4-7）总是成立的。

第三节　常用的抽样分布

一、χ^2 分布

定义 4-5　设 X_1，X_2，$\cdots$，X_n 是相互独立且服从 $N(0, 1)$ 随机变量，则称随机变量

$$\chi^2 = X_1^2 + X_2^2 + \cdots + X_n^2 \tag{4-8}$$

服从参数为 n 的 χ^2 分布，记为 $\chi^2 \sim \chi^2\,(n)$。

χ^2 分布的概率密度函数是

$$f(x) = \begin{cases} \dfrac{1}{2^{\frac{n}{2}} \Gamma\left(\dfrac{n}{2}\right)} e^{-\frac{x}{2}} x^{\frac{n}{2}-1} & \text{当 } x > 0 \\ 0 & \text{当 } x \leqslant 0 \end{cases}$$

其中参数 n 称为自由度，它表示式（4-8）中独立变量的个数。

二、χ^2 分布的特征

1. χ^2 分布概率密度 $f(x)$ 的图形为一簇单峰正偏态分布曲线，且随着自由度的增加，正偏的程度越小。自由度很大时，接近正态分布。图 4-1 中给出了自由度为 1 到 10 的 3 条 χ^2 概率密度曲线。

2. χ^2 分布的概率密度曲线下面积有其规律性，对于给定的概率 $1 - \alpha$，满足

$$P\left(\chi^2_{1-\frac{\alpha}{2}} < \chi^2 < \chi^2_{\frac{\alpha}{2}} \right) = 1 - \alpha$$

的数值 $\chi^2_{1-\frac{\alpha}{2}}$，$\chi^2_{\frac{\alpha}{2}}$ 称为 χ^2 分布的临界值。

即 有， $P(\chi^2 > \chi^2_{\frac{\alpha}{2}}) = \dfrac{\alpha}{2}$ 或

$P(\chi^2 < \chi^2_{1-\frac{\alpha}{2}}) = \dfrac{\alpha}{2}$，如图 4 - 2 所示临界值，可以查统计用表 4 得到。

3. **定理 4 - 1** 若 X_1，X_2，…，X_n 为正态总体 $N(\mu, \sigma^2)$ 的一个样本，则有

$$\frac{(n-1)S^2}{\sigma^2} \sim \chi^2(n-1) \quad \text{证明从略。}$$

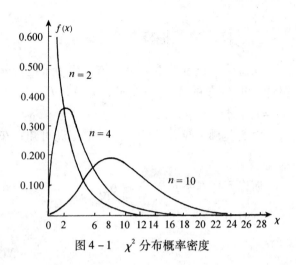

图 4 - 1 χ^2 分布概率密度

例 4 - 4   查统计用表 4 写出 $\chi^2_{0.05}(9)$，$\chi^2_{0.025}(11)$，$\chi^2_{0.95}(7)$。

解   查统计用表 4，$\chi^2_{0.05}(9) = 16.919$，$\chi^2_{0.025}(11) = 21.920$，$\chi^2_{0.95}(7) = 2.167$。

三、t 分布

定义 4 - 6   设随机变量 $U \sim N(0, 1)$，$V \sim \chi^2(n)$，并且 U 与 V 相互独立，则称随机变量

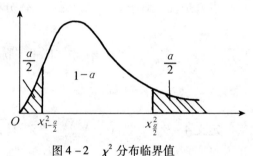

图 4 - 2 χ^2 分布临界值

$$t = \frac{U}{\sqrt{\dfrac{V}{n}}}$$

服从自由度为 n 的 t 分布，记为 $t \sim t(n)$。

在不至于弄错的情况下，括号中的自由度可以省略。

t 分布的概率密度函数为

$$f(x) = \frac{\Gamma\left(\dfrac{n+1}{2}\right)}{\sqrt{n\pi}\,\Gamma\left(\dfrac{n}{2}\right)}\left(1 + \frac{x^2}{n}\right)^{-\frac{n+1}{2}} \qquad (-\infty < x < +\infty)$$

其中 n 为自由度。

四、t 分布的特征

1. t 分布的曲线关于 $t = 0$ 对称，形状类似于标准正态分布概率密度的图形。当 $n \rightarrow$

∞时，它的极限分布是标准正态分布。但当 n 较小时，对于相同的变量值，t 分布的曲线尾部比标准正态分布的曲线尾部差异较大。

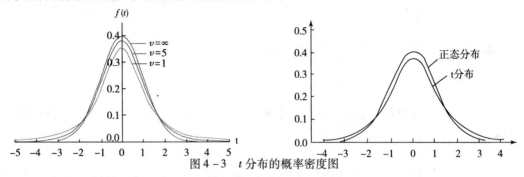

图 4 – 3　t 分布的概率密度图

2. 与标准正态分布相比，t 分布的高峰位置较低，尾部较高，随着自由度的增加，t 分布曲线的尾部越来越矮、中间越来越高。当自由度为无穷大时，样本的信息变为总体本身，故此时的 t 分布曲线就是标准正态分布曲线。

3. 对于给定的概率 $1 - \alpha$，满足

$$P\left(|t| \leqslant t_{\frac{\alpha}{2}} \right) = 1 - \alpha$$

的数值 $t_{\frac{\alpha}{2}}$ 称为 t 分布的双侧临界值。

满足 $P(t > t_\alpha) = \alpha$ 或 $P(t < -t_\alpha) = \alpha$ 的数值 t_α 称为 t 分布的单侧临界值，如图 4 – 4 所示临界值可以查统计用表 5 得到。

例 4 – 5　查统计用表 5 写出 $t_{\frac{0.05}{2}}(9)$，$t_{0.01}(11)$，$t_{0.40}(7)$。

解　查统计用表 5，$t_{\frac{0.05}{2}}(9) = 2.262$，$t_{0.01}(11) = t_{\frac{0.02}{2}}(11) = 2.718$，$t_{0.40}(7) = 0.263$

定理 4 – 2　设 X_1，X_2，$\cdots$，X_n 为正态总体 $N(\mu, \sigma^2)$ 的一个样本，则

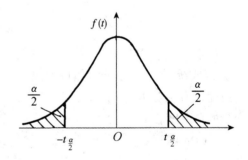

图 4-4　t 分布的临界值

$$\frac{\overline{X} - \mu}{S/\sqrt{n}} \sim t(n-1) \qquad 证明从略。$$

定理 4 – 3　设 X_1，X_2，$\cdots$，X_{n_1} 和 Y_1，Y_2，$\cdots$，Y_{n_2} 分别是从同方差的总体 $N(\mu_1, \sigma^2)$ 和 $N(\mu_2, \sigma^2)$ 中所抽取的样本，它们相互独立，则

$$\frac{(\overline{X} - \overline{Y}) - (\mu_1 - \mu_2)}{S_w \sqrt{\dfrac{1}{n_1} + \dfrac{1}{n_2}}} \sim t(n_1 + n_2 - 2)$$

其中

$$S_\omega^2 = \frac{(n_1 - 1)S_1^2 + (n_2 - 1)S_2^2}{n_1 + n_2 - 2}$$

S_1^2 和 S_2^2 分别是这两个样本的样本方差。证明从略。

五、F 分布

定义 4 - 7　设随机变量 $U \sim \chi^2(n_1)$，$V \sim \chi^2(n_2)$，并且 U、V 相互独立，则称随机变量

$$F = \frac{\dfrac{U}{n_1}}{\dfrac{V}{n_2}} = \frac{U}{V} \cdot \frac{n_2}{n_1}$$

服从自由度为 (n_1, n_2) 的 F 分布，记作 $F \sim F(n_1, n_2)$。

F 分布的概率密度函数为

$$f(x) = \begin{cases} \dfrac{\Gamma\left(\dfrac{n_1 + n_2}{2}\right)}{\Gamma\left(\dfrac{n_1}{2}\right)\Gamma\left(\dfrac{n_2}{2}\right)}\left(\dfrac{n_1}{n_2}\right)^{\frac{n_1}{2}} x^{\frac{n_1}{2}-1}\left(1 + \dfrac{n_1}{n_2}x\right)^{-\frac{n_1+n_2}{2}} & x > 0 \\ 0 & x \leq 0 \end{cases}$$

F 分布有两个自由度，第一自由度 n_1 为组成统计量 F 分子的随机变量的自由度；第二自由度 n_2 为分母的随机变量的自由度。

$f(x)$ 的图形如图 4 - 5 所示。不对称的山状曲线，峰向左偏斜，且只在第一象限取值，F 分布不以正态分布为其极限分布。

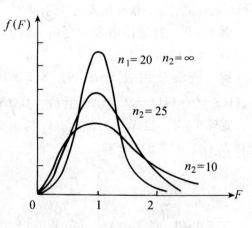

图 4 - 5　F 分布的密度曲线

六、F 分布的特征

1. F 分布有两个自由度，F 的取值范围为 $(0, +\infty)$。

2. F 分布为一簇单峰正偏态分布曲线，与两个自由度有关。图 4 - 5 给出了 3 组不同自由度时的 F 分布。

定义 4-8　对于给定的概率 $1-\alpha$，满足

$$P\left(F_{1-\frac{\alpha}{2}} < F < F_{\frac{\alpha}{2}} \right) = 1 - \alpha$$

的数值 $F_{1-\frac{\alpha}{2}}$，$F_{\frac{\alpha}{2}}$ 称为 F 分布的临界值。可以证明 $F_\alpha(n_1,n_2) = \dfrac{1}{F_{1-\alpha}(n_1,n_2)}$。

显然，$P(F > F_{\frac{\alpha}{2}}) = \dfrac{\alpha}{2}$ 或 $P(F < F_{1-\frac{\alpha}{2}}) = \dfrac{\alpha}{2}$，临界值可以查统计用表 6 得到。

例 4-6　查统计用表 6，写出 $F_{0.01}(10,9)$，$F_{0.95}(10,9)$，$F_{0.005}(10,9)$ 的临界值。

解　查统计用表 6，得，

$$F_{0.01}(10,9) = 5.26, F_{0.05}(10,9) = 3.14, F_{0.95}(10,9) = \frac{1}{F_{0.05}(9,10)} = \frac{1}{3.02} = 0.33$$

定理 4-4　设 X_1，X_2，$\cdots$，X_{n_1} 为总体 $N(\mu_1,\sigma_1^2)$ 的样本；Y_1，Y_2，$\cdots$，Y_{n_2} 为总体 $N(\mu_2,\sigma_2^2)$ 的样本，且二样本相互独立，样本方差为 S_1^2、S_2^2，则

$$\frac{S_1^2/\sigma_1^2}{S_2^1/\sigma_2^2} \sim F(n_1-1,n_2-1) \qquad \text{证明从略。}$$

最后，读者必须注意：本节中介绍的 χ^2 分布、t 分布、F 分布都是对正态总体而言的，就是说，这些样本都是来自正态总体，在使用时，必须注意这一前提条件。

第四节　实例分析：健康成人男性脉搏普查抽样误差分析

　　2001 年在某地区的一次普查中得到，该地区健康成人男性（人群）的脉搏平均数为 72.5 次/分，标准差为 6.3 次/分。普查的资料表明：成人男性每分钟脉搏跳动次数近似服从正态分布，可以认为研究对象的每分钟脉搏跳动次数 $X \sim N(72.5, 6.3^2)$。现在总体中独立地进行随机重复抽样，共抽 10 个样本，每个样本的样本量 $n=25$，共得到 10 个样本资料（见表 4-1），对每个样本计算样本均数和样本标准差，若定义抽样误差 = 样本均数 - 总体均数，试考察每个样本均数和标准差及抽样误差的变化趋势。

表 4-1　健康成人男性脉搏数的抽样值

样本编号	n = 25													样本均数	样本标准差	抽样误差
1	65	68	68	76	84	64	80	63	84	72	77	73	74	72.8	6.3	0.3
	76	70	67	63	76	65	78	72	72	78	74	81				
2	74	61	65	75	67	78	72	70	67	74	74	74	74	71.6	5.5	-0.9
	77	72	69	81	71	60	70	67	78	78	77	64				
3	73	71	71	67	68	68	67	61	68	66	70	66	71	70.1	4.4	-2.4
	72	74	74	73	66	67	80	73	64	75	78	69				

续表

样本编号	n = 25													样本均数	样本标准差	抽样误差
4	74	80	76	64	66	71	82	78	67	79	56	64	65	71.6	7.1	-0.9
	69	74	64	66	62	75	71	80	83	77	76	71				
5	75	72	79	74	76	65	80	71	74	75	79	74	73	73.5	4.4	1
	66	73	75	66	77	76	70	68	79	68	80	73				
6	64	78	71	70	70	67	79	72	63	70	74	72	81	71.5	6	-1
	73	71	58	78	73	73	80	70	82	65	64	69				
7	74	67	71	77	70	61	66	70	73	70	67	79	79	71.7	6.9	-0.8
	57	86	70	64	71	80	77	61	71	78	80	74				
8	62	73	80	64	84	66	74	69	76	68	74	56	75	70.5	6.6	-2
	69	83	64	68	68	67	77	71	66	70	74	64				
9	73	68	62	73	73	69	76	71	68	78	70	72	64	72	5.1	-0.5
	72	81	60	76	77	69	73	74	76	71	76	79				
10	79	82	75	64	77	74	73	69	67	84	79	78	73	73.9	6.8	1.4
	80	83	78	76	60	80	79	72	72	66	61	69				

解　从表 4-1 中抽样数据计算结果可知，10 个样本均数的值互不相同，但是都在总体均数 72.5 附近，所以可以认定样本均数的取值是随机的，样本均数可以用来估计总体均数。

10 个样本均数之间的平均数记为 $\overline{\overline{X}}$，10 个样本均数的标准差记为 $S_{\overline{X}}$，计算可知其波动幅度远小于原始资料的波动幅度，也远小于样本所在总体的标准差。

$$\overline{\overline{X}} = \frac{1}{n} \sum_{i=1}^{n} \overline{X}_i = \frac{1}{10} \times \left(72.8 + 71.6 + \cdots + 73.9 \right) = 71.92$$

$$S_{\overline{X}} = \sqrt{\frac{\sum_{i=1}^{n} (\overline{X}_i - \overline{\overline{X}})^2}{n-1}} = \sqrt{\frac{(72.8 - 71.92)^2 + \cdots + (73.9 - 71.92)^2}{10 - 1}} = 1.20 < \sigma = 6.3$$

我们将样本均数的标准差 $S_{\overline{X}}$ 称为样本标准误，它反映了不同批次数据间的离散程度。

若将抽样误差关于抽样批次作图，如图 4-6 抽样误差基本上在 0 附近近似对称地随机波动。

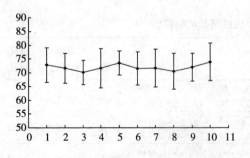

图 4-6　样本均数的波动图

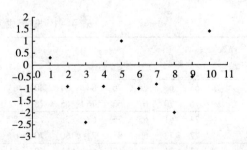

图 4-7　抽样误差散点图

* 第五节 基本概念辨析

一、标准误与标准差

标准差和标准误是医学统计学中两个重要的基本概念，两者既有联系又有区别，主要特征下：

（1）标准差是刻画个体资料分布的离散程度的指标。标准差越小，个体资料的离散程度就越小；标准误是刻画统计量的平均抽样误差大小的指标，标准误越小，统计量的平均抽样误差就越小。

（2）随着样本量不断增大，样本标准差随机波动的幅度越来越小，并且稳定在总体标准差附近；随着样本量不断增大，样本均数的标准误越来越小，并且趋向于 0。

（3）在同样的样本量情况下，标准差越大，标准误相对越大；标准差越小，标准误也相对越小。可以证明：$S_{\bar{X}} \approx \dfrac{S}{\sqrt{n}}$

二、变量的概率分布和统计量的抽样分布

（1）随机变量的分布 随机变量的分布既体现了样本所在总体的分布情况，也反映了在研究群体中随机抽取一个观察值落在各个组段或范围的概率。

（2）统计量的抽样分布 由于在大多数情况下，研究者一般只有一个样本和一个统计量，所以统计量的抽样分布主要刻画了统计量取值的概率分布，反映了在研究群体中随机抽取一个样本，由这个样本所构建的统计量值落在各个组段或范围的概率。

三、概率分布与频率（直方）图

随机变量的概率密度函数（或分布函数）全面刻画了总体的规律，但在实际问题中，总体的分布情况往往是不清楚的。我们可用样本资料通过作出适当的统计图来作直观考察，当总体的数量指标是连续型随机变量时，可作出样本频率分布密度的直方图，作为总体概率密度函数的经验近似。

思考与练习四

一、选择题

1. 以下方法中唯一可行的减小抽样误差的方法是（ ）
   A. 减少个体变异
   B. 增加样本量
   C. 设立对照
   D. 严格贯彻随机抽样的原则

2. 设连续型随机变量 X 的总体均数为 μ，反复随机抽样，随样本量 n 增大，$\dfrac{\bar{X} - \mu}{S/\sqrt{n}}$

将趋于（　　）

    A. X 的原始分布　　　　B. 正态分布

    C. 均数的抽样分布　　　D. 标准正态分布

3. 在均数为 μ，标准差为 σ 的正态总体中随机抽样，理论上 $|\overline{X} - \mu| \geq$（　　）的可能性为 5%。

    A. 1.96σ　　B. 2.58σ　　C. $t_{\frac{0.05}{2}}(n-1)S$　　D. $1.96\dfrac{S}{\sqrt{n}}$

4. 变量 X 偏离正态分布，只要样本量足够大，样本均数（　　）

    A. 偏离正态分布　　　　B. 服从 F 分布

    C. 近似正态分布　　　　D. 服从 t 分布

5. 下面关于相对标准误的四种说法中，不正确的是（　　）

    A. 标准误是样本统计量的标准差。

    B. 标准误反映了样本统计量的变异。

    C. 标准误反映了总体参数的变异。

    D. 标准误反映了平均的抽样误差大小。

二、是非题

1. 设 X 的总体均数为 μ，则样本均数 $\overline{X}$ 的总体均数也为 μ。（　　）

2. F 分布的两个自由度，第一自由度无论如何取值，其概率密度 $f(x)$ 的图形永远在直角坐标系的第一象限。（　　）

3. t 分布就是标准正态分布。（　　）

4. 设 X 的总体方差为 σ^2，则样本均数 $\overline{X}$ 的总体方差也为 σ^2。（　　）

5. 某研究者做了一个儿童血铅浓度的流行病学调查，已知血铅浓度呈非正态分布，计划调查 1000 人，并计算 1000 人的血铅浓度的样本均数，由于该研究样本量很大，可以认为随机抽样所获得血铅浓度的样本均数近似服从正态分布。（　　）

三、计算题

1. 测得 6 例病人的体温（℃）为 38.3，37.8，38.5，39.3，38.7，37.9，试求样本均数和标准差。

2. 从均值 $\mu = 18$ 和方差 $\sigma^2 = 16$ 的正态总体中随机抽取一样本容量为 64 的样本，求其样本均值 $\overline{X}$ 落在 17 到 19 之间的概率。

3. 设从 $N(\mu, \sigma^2)$ 中随机抽取一个样本容量 16 的样本，试求概率 $P(\dfrac{S^2}{\sigma^2} > 1.666)$。

4. 查表求下列各值

（1）$\chi^2_{0.01}(10)$，$\chi^2_{0.10}(12)$，$\chi^2_{0.99}(60)$，$\chi^2_{0.95}(16)$

（2）$t_{1-0.10}(4)$，$t_{0.99}(10)$，$t_{1-0.05}(12)$，$t_{0.975}(60)$

（3）$F_{0.99}(10,9)$，$F_{0.95}(10,9)$，$F_{0.01}(2,28)$，$F_{0.05}(10,8)$

5. 求以下各分布的临界值 λ

(1) $P(\chi^2(21) > \lambda) = 0.025$ (2) $P(\chi^2(21) < \lambda) = 0.025$

(3) $P(t(4) > \lambda) = 0.99$ (4) $P(|u| > \lambda) = 0.025$

6. 某研究机构测得大鼠血清谷丙转氨酶样本均数为 28.7U/L，标准差为 1.3，家兔血清谷丙转氨酶样本均数为 50.6U/L，标准差为 1.4，试评价大鼠与家兔这两种实验动物的谷丙转氨酶实验稳定性。

7. 从同一批号的阿司匹林片中随机抽出 5 片，测定其溶解 50% 的所需（分钟），分别为 5.3，6.6，5.2，3.7，4.9，试计算其样本方差、样本均数和相对标准差。

8. 洋地黄的生物检定法是将洋地黄制成酊剂，用等渗溶液稀释，然后以一定的速度缓慢注入至动物体内，直至动物死亡为止，以求得动物的最小致死量，现用豚鼠及家鸽 10 只，求得每公斤致死量如下表。

表 4 - 2 豚鼠与家鸽最小致死量

豚鼠组（mg/kg）	118	134	104	165	116	110	148	116	155	124
家鸽组（mg/kg）	97.3	91.3	102	129	92.8	96.3	99.0	89.2	90.1	98.4

问家鸽与豚鼠两种动物哪一种更适宜作洋地黄检定？

第五章   计量资料的参数估计

在随机数据研究中，试验数据都是服从某种概率分布的，但是，其概率分布的总体参数却常常是未知的。本章将利用第四章介绍的抽样分布来对正态分布的参数 μ 和 σ 进行区间估计和假设检验。

第一节   计量资料的参数区间

一、区间估计的概念

区间估计是参数估计的一种形式，通过从总体中抽取的样本，根据一定的可信度与精确度的要求，构造适当的区间，作为总体分布参数的真值范围的估计。

定义 5 – 1   设 θ 为总体 X 的一个未知参数，$X_1, X_2, \cdots, X_n$ 为总体 X 的简单随机样本，若存在两个统计量 $\hat{\theta}_1 = \theta_1(x_1, x_2, \cdots, x_n)$ 和 $\hat{\theta}_2 = \theta_2(x_1, x_2, \cdots, x_n)$，对给定的概率 $\alpha(0 < \alpha < 1)$，有

$$P(\hat{\theta}_1 < \theta < \hat{\theta}_2) = 1 - \alpha \tag{5 – 1}$$

则称区间 $(\hat{\theta}_1, \hat{\theta}_2)$ 为参数 θ 的置信区间（或置信域），置信水平为 $1 - \alpha$。$\hat{\theta}_1, \hat{\theta}_2$ 分别称为置信区间的下限和上限，$1 - \alpha$ 为置信水平或置信度，α 称为显著水平。

在区间估计中，置信水平反映了估计的可信程度，置信水平 $1 - \alpha$ 越大，参数估计可信度越高。置信区间长度 $|\hat{\theta}_2 - \hat{\theta}_1|$ 反映了参数估计的精确度，区间长度越小，估计的精确度越高。置信区间 $(\hat{\theta}_1, \hat{\theta}_2)$ 是否包含未知参数 θ 无法确定，但我们可以确定的是：若抽取 n 组样本观测值，在所得的 n 个置信区间中，约有 $n(1 - \alpha)$ 个区间包含了 θ 的真值，约有 $n\alpha$ 个区间不包含 θ 的真值。也就是说，当 α 很小时，一次抽样得到的区间一般都会包含 θ。

由于正态分布在计量资料中广泛存在，我们重点讨论正态总体的未知参数 μ 和 σ 的区间估计，也就是给定置信水平 $1 - \alpha$，求出正态总体未知参数 μ 和 σ 的置信区间。

二、正态总体均数 μ 的区间估计

1. 总体方差 σ^2 已知，对总体均数 μ 作区间估计

设 $X_1, X_2, \cdots, X_n$ 是来自总体 $X \sim N(\mu, \sigma^2)$ 的随机样本，σ^2 已知，μ 未知，由第四章第二节中的 u 分布知识可知，

$$u = \frac{\bar{X} - \mu}{\sigma / \sqrt{n}} \sim N(0,1) \tag{5-2}$$

于是，对给定的显著水平 α ，记标准正态分布的双侧临界值为 $u_{\frac{\alpha}{2}}$ ，如图 5-1 知

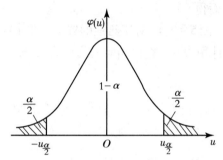

图 5-1　标准正态分布的置信区间

$$P\left(|u| < u_{\frac{\alpha}{2}} \right) = 1 - \alpha$$

即

$$P\left(\left| \frac{\bar{X} - \mu}{\sigma / \sqrt{n}} \right| < u_{\frac{\alpha}{2}} \right) = 1 - \alpha$$

解不等式得

$$P\left(\bar{X} - u_{\frac{\alpha}{2}} \cdot \frac{\sigma}{\sqrt{n}} < \mu < \bar{X} + u_{\frac{\alpha}{2}} \cdot \frac{\sigma}{\sqrt{n}} \right) = 1 - \alpha$$

故可得总体均数 μ 置信水平为 $1 - \alpha$ 的置信区间：

$$\left(\bar{X} - u_{\frac{\alpha}{2}} \cdot \frac{\sigma}{\sqrt{n}}, \ \bar{X} + u_{\frac{\alpha}{2}} \cdot \frac{\sigma}{\sqrt{n}} \right) \tag{5-3}$$

也可简写为：

$$\bar{X} \pm u_{\frac{\alpha}{2}} \frac{\sigma}{\sqrt{n}} \tag{5-4}$$

例 5-1　成人每分钟的脉搏次数服从正态分布，标准差 $\sigma = 6$ 次/分，现从成人中随机抽取 40 名测量每分钟脉搏，测得 $\bar{X} = 74.5$ 次/分，求成人脉搏 95% 的置信区间。

解　由题意知 $n = 40$，$\bar{X} = 74.5$，$\sigma = 6$，$\alpha = 0.05$，$1 - \alpha = 0.95$

查统计用表 3，得 $u_{\frac{0.05}{2}} = 1.96$ ，于是

$$\bar{x} \pm u_{\frac{\alpha}{2}} \frac{\sigma}{\sqrt{n}} = 74.5 \pm 1.96 \times \frac{6}{\sqrt{40}} = (72.64, 76.36)$$

成人脉搏的 95% 置信区间是 72.64 次/分 ~ 76.36 次/分。

2. 总体方差 σ^2 未知，对总体均数 μ 作区间估计

在实际问题中，总体方差 σ^2 往往未知，在没有可靠资料确定方差 σ^2 的真值时，我们只能依靠样本信息对总体均数 μ 作出估计，由第四章第三节中的 t 分布知识可知

$$t = \frac{\bar{X} - \mu}{S/\sqrt{n}} \sim t(n-1) \tag{5-5}$$

其中 S 可由样本计算而得。

t 分布具有对称性（如图 5-2）。对于给定的置信水平 $1-\alpha$，自由度 $f = n-1$，可由 t 分布的临界值表（统计用表 5）查得相应的临界值 $t_{\frac{\alpha}{2}}(n-1)$，满足

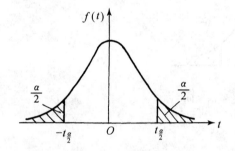

$$P(|t| < t_{\frac{\alpha}{2}}(n-1)) = 1-\alpha$$

即

$$P\left(\left| \frac{\bar{X} - \mu}{\frac{S}{\sqrt{n}}} \right| < t_{\frac{\alpha}{2}}(n-1) \right) = 1-\alpha$$

解不等式得

图 5-2 t 分布的置信区间

$$P\left(\bar{X} - t_{\frac{\alpha}{2}}(n-1) \cdot \frac{S}{\sqrt{n}} < \mu < \bar{X} + t_{\frac{\alpha}{2}}(n-1) \cdot \frac{S}{\sqrt{n}} \right) = 1-\alpha$$

代入样本值，求得置信水平为 $1-\alpha$ 时 μ 的置信区间为

$$\left(\bar{X} - t_{\frac{\alpha}{2}}(n-1) \cdot \frac{S}{\sqrt{n}}, \bar{x} + t_{\frac{\alpha}{2}}(n-1) \cdot \frac{S}{\sqrt{n}} \right) \tag{5-6}$$

习惯上也可写为

$$\bar{X} \pm t_{\frac{\alpha}{2}}(n-1) \frac{S}{\sqrt{n}} \tag{5-7}$$

当 n 足够大时（一般 $n \geqslant 100$），$t_{\frac{\alpha}{2}}(n-1) \approx u_{\frac{\alpha}{2}}$，这时 t 分布近似于标准正态分布，因此在大样本情况下（$n \geqslant 100$），σ^2 未知时，总体均数 μ 置信水平为 $1-\alpha$ 的置信区间也可写为

$$\bar{X} \pm u_{\frac{\alpha}{2}} \frac{S}{\sqrt{n}} \tag{5-8}$$

例 5 - 2　某药厂从一天生产的针剂中随机抽取 10 支，测量其有效成分的含量（mg）分别为 0.93，0.92，0.98，0.90，0.89，0.94，0.91，0.93，0.88，0.92，试求有效成分含量 95% 的置信区间。

解　由题意得 $\overline{X} = 0.92$，$S = 0.028$，$n = 10$，$f = 10 - 1 = 9$，$\alpha = 0.05$，统计用表 5，得 $t_{\frac{0.05}{2}}(9) = 2.262$，于是有

$$\left(\overline{X} \pm t_{\frac{\alpha}{2}}(n-1) \cdot \frac{S}{\sqrt{n}}\right) = \left(0.92 \pm 2.262 \times \frac{0.028}{\sqrt{10}}\right) = (0.90, 0.94)$$

故某一天生产的针剂中的有效成分含量 95% 的置信区间为（0.90，0.94）。

三、正态总体方差 σ^2 的区间估计

要对正态总体的方差进行区间估计，我们要选择适当的样本函数，由第四章第三节中的 χ^2 分布定理 4 - 1 可知，样本函数

$$\chi^2 = \frac{(n-1)S^2}{\sigma^2} \sim \chi^2(n-1) \tag{5-9}$$

满足要求。由于 χ^2 分布的分布曲线是不对称的，对于给定的置信水平 $1 - \alpha$，选取 χ^2 分布的双侧临界值 $\chi^2_{1-\frac{\alpha}{2}}(n-1)$，$\chi^2_{\frac{\alpha}{2}}(n-1)$ 作为两个分界点，如图 5 - 3，满足

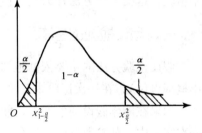

图 5 - 3　χ^2 分布的置信区间

$$P\left(\chi^2_{1-\frac{\alpha}{2}}(n-1) < \frac{(n-1)S^2}{\sigma^2} < \chi^2_{\frac{\alpha}{2}}(n-1)\right) = 1 - \alpha$$

解括号内的不等式，可得

$$\frac{(n-1)S^2}{\chi^2_{\frac{\alpha}{2}}(n-1)} < \sigma^2 < \frac{(n-1)S^2}{\chi^2_{1-\frac{\alpha}{2}}(n-1)}$$

故总体方差 σ^2 的置信水平为 $1 - \alpha$ 的置信区间为

$$\left(\frac{(n-1)S^2}{\chi^2_{\frac{\alpha}{2}}(n-1)}, \frac{(n-1)S^2}{\chi^2_{1-\frac{\alpha}{2}}(n-1)}\right) \tag{5-10}$$

S^2 可以通过样本数据求出，临界值 $\chi^2_{\frac{\alpha}{2}}(n-1)$ 和 $\chi^2_{1-\frac{\alpha}{2}}(n-1)$ 可以利用 χ^2 临界值分布表（统计用表 4）查得。

由式（5 - 10）还可以得到总体标准差 σ 的置信水平为 $1 - \alpha$ 的置信区间

$$\left(\sqrt{\frac{(n-1)S^2}{\chi^2_{\frac{\alpha}{2}}(n-1)}}, \sqrt{\frac{(n-1)S^2}{\chi^2_{1-\frac{\alpha}{2}}(n-1)}}\right) \tag{5-11}$$

例 5 - 3　测得 16 个某药品胶囊的长度（mm）如下：
12.15，12.12，12.01，12.08，12.09，12.16，12.03，12.01，
12.06，12.13，12.07，12.11，12.08，12.01，12.03，12.06。

设药品胶囊长度服从正态分布 $N(\mu,\sigma^2)$ ，求药品胶囊长度的标准差 σ 的置信水平为 0.99 的置信区间。

解 由已知条件可得 $n = 16$ ，$f = 16 - 1 = 15$ ，$S = 0.049$ ，$\alpha = 0.01$ 。

查统计用表 4，得 $\chi^2_{\frac{0.01}{2}}(15) = 32.801$ ，$\chi^2_{1-\frac{0.01}{2}}(15) = 4.601$ ，由式（5 - 11）得

$$\left(\sqrt{\frac{(n-1)S^2}{\chi^2_{\frac{\alpha}{2}}(n-1)}},\sqrt{\frac{(n-1)S^2}{\chi^2_{1-\frac{\alpha}{2}}(n-1)}}\right) = \left(\sqrt{\frac{15 \times 0.049^2}{32.801}},\sqrt{\frac{15 \times 0.049^2}{4.601}}\right) = (0.033,0.088)$$

故药品胶囊长度的标准差 σ 的置信水平为 0.99 的置信区间为（0.033，0.088）。

第二节 计量资料的假设检验

实践中还提出另一类重要的统计推断问题，就是根据样本资料来判断正态总体是否具有指定的数字特征。例如判断两种药物的疗效是否相同；总体的平均数与某一确定数值是否有实质性差异等。为了解决这些问题，数理统计中采取的办法是先对总体的参数取值做出某种假设，然后通过从总体抽取的样本计算有关统计量，对所作的假设进行概率检验，这类统计方法称为统计假设检验。

一、假设检验的基本思想

假设检验方法的主要依据是"小概率实际不可能原理"。即：概率很小的事件（即小概率事件），在一次试验中几乎是不可能发生的。简称小概率原理。

如果在所作假设的条件下，能正确地计算出某参数取该值发生的概率很小，可是在一次实验中，某参数竟然取该值了，则可认为所作的假设不合理，从而拒绝假设。当然，尽管发生的概率 α 虽然很小，但仍有发生的可能，我们仅仅根据它在一次试验中发生的可能性很小而拒绝假设，也有可能犯错误，但犯这种错误的可能性是很小的。

二、假设检验的一般步骤

1. 依据实际问题的要求，提出原假设 H_0 和备择假设 H_1 。

2. 在假定 H_0 为真的前提下，确定检验用的统计量 T 。

3. 预先设定小概率 α 的具体数值，并以此 α 值为准，确定统计量 T 发生小概率 α 的临界值 T_α ，即满足

$$P(T > T_\alpha) = \alpha \qquad (5-12)$$

4. 根据一次实验得到的样本值，计算该统计量 T 值，将 T 值与临界值 T_α 进行比较，若 T 值满足式（5 - 12），说明这一次实验发生的结果是小概率事件，根据小概率原理拒绝 H_0 ，反之，则不能拒绝 H_0 。

根据实际要求设定的小概率称为显著水平，一般用 α 表示，常设定为 0.1，0.05 或 0.01。

例5-4　某厂为了提高电池的寿命进行了工艺改革。从生产的一大批产品中随机抽取 10 只，测得其寿命均值 $\overline{X} = 204.8(h)$，$S = 4.8$（h）。已知旧工艺条件下的电池寿命服从正态分布 $N(200, 5^2)$，试问新产品的寿命与旧产品的寿命是否一致？

本例中工艺条件的变化只影响寿命均值而对方差影响不大。因此，可以认为新产品寿命 X 服从正态分布 $N(\mu, 5^2)$，μ 是未知的，而 $\mu = 200$ 是否成立也是未知的。我们已知 μ 的估计值 $\overline{X} = 204.8$，$\overline{X} > 200$，能否说 $\mu > 200$ 呢？不能。因为样本均值 $\overline{X}$ 是随机变量，若再抽 10 个产品，其平均寿命可能小于 200，随机变量与常数之间不能比大小。因此判断新产品与旧产品的寿命是否一致，归结为判断 μ 是等于 200 还是不等于 200，用假设检验的形式表示就是，$H_0: \mu = 200$ 或 $H_1: \mu \neq 200$，我们把假设 $H_0: \mu = 200$ 称为原假设（或零假设），$H_1: \mu \neq 200$ 称为备择假设（或对立假设）。

在假设检验中，原假设和备择假设的选择主要看决策者的意图是什么，通常总是把希望证明的假设当作备择假设，跟它对立的就是原假设。例如在例 5-4 中，希望证明的是新产品的寿命与旧产品的寿命是否一致，因此备择假设选择为 $H_1: \mu \neq 200$，原假设为 $H_0: \mu = 200$。另外，若把例 5-4 中的结论改为：新产品的寿命是否高于旧产品的寿命或新产品的寿命是否低于旧产品的寿命，这时决策者的意图改变了，因此备择假设选择为 $H_1: \mu > 200$ 或 $H_1: \mu < 200$，这时的原假设还是为 $H_0: \mu = 200$。

假设检验根据原假设和备择假设的不同可分为单侧检验和双侧检验。

一般来说，单侧检验提出的假设通常为

$$H_0: \theta = \theta_0, H_1: \theta < \theta_0$$

$$\text{或}\quad H_0: \theta = \theta_0, H_1: \theta > \theta_0$$

前者称为左侧检验，后者称为右侧检验。双侧检验提出的假设通常为

$$H_0: \theta = \theta_0, H_1: \theta \neq \theta_0$$

单侧检验和双侧检验的接受域和拒绝域如图 5-4、图 5-5。

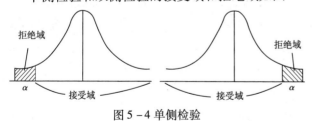

图 5-4 单侧检验　　图 5-5 双侧检验

解　假设 $H_0: \mu = 200$，$H_1: \mu \neq 200$。

由已知可得 $n = 10$，$\overline{X} = 204.8(h)$，$S = 4.8(h)$

由于新工艺 σ^2 未知，因此应选择检验统计量

$$t = \frac{\overline{X} - \mu}{S/\sqrt{n}} = \frac{204.8 - 200}{4.8/\sqrt{10}} = 3.162$$

令 $\alpha = 0.05$，查统计用表 5，得 $t_{\frac{0.05}{2}}(9) = 2.262$，由式（5-5）得到一次实验的值

$t = 3.162$，比较临界值 $t_{\frac{0.05}{2}}(9) = 2.262$ ，满足

$$P(\,|t| \geqslant t_{\frac{0.05}{2}}(9)\,) = 0.05$$

说明一次实验发生的结果是小概率事件，根据小概率原理拒绝 H_0，即新产品的寿命与旧产品的寿命是不一致的。

第三节　单组资料的假设检验

一、单个正态总体均数 μ 的假设检验

1. σ^2 已知，总体均数 μ 的假设检验

$X \sim N(\mu, \sigma^2)$ ，设 $X_1, X_2, \cdots, X_n$ 为取自这个总体 X 样本，由第四章第二节可知统计量

$$u = \frac{\overline{X} - \mu}{\sigma / \sqrt{n}} \sim N(0,1) \tag{5-13}$$

这里选用的是服从标准正态分布的统计量 u，故称这种检验法为 u 检验。所做的检验是由样本均数 $\overline{X}$ 来推断给定的数 μ_0 是否与总体均数 μ 相等的问题。检验依题意可分为双侧检验和单侧检验，双侧检验的临界值为 $-u_{\frac{\alpha}{2}}$ 和 $u_{\frac{\alpha}{2}}$，拒绝域有两个，分别在 u 分布密度函数图形两侧的尾部，如图 5-6。

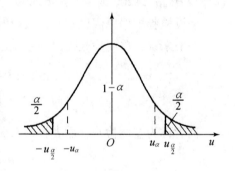

图 5-6　标准正态分布的双侧临界值

单侧检验的思想方法和基本步骤类似双侧检验，只是临界值不同，右侧检验和左侧检验的临界值分别为 μ_{α} 和 $-\mu_{\alpha}$，拒绝域各有一个，如图 5-7，把 α 全放在右侧或左侧。

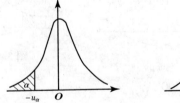
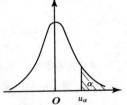

图 5-7　标准正态分布的单侧临界值

按照假设检验的四个步骤，得正态总体均值的 u 检验表 5-1。

表 5-1 u 检验步骤表

检验名称	条件	H_0	H_1	统计量	拒绝域
双侧 u 检验	方差 σ^2 已知	$\mu = \mu_0$	$\mu \neq \mu_0$		$\lvert u \rvert > u_{\frac{\alpha}{2}}$
右侧 u 检验	方差 σ^2 已知	$\mu = \mu_0$	$\mu > \mu_0$	$\mu = \dfrac{\overline{X} - \mu_0}{\dfrac{\overline{\sigma}}{\sqrt{n}}}$	$u > u_{\alpha}$
左侧 u 检验	方差 σ^2 已知	$\mu = \mu_0$	$\mu < \mu_0$		$u < -u_{\alpha}$

例 5-5 设某制药厂生产的一种抗生素，根据以往的经验，当生产正常时，该抗生素主要指标 X（单位：mg）服从正态分布 $N(50, 3.8^2)$。某天开工一段时间后，为检验生产是否正常，随机地抽测了 50 瓶，算得 $\overline{X} = 51.26$。假定方差没有什么变化。试在 $\alpha = 0.05$ 下，检验该日生产是否正常？

解 由已知条件知 $\overline{X} = 51.26$，$n = 50$，$\mu_0 = 50$，$\sigma = 3.8$ 已知，采用 u 检验。

$$H_0 : \mu = 50，H_1 : \mu \neq 50$$

由于 σ^2 已知，因此应选择检验统计量 $u = \dfrac{\overline{X} - \mu_0}{\sigma / \sqrt{n}} \sim N(0,1)$

$$\lvert u \rvert = \frac{\lvert \overline{X} - \mu_0 \rvert}{\sigma / \sqrt{n}} = \frac{\lvert 51.26 - 50 \rvert}{3.8 / \sqrt{50}} = 2.34$$

又由 $\alpha = 0.05$，查统计用表 3，得临界值 $u_{\frac{0.05}{2}} = 1.96$

由于 $\lvert u \rvert = 2.34 > 1.96$，故在检验水平 $\alpha = 0.05$ 下，应当拒绝 H_0，接受 H_1，即认为该日生产不正常。

2. σ^2 未知，总体均数 μ 的假设检验

已知总体 $X \sim N(\mu, \sigma^2)$，σ^2 未知，要判断 $H_0 : \mu = \mu_0$ 是否成立，则选用统计量

$$t = \frac{\overline{X} - \mu}{S / \sqrt{n}} \sim t(n-1) \tag{5-14}$$

σ^2 未知时，$H_0 : \mu = \mu_0$ 的检验称为 t 检验，它同样具有双侧检验和单侧检验，检验步骤和方法与 u 检验法类似，见表 5-2。

表 5-2 t 检验步骤表

检验名称	条件	H_0	H_1	统计量	拒绝域
双侧 t 检验	方差 σ^2 未知	$\mu = \mu_0$	$\mu \neq \mu_0$		$\lvert t \rvert > u_{\frac{\alpha}{2}}(n-1)$
右侧 t 检验	方差 σ^2 未知	$\mu = \mu_0$	$\mu > \mu_0$	$t = \dfrac{\overline{X} - \mu_0}{\dfrac{S}{\sqrt{n}}}$ $\sim t(n-1)$	$t > t_{\alpha}(n-1)$
左侧 t 检验	方差 σ^2 未知	$\mu = \mu_0$	$\mu < \mu_0$		$t < -t_{\alpha}(n-1)$

在大样本的条件下（一般 $n > 50$），总体不论是否服从正态分布，根据中心极限定理，样本均数 $\overline{X}$ 均渐近服从正态分布，样本函数 $u = \dfrac{\overline{X} - \mu}{S/\sqrt{n}}$ 渐近服从标准正态分布 $N(0,1)$。如果原假设 $H_0:\mu = \mu_0$ 成立，则统计量 $u = \dfrac{\overline{X} - \mu_0}{S/\sqrt{n}}$ 也渐近服从标准正态分布 $N(0,1)$，故可采用 u 检验法。

例 5 - 6　下面是随机选取某种药片 20 粒的溶解时间（单位：分）

9.8　10.4　10.6　9.6　9.7　9.9　10.9　11.1　9.6　10.2

10.3　9.6　9.9　11.2　10.6　9.8　10.5　10.1　10.5　9.7

设药片溶解时间的总体服从正态分布，$\alpha = 0.05$，问

（1）可否认为该药片溶解时间的均值为 10？

（2）可否认为该药片溶解时间的均值显著大于 10？

解　（1）由题设总体知 $X \sim N(\mu,\sigma^2)$，$\mu_0 = 10$，$n = 20$，$\overline{X} = 10.2$，$S = 0.51$，σ 未知，故采用 t 检验。

$$H_0:\mu = 10,\ H_1:\mu \neq 10$$

选取检验统计量为　　$t = \dfrac{\overline{X} - \mu_0}{\dfrac{S}{\sqrt{n}}} = \dfrac{10.2 - 10}{0.51/\sqrt{20}} = 1.75$

由 $\alpha = 0.05$，自由度 $f = 20 - 1 = 19$，查统计用表 5 得 $t_{\frac{0.05}{2}}(19) = 2.093$。

由于 $|t| = 1.75 < t_{\frac{0.05}{2}}(19) = 2.093$，不能拒绝 H_0，故在水平 $\alpha = 0.05$ 下接受原假设 H_0，即可认为该药片溶解时间的均值为 10。

（2）$X \sim N(\mu,\sigma^2)$，$\mu_0 = 10$，$n = 20$，$\overline{X} = 10.2$，$S = 0.51$，σ 未知，故采用 t 检验。

$$H_0:\mu = 10,\ H_1:\mu > 10$$

选取统计量

$$t = \dfrac{\overline{X} - \mu_0}{S/\sqrt{n}} = \dfrac{10.2 - 10}{0.51/\sqrt{20}} = 1.75$$

由 $\alpha = 0.05$，自由度 $f = 20 - 1 = 19$，查统计用表 5 得 $t_{0.05}(19) = 1.729$。

由于 $t = 1.75 > t_{0.05}(19) = 1.729$，故在水平 $\alpha = 0.05$ 下拒绝原假设 H_0，接受备择假设 H_1，即认为该药片溶解时间的均值明显大于 10。

该例说明，对于同一个问题，同一个样本，即使检验水平 α 相同，也可能得出完全相反的结论。因此对于相同的显著水平 α，因为临界值 $t_\alpha(f) < t_{\frac{\alpha}{2}}(f)$，所以双侧检验显著时，单侧检验也显著，反之单侧检验显著时，双侧检验不一定显著。

例 5 - 7　正常人的脉搏是平均每分钟 72 次，随机抽取某慢性疾病患者 100 例，测

得他们的脉搏平均每分钟 68 次，标准差是 5.82，在 $\alpha = 0.01$ 的检验水平下，能否得出这种慢性疾病患者的每分钟脉搏次数显著低于正常人？

解 总体分布不明，但 $n = 100$，属于大样本，故可用样本标准差 S 替代总体标准差 σ，$\mu_0 = 72$，$S = 5.82$，$\overline{X} = 68$，可进行左侧 u 检验。

建立原假设 $H_0 : \mu = 72$，备择假设 $H_1 : \mu < 72$。

计算检验统计量：$u = \dfrac{\overline{X} - \mu}{S / \sqrt{n}} = \dfrac{68 - 72}{5.82 / \sqrt{100}} = -6.87$

由 $\alpha = 0.01$，查统计用表 3 得 $-u_{0.01} = -2.33$。

由于 $u = -6.87 < -2.33$，所以 $P < 0.01$，拒绝原假设 H_0，接受备择假设 H_1，即这种慢性疾病患者的每分钟脉搏次数显著低于正常人。

二、正态总体方差 σ^2 的假设检验

设 $X_1, X_2, \cdots, X_n$ 是来自总体 $X \sim N(\mu, \sigma^2)$ 的样本，其样本方差为 S^2。

假设 $H_0 : \sigma^2 = \sigma_0^2$ 成立，选择统计量

$$\chi^2 = \frac{(n-1)S^2}{\sigma_0^2} \sim \chi^2(n-1) \tag{5-15}$$

检验也可分为双侧检验和单侧检验，双侧检验的临界值为 $\chi_{\frac{\alpha}{2}}^2(n-1)$ 和 $\chi_{1-\frac{\alpha}{2}}^2(n-1)$，如图 5-8：

满足 $P(\chi^2 > \chi_{\frac{\alpha}{2}}^2(n-1)) = \dfrac{\alpha}{2}$ 和

$P(\chi^2 < \chi_{1-\frac{\alpha}{2}}^2(n-1)) = \dfrac{\alpha}{2}$ 成立，那么

$\chi^2 < \chi_{1-\frac{\alpha}{2}}^2(n-1)$ 或 $\chi^2 > \chi_{\frac{\alpha}{2}}^2(n-1)$ 都是小概率事件，拒绝假设 H_0，认为 σ^2 和 σ_0^2 差异有显著意义。

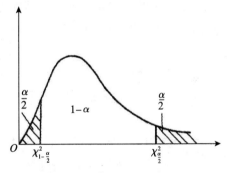

图 5-8 χ^2 分布的临界值

若满足 $P(\chi_{1-\frac{\alpha}{2}}^2(n-1) < \chi^2 < \chi_{\frac{\alpha}{2}}^2(n-1)) = 1 - \alpha$ 成立，则 $\chi_{1-\frac{\alpha}{2}}^2(n-1) < \chi^2 < \chi_{\frac{\alpha}{2}}^2(n-1)$

就不是小概率事件，则接受 H_0。

左侧检验和右侧检验的临界值分别为 $\chi_{1-\alpha}^2(n-1)$ 和 $\chi_\alpha^2(n-1)$。

这种利用 χ^2 分布来检验正态总体方差的方法，称 χ^2 检验，自由度为 $f = n - 1$。通过查 χ^2 分布的临界值表（统计用表 4），可查出 $\chi_{\frac{\alpha}{2}}^2(n-1)$、$\chi_{1-\frac{\alpha}{2}}^2(n-1)$、$\chi_{1-\alpha}^2(n-1)$ 和 $\chi_\alpha^2(n-1)$ 的临界值。

下面将单组资料正态总体方差 σ^2 的 χ^2 检验法列表于表 5-3。

表 5 – 3 χ^2 检验步骤表

	假设	统计量	临界值	拒绝域
双侧	$H_0:\sigma^2 = \sigma_0^2, H_1:\sigma^2 \neq \sigma_0^2$,	$\chi^2 = \dfrac{(n-1)S^2}{\sigma_0^2}$	$\chi^2_{1-\frac{\alpha}{2}}, \chi^2_{\frac{\alpha}{2}}$	$\chi^2 < \chi^2_{1-\frac{\alpha}{2}}$ 或 $\chi^2 > \chi^2_{\frac{\alpha}{2}}$
单侧	$H_0:\sigma^2 = \sigma_0^2, H_1:\sigma^2 < \sigma_0^2$	$\chi^2 = \dfrac{(n-1)S^2}{\sigma_0^2}$	$\chi^2_{1-\alpha}$	$\chi^2 < \chi^2_{1-\alpha}$
	$H_0:\sigma^2 = \sigma_0^2, H_1:\sigma^2 > \sigma_0^2$		χ^2_{α}	$\chi^2 > \chi^2_{\alpha}$

例 5 – 8 用口服液灌装机灌装双黄连口服液, 在正常情况下, 每支的标准差不能超过 1ml, 假设每支双黄连口服液的容量服从正态分布 $N(\mu,\sigma^2)$。某天检验灌装机工作情况, 从产品中随机地抽取 10 支, 算得样本方差 $S^2 = 1.6$。试问这天灌装机工作是否正常 ($\alpha = 0.05$)?

解 由题意知, 若灌装机工作正常, 则每支双黄连口服液容量的标准差 σ 不能超过 1ml, $\sigma_0 = 1$, 因此该问题是方差的单侧假设检验, 且为右侧检验, 于是

$$H_0:\sigma \leqslant 1, H_1:\sigma > 1$$

选择统计量 $\chi^2 = \dfrac{(n-1)S^2}{\sigma_0^2} = \dfrac{9 \times 1.6}{1^2} = 14.4$

对于 $\alpha = 0.05$, 查 χ^2 分布表, 得 $\chi^2_{0.05}(10-1) = 16.919$,

由于 $x^2 = 14.4 < x^2_{0.05}(9) = 16.919$, $P > 0.05$, 故接受原假设 H_0, 即这天灌装机工作正常。

第四节 两组资料的假设检验

上一节介绍了单个正态总体的假设检验, 在实际工作中, 经常会涉及比较两个样本总体参数的差异性, 为此接下来讨论两个正态总体参数的假设检验。

一、两个正态总体的配对比较

在医药试验中, 为避免甲组与乙组受其他非处理因素的干扰, 在试验设计时, 常把相同或相近的试验对象配成对子, 做配对比较。例如, 在人或动物的同一个体上, 以一侧的器官组织做对照, 另一侧的器官组织做药物处理。又如, 在动物试验中, 通常把在遗传上和环境上差别很小的同胎、同性别、体重相近的小白鼠组成对子 (同源配对) 做试验。对子之一做甲种处理, 对子的另一只做乙种处理, 然后进行均数差异的比较。

显然, 每一对数据 X_i 与 Y_i 并不独立, 但是数据对之间则相互独立, 因此, 其差值 $d_i = X_i - Y_i$ ($i = 1, 2, \cdots, n$), 可视为一个简单随机样本。这个样本的总体 $D \sim N(\mu_d, \sigma_d^2)$, 则比较甲乙两种处理结果有无差异就是检验假设:

$$H_0:\mu_d = 0, H_1:\mu_d \neq 0$$

由于 σ_d^2 未知，故配对试验的检验选用统计量 $t = \dfrac{\overline{d} - \mu_d}{S_\alpha / \sqrt{n}}$ 称为配比比较的 t 检验。下面举例说明。

例 5 – 9 某中医师用中药青木香治疗高血压患者，治疗前后的对比情况，如表5 – 4。问该中药治疗高血压是否有效。

表 5 – 4 青木香治疗高血压服药前后的数据

病人编号	舒张压 （kPa）			
	治疗前 (1)	治疗后 (2)	差数 d (3) = (1) – (2)	d^2 (4) = (3)^2
1	14.7	12	2.7	7.29
2	15.3	15.4	– 0.1	0.01
3	17.7	13.5	4.2	17.64
4	17.7	17.5	0.2	0.04
5	16.8	14.7	2.1	4.41
6	14.4	11.7	2.7	7.29
7	14.7	12.3	2.4	5.76
8	14.7	13.9	0.8	0.64
9	18.7	16.8	1.9	3.61
10	13.9	11.5	2.4	5.76
11	16.1	11.8	4.3	18.49
12	16	14.9	1.1	1.21
合计	190.6	165.9	24.7	72.15
均数	15.9	13.8	2.06	

解 （1）检验假设 $H_0 : \mu_d = 0$

（2）计算差值的均数 $\overline{d} = 2.06$ ，标准差 $S_d = 1.39$ ，自由度 $f = 12 - 1 = 11$ 。

（3）计算统计量

$$t = \frac{\overline{d} - \mu_d}{S_\alpha / \sqrt{n}} = \frac{\overline{d} - 0}{S_\alpha / \sqrt{n}} = 5.12$$

查统计用表 5，得 $t_{\frac{0.01}{2}}(11) = 3.106$ 。$|t| = 5.12 > 3.106 = t_{\frac{0.01}{2}}$ ，即 $P < 0.01$ ，治疗前后的差异极显著。说明青木香治疗高血压患者对降低舒张压是有效的。

二、两个正态总体的成组比较

1. 总体方差已知，两个正态总体均数的比较

设有总体 $X \sim N(\mu_1, \sigma_1^2)$ ，$Y \sim N(\mu_2, \sigma_2^2)$ ，σ_1^2, σ_2^2 已知，$X_1, X_2, \cdots, X_{n_1}$ 和 $Y_1, Y_2,$ $\cdots, Y_{n_2}$ 是从两总体中随机抽取的两组样本，$\overline{X}, \overline{Y}$ 分别为它们的平均值， 由第四章第二节式（4 – 5）可知

$$\overline{X} \sim N(\mu_1, \frac{\sigma_1^2}{n_1}) \ , \ \overline{Y} \sim N(\mu_2, \frac{\sigma_2^2}{n_2})$$

由第四章第二节中正态分布可加性知

$$\bar{X} - \bar{Y} \sim N(\mu_1 - \mu_2, \frac{\sigma_1^2}{n_1} + \frac{\sigma_2^2}{n_2}) \tag{5-16}$$

标准化有

$$u = \frac{(\bar{X} - \bar{Y}) - (\mu_1 - \mu_2)}{\sqrt{\frac{\sigma_1^2}{n_1} + \frac{\sigma_2^2}{n_2}}} \sim N(0,1) \tag{5-17}$$

在假设 $H_0: \mu_1 = \mu_2$ 成立情况下，选取统计量为

$$u = \frac{\bar{X} - \bar{Y}}{\sqrt{\frac{\sigma_1^2}{n_1} + \frac{\sigma_2^2}{n_2}}} \tag{5-18}$$

然后用 u 检验法的步骤进行检验。

下面给出了总体方差已知时，两个正态总体均数的 u 检验表（表 5 - 5）：

表 5 - 5　两个总体的 u 检验步骤表

检验	H_0	H_1	临界值	统计量	拒绝域
双侧 u 检验	$\mu_1 = \mu_2$	$\mu_1 \neq \mu_2$	$u_{\frac{\alpha}{2}}$		$\lvert u \rvert > u_{\frac{\alpha}{2}}$
右侧 u 检验	$\mu_1 = \mu_2$	$\mu_1 > \mu_2$	u_α	$u = \dfrac{\bar{X} - \bar{Y}}{\sqrt{\frac{\sigma_1^2}{n_1} + \frac{\sigma_2^2}{n_2}}}$	$u > u_\alpha$
左侧 u 检验	$\mu_1 = \mu_2$	$\mu_1 < \mu_2$	$-u_\alpha$		$u < -u_\alpha$

例 5 - 10　已知甲地 20 岁男生身高的标准差为 5.8cm，乙地 20 岁男生身高的标准差为 6.15cm. 今从甲、乙两地中分别随机抽取 $n_1 = 430$ 人，$n_2 = 438$ 人，测得身高的平均数 $\bar{X}_1 = 167.5cm$，$\bar{X}_2 = 168.4cm$，试判断甲、乙两地 20 岁男生的平均身高是否有差异（设两地 20 岁男生的身高服从正态分布，$\alpha = 0.05$）。

解　已知 $\sigma_1 = 5.8$，$\sigma_2 = 6.15$，可进行双侧 u 检验。

建立原假设 $H_0: \mu_1 = \mu_2$，$H_1: \mu_1 \neq \mu_2$

计算检验统计量：　$u = \dfrac{\bar{X}_1 - \bar{X}_2}{\sqrt{\frac{\sigma_1^2}{n_1} + \frac{\sigma_2^2}{n_2}}} = \dfrac{167.5 - 168.4}{\sqrt{\frac{5.8^2}{430} + \frac{6.15^2}{438}}} \approx -2.22$

由 $\alpha = 0.05$，查统计用表 3 得 $u_{\frac{0.05}{2}} = 1.96$

由于 $\lvert u \rvert > u_{\frac{0.05}{2}}$，$P < 0.05$，故拒绝原假设 H_0，接受 H_1，即甲、乙两地 20 岁男生的平均身高有显著差异。

2. 当 $\sigma_1^2 = \sigma_2^2$ 时，两个正态总体均数的比较

两个方差相等（或无显著差异）的总体 $X \sim N(\mu_1, \sigma_1^2)$，$Y \sim N(\mu_2, \sigma_2^2)$，称为方

差齐性的总体。

设有总体 $X \sim N(\mu_1, \sigma_1^2)$，$Y \sim N(\mu_2, \sigma_2^2)$，$\sigma_1^2$、$\sigma_2^2$ 未知，且 $\sigma_1^2 = \sigma_2^2$，现在来检验两个总体下的均数是否有差异。首先分别从两个独立总体中抽取样本：

$X_1, X_2, \cdots, X_{n_1}$，其样本均数为 $\overline{X}$，方差为 S_1^2；

$Y_1, Y_2, \cdots, Y_{n_2}$，其样本均数为 $\overline{Y}$，方差为 S_2^2。由第四章第三节定理 4-3 可知：

$$t = \frac{(\overline{X} - \overline{Y}) - (\mu_1 - \mu_2)}{S_w \sqrt{\dfrac{1}{n_1} + \dfrac{1}{n_2}}} \sim t(n_1 + n_2 - 2) \tag{5-19}$$

其中

$$S_\omega^2 = \frac{(n_1 - 1)S_1^2 + (n_2 - 1)S_2^2}{n_1 + n_2 - 2}$$

在假设 $H_0 : \mu_1 = \mu_2$ 成立情况下，选取统计量

$$t = \frac{\overline{X} - \overline{Y}}{S_w \sqrt{\dfrac{1}{n_1} + \dfrac{1}{n_2}}} \sim t\ (n_1 + n_2 - 2) \tag{5-20}$$

与前面叙述的单个正态总体的参数检验一样，分为双侧检验和单侧检验，以下是总体方差齐性的两个正态总体均数的 t 检验表（表 5-6）。

表 5-6　两个总体 t 检验步骤表

检验	H_0	H_1	临界值	统计量	拒绝域
双侧 t 检验	$\mu_1 = \mu_2$	$\mu_1 \neq \mu_2$	$t_{\frac{\alpha}{2}}(n_1 + n_2 - 2)$		$\|t\| > t_{\frac{\alpha}{2}}$
右侧 t 检验	$\mu_1 = \mu_2$	$\mu_1 > \mu_2$	$t_\alpha(n_1 + n_2 - 2)$	$t = \dfrac{\overline{X} - \overline{Y}}{S_W \sqrt{\dfrac{1}{n_1} + \dfrac{1}{n_2}}}$	$t > t_\alpha$
左侧 t 检验	$\mu_1 = \mu_2$	$\mu 1 < \mu_2$	$-t_\alpha(n_1 + n_2 - 2)$		$t < -t_\alpha$

例 5-11　从甲乙两校的高二年级女生中测定她们的肺活量数据如下：$n_1 = 25$，$\overline{X}_1 = 1823.6\ ml$，$S_1^2 = 109.25$；$n_2 = 16$，$\overline{X}_2 = 1835.9\ ml$，$S_2^2 = 112.61$。试问这两校高二女生的肺活量数据有无差异？（设两校高二女生肺活量数据服从正态分布，且 $\sigma_1^2 = \sigma_2^2$，$\alpha = 0.05$）

解：设 μ_1、μ_2 分别为甲乙两校高二女生的肺活量数据的平均数，两总体服从正态分布，总体方差未知，且方差齐性，可进行双侧 t 检验。

建立原假设 $H_0 : \mu_1 = \mu_2$，$H_1 : \mu_1 \neq \mu_2$

计算检验统计量：

$$t = \frac{\overline{X}_1 - \overline{X}_2}{\sqrt{\dfrac{(n_1 - 1)S_1^2 + (n_2 - 1)S_2^2}{n_1 + n_2 - 2}\left(\dfrac{1}{n_1} + \dfrac{1}{n_2}\right)}}$$

$$= \frac{1823.6 - 1835.9}{\sqrt{\frac{(25 - 1) \times 109.25 + (16 - 1) \times 112.61}{25 + 16 - 2} \times (\frac{1}{25} + \frac{1}{16})}}$$

$$\approx -3.65$$

由 $\alpha = 0.05$，$f = n_1 + n_2 - 2 = 25 + 16 - 2 = 39$，查统计用表 4 可知 $t_{\frac{0.05}{2}}(39) = 2.023$。

由于 $|t| > t_{\frac{0.05}{2}}(39)$，故拒绝原假设 H_0，接受备择假设 H_1，即两校高二女生的肺活量数据有显著差异。

3. 当 $\sigma_1^2 \neq \sigma_2^2$ 时，两个正态总体均数的比较

在方差未知而又不能估计是否相等的情况下，检验两个正态总体均数差异是否有显著意义，按大样本（$n_1 > 50, n_2 > 50$）和小样本（$n_1 < 30, n_2 < 30$）来分别研究。

如果是大样本，则可用 S_1^2、S_2^2 分别替代 σ_1^2、σ_2^2，于是式（5 - 17）

$$u = \frac{(\overline{X} - \overline{Y}) - (\mu_1 - \mu_2)}{\sqrt{\frac{\sigma_1^2}{n_1} + \frac{\sigma_2^2}{n_2}}} \sim N(0,1)$$

就可变成

$$u = \frac{(\overline{X} - \overline{Y}) - (\mu_1 - \mu_2)}{\sqrt{\frac{S_1^2}{n_1} + \frac{S_2^2}{n_2}}} \sim N(0,1) \qquad (5 - 21)$$

在假设 $H_0 : \mu_1 = \mu_2$ 成立情况下，选取统计量为

$$u = \frac{\overline{X} - \overline{Y}}{\sqrt{\frac{S_1^2}{n_1} + \frac{S_2^2}{n_2}}} \qquad (5 - 22)$$

用此统计量按表 5 - 5 的 u 检验法的步骤，便可得出假设检验的结论。

如果是小样本，选用样本函数 $t = \dfrac{(\overline{X} - \overline{Y}) - (\mu_1 - \mu_2)}{\sqrt{\dfrac{S_1^2}{n_1} + \dfrac{S_2^2}{n_2}}}$ \qquad (5 - 23)

近似服从自由度为

$$df = \frac{\left(\frac{S_1^2}{n_1} + \frac{S_2^2}{n_2}\right)^2}{\frac{\left(\frac{S_1^2}{n_1}\right)^2}{n_1 - 1} + \frac{\left(\frac{S_2^2}{n_2}\right)^2}{n_2 - 1}} \qquad (5 - 24)$$

的 t 分布，因此当假设 $H_0 : \mu_1 = \mu_2$ 成立时，有统计量

$$t = \frac{\overline{X} - \overline{Y}}{\sqrt{\dfrac{S_1^2}{n_1} + \dfrac{S_2^2}{n_2}}} \tag{5-25}$$

利用 t 检验的步骤，便能得出检验假设的结论。

例 5-12　随机抽取某省 100 名农村 7 岁男孩，平均体重为 $\overline{X}_1 = 21.1\,\text{kg}$，标准差为 $S_1 = 2.0\,\text{kg}$，抽取该省城市中 120 名同龄男孩，平均体重 $\overline{X}_2 = 22.4\,\text{kg}$，标准差为 $S_2 = 2.1\,\text{kg}$。试检验该省农村 7 岁男孩的平均体重是否低于城市同龄男孩（ $\alpha = 0.01$ ）。

解　把农村 7 岁男孩体重与城市 7 岁男孩体重当作两个总体，两总体服从正态分布，μ_1、μ_2 分别表示两总体均值，σ_1、σ_2 未知，且 $n_1 > 50$，$n_2 > 50$，大样本，可进行左侧 u 检验。

建立原假设 $H_o : \mu_1 = \mu_2$，$H_1 : \mu_1 < \mu_2$

计算检验统计量：$u = \dfrac{\overline{X}_1 - \overline{X}_2}{\sqrt{\dfrac{S_1^2}{n_1} + \dfrac{S_2^2}{n_2}}} = \dfrac{21.1 - 22.4}{\sqrt{\dfrac{2.0^2}{100} + \dfrac{2.1^2}{120}}} \approx -4.69$

由 $\alpha = 0.01$，查统计用表 3，可知 $-u_{0.01} = -2.33$

由于 $u = -4.69 < -u_\alpha = -2.33$，$P < 0.01$，故拒绝 H_o，接受 H_1，即该省农村 7 岁男孩的平均体重低于城市同龄男孩。

例 5-13　设有两种降低胆固醇的药物，降低值（mmol/L）均服从正态分布，且方差不相等，现利用这两种药物治疗两组胆固醇过高的病人，胆固醇降低值的均数和标准差如下：

$$n_1 = 20, \overline{X} = 2.23, S_1 = 1.12 ; n_2 = 25, \overline{Y} = 2.03, S_2 = 1.05$$

试比较这两种降低胆固醇药物的降低效果是否相同？$\alpha = 0.01$

解　设这两种降低胆固醇药物的降低值 $X \sim N(\mu_1, \sigma_1^2)$，$Y \sim N(\mu_2, \sigma_2^2)$，且 $\sigma_1^2 \neq \sigma_2^2$，故采用方差不齐的 t 检验。

$$H_0 : \mu_1 = \mu_2, H_1 : \mu_1 \neq \mu_2$$

计算检验统计量值 $t = \dfrac{\overline{X} - \overline{Y}}{\sqrt{\dfrac{S_1^2}{n_1} + \dfrac{S_2^2}{n_2}}} = \dfrac{2.23 - 2.03}{\sqrt{\dfrac{1.12^2}{20} + \dfrac{1.05^2}{25}}} = 0.612$

由于

$$df = \frac{\left(\dfrac{S_1^2}{n_1} + \dfrac{S_2^2}{n_2}\right)^2}{\dfrac{\left(\dfrac{S_1^2}{n_1}\right)^2}{n_1 - 1} + \dfrac{\left(\dfrac{S_2^2}{n_2}\right)^2}{n_2 - 1}} = \frac{\left(\dfrac{1.12^2}{20} + \dfrac{1.05^2}{25}\right)^2}{\dfrac{\left(\dfrac{1.12^2}{20}\right)^2}{20 - 1} + \dfrac{\left(\dfrac{1.05^2}{25}\right)^2}{25 - 1}} = 39.60941 \approx 40$$

由 $\alpha = 0.01$，查统计用表 5，可知 $t_{\frac{0.01}{2}}(40) = 2.7044$

因为 $|t| = 0.612 < t_{\frac{0.01}{2}}(40) = 2.7044$ ，$P > 0.01$ ，故接受原假设 H_0 ，即这两种降低胆固醇药物的降低效果没有显著差异。

4. 两个正态总体的方差齐性的检验

在两组资料成组比较的中，首先要了解两个正态总体的方差是否齐性，然后决定假设检验方法，接下来讨论如何判断两个正态总体的方差齐性。

设 $X \sim N(\mu_1, \sigma_1^2)$ ，$Y \sim N(\mu_2, \sigma_2^2)$ ，且 X ，Y 间互相独立，分别取容量为 n_1 和 n_2 的样本 $X_1, X_2, \cdots, X_{n_1}$ 和 $Y_1, Y_2, \cdots, Y_{n_2}$ ，均数为 $\overline{X}$ 、$\overline{Y}$ ，方差为 S_1^2 、S_2^2 ，由第四章第三节定理 4 - 4 可知：样本函数

$$\frac{S_1^2/\sigma_1^2}{S_2^2/\sigma_2^2} \sim F(n_1 - 1, n_2 - 1) \tag{5-26}$$

在 $\sigma_1^2 = \sigma_2^2$ 成立的条件下，则统计量 $F = S_1^2/S_2^2 \sim F(n_1 - 1, n_2 - 1)$ ，对显著水平 α ，由统计用表 6 查得临界值 $F_{1-\frac{\alpha}{2}}(n_1 - 1, n_2 - 1)$ 、$F_{\frac{\alpha}{2}}(n_1 - 1, n_2 - 1)$ 。若 $F < F_{1-\frac{\alpha}{2}}(n_1 - 1, n_2 - 1)$ 或 $F > F_{\frac{\alpha}{2}}(n_1 - 1, n_2 - 1)$ ，即 $P < \alpha$ ，则拒绝假设 H_0 ，若 F 在区间 $(F_{1-\frac{\alpha}{2}}, F_{\frac{\alpha}{2}})$ 内，则接受 H_0 。

在计算 F 值时，一般总是以较大的样本方差定为 S_1^2 作分子，较小的样本方差定为 S_2^2 作分母，即取 $S_1^2 > S_2^2$ ，由此算得 $F = \dfrac{S_1^2}{S_2^2} > 1$ ，再与 F 分布的上界值比较，即当 $F > F_{\frac{\alpha}{2}}(n_1 - 1, n_2 - 1)$ ，拒绝 H_0 。这个用 F 分布的统计量进行检验的方法，叫 F 检验法。

例 5 - 14 某化工厂为了考察某新型催化剂对化学反应生成物浓度的影响，现作若干试验，测得生成物浓度（单位:%）为

使用新型催化剂（X）：34　35　30　32　33　34

不使用新型催化剂（Y）：31　29　30　28　26　28　30

假定该化学反应的生成物浓度 X、Y 依次服从 $N(\mu_1, \sigma_1^2)$ 及 $N(\mu_2, \sigma_2^2)$ 。试问使用新型催化剂与不使用新型催化剂的化学反应生成物浓度的波动性（方差）是否相同？（$\alpha = 0.02$）

解　通过题意可得

$$n_1 = 6, f_1 = 5, \overline{X} = 33, S_1^2 = 3.2 ; n_2 = 7, f_2 = 6, \overline{Y} = 28.86, S_2^2 = 2.81$$

假设　　　$H_0: \sigma_1^2 = \sigma_2^2, H_1: \sigma_1^2 \neq \sigma_2^2$

计算统计量　　$F = \dfrac{S_1^2/\sigma_1^2}{S_2^2/\sigma_2^2} = \dfrac{S_1^2}{S_2^2} = 1.14$

对于给定的 $\alpha = 0.01$ ，查统计用表 6 得临界值 $F_{0.02}(5, 6) = F_{0.01}(5, 6) = 8.75$ 。因为 $F < F_{0.01}(5, 6)$ ，所以接受 H_0 ，拒绝 H_1 ，即在显著水平 $\alpha = 0.01$ 条件下，使用新型催化剂与不使用新型催化剂的化学反应生成物浓度的方差相同。

例 5 - 15　甲、乙两个药品零售企业销售某药品，假设两零售企业每月该药品的销

售量（单位：箱）都服从正态分布，测得他们在一年中的销售量如下：

甲企业：80，91，100，82，89，90，92，88，92，87，91，95

乙企业：105，95，97，100，97，96，98，96，99，101，96，99

试问乙企业每月该药品销售量的方差是否显著比甲企业的小（ $\alpha = 0.05$ ）？

解 设甲、乙两个药品零售企业每月该药品的销售量分别为随机变量 X、Y，由题设有：$X \sim N(\mu_1, \sigma_1^2)$，$Y \sim N(\mu_2, \sigma_2^2)$，$n_1 = 12$，$f_1 = 11$，$S_1^2 = 28.39$，$n_2 = 12$，$f_2 = 11$，$S_2^2 = 7.84$，根据题意采用单侧检验。

$H_0: \sigma_1^2 = \sigma_2^2$，$H_1: \sigma_1^2 > \sigma_2^2$（单边右侧检验）。

计算检验统计量

$$F = \frac{S_1^2}{S_2^2} = \frac{28.39}{7.84} = 3.62$$

又 $\alpha = 0.05$，$f_1 = 11$，$f_2 = 11$，因此查统计用表6，得临界值 $F_\alpha(n_1 - 1, n_2 - 1) = F_{0.05}(11, 11) = 2.82$

因 $F > F_{0.05}(11, 11)$，故拒绝 H_0，接受 H_1，即可以认为乙企业每月该药品销售量的方差比甲企业的小。

第五节 实例分析：县镇级医疗单位药品配送现状调查

一、药品配送概况

医药产品因其人命关天而具有其特殊性，对医药流通企业也应该有特殊要求，2009年1月17日国家卫生部发布了7号文件（《进一步规范医疗机构药品集中采购工作的意见》）中明确规定"由生产企业或委托具有现代物流能力的药品经营企业向医疗机构直接配送"。

国家实施基本药物"阳光集中配送"，就是让群众能够公平享有防治必需、容易获得、负担得起、使用放心的基本药物。希望通过规范药品购销渠道，降低药品价格，杜绝医院腐败，为百姓提供价格合理、质量可靠的药品。

二、药品配送现状调查数据分析

随着国家医疗卫生制度改革的不断推广和深入，医院药品供应模式、药品管理制度也发生着巨大变化。2003年四川省成都市作为全国"两网"（药品供应网络、监督网络）建设试点地区，并于次年在全省范围推行农村药品"两网"建设工作。双流县永安中心卫生院李长江等人调查了近年来双流县农村药品配送模式，并结合全国各地医院药品配送模式对此问题进行了探讨。[文献来源：中国循证医学杂志，2011，11（7）：775～778]

（一）研究对象

访谈对象为四川省双流县食品药品监督管理局、镇卫生院、村卫生室及药品配送企业负责农村药品配送管理工作的相关人员，以及双流县 24 家镇级医疗单位（含 3 家社区卫生服务中心，3 家中心型卫生院，18 家卫生院）。

（二）研究方法

设计药品配送的访谈提纲，对负责双流县农村药品配送的相关单位人员共 11 人，每人进行 20 分钟左右个人访谈（合计政府主管部门 4 人、镇卫生室 3 人、村卫生室 3 人、双流药品配送企业 1 人）。访谈前统一培训访谈员，访谈中由访谈员使用统一格式的实验记录本对访谈进行记录。同时设计调查问卷，调查双流县 24 家镇级医疗单位（3 家社区卫生服务中心、3 家中心型卫生院、18 家一般型卫生院），通过县卫生局网络办公平台向 24 家镇级医疗单位发送电子版调查表，回收电子版及加盖单位公章的纸质版调查表。

（三）数据分析

——核实回收的电子版及纸质版调查表各项内容，对其中数据缺失、逻辑错误的内容与相关单位联系、核实，经校正后由双人录入 Epidate3.1 中，双录入比对无差异后导入数据库，采用 SPSS17.0 对调查数据进行统计分析。

1. 双流县农村药品配送模式

通过访谈获知双流县 2003 年 8 月启动"两网"建设，2008 年完全实现两网监管。双流县在每镇及村站分别聘请了 31 名药品质量协管员和 271 名药品监督信息员。药品质量协管员主要是在医院内部聘请，负责监督医院内部及辖区药品质量。药品监督信息员在各村聘请，主要上报卫生室的药品违法信息。

2. 对直配模式满意度的测评

同时测评 24 个单位药剂科负责人对配送中心的满意度（表 5 - 7），总体满意度仅 50%，对药品配送价格、配送药品数不满意最多。同时 24 个单位均出现过缺货现象，缺货原因主要是价格低廉（62.50%，$n=15$）、特殊疾病（50.00%，$n=12$）、急救（37.50%，$n=9$）、其他（4.17%，$n=1$）。

表 5-7 24 个单位药剂科负责人对配送中心的满意度

项目	总满意度（%）	很满意（%）	满意（%）	一般（%）	不满意（%）	非常不满意（%）
配送总体	50.0	12.5	37.5	50.0	0.0	0.0
配送及时性	66.7	12.5	54.2	33.3	0.0	0.0
配送药品价格	37.5	8.3	29.2	41.7	20.8	0.0
配送药品数	33.3	0.0	33.3	54.2	12.5	0.0
配送服务质量	75.0	12.5	62.5	25.0	0.0	0.0

3. 施行基本药物制度后药品配置情况

在基本药物制度施行过程中，64.71% 的单位认为存在药品配置不足的情况，主要表现在妇产科和儿科用药。

表5-8 基本药物目录中缺少药品种类

科室	科室数量	科室数量率（%）
妇产科	11	64.71
儿科	11	64.71
五官科	4	23.53
西医内科	3	17.65
中医科	3	17.65
其他科室（骨科）	1	5.88
西医外科	0	0.00

4. 药品配送企业镇级医疗单位的配送情况

目前负责双流县 24 个镇级医疗单位的配送企业共 4 人进行药品配送，人均负责 6 家。调查相关指标见表 5-9，各类别镇级医疗单位药品配置量差异检验采用方差分析。对配送企业进行访谈，企业方表示现有模式兼顾了群众患者、基层医院以及配送企业三方利益，该模式需要保护、稳定和巩固，任何不必要的变化都可能造成双流县农村药品配送工作的前功尽弃。

表5-9 配送企业配送指标

项 目	中心卫生院 （n=3）	社区卫生服务中心 （n=3）	一般型卫生院 （n=18）	P 值
距离（km）	66.7±2.9	45.0±5.0	57.8±10.5	0.036
到货时间（h）	1.3±0.3	1.0±0	1.2±0.2	0.246
每周配送频率（次/周）	2.0±1.0	1.7±0.6	1.5±0.7	0.544
药款交付时间*	2.0±1.1	1.7±0.3	2.6±1.3	0.328

* 药品货款交付时间：医院欠款数据额除以医院月均采购付款额，即药品货款周转次数。

表 5-9 表明：配送企业除在配送"距离"上有显著性差异（$P < 0.05$）外，其他配送指标"到货时间"、"每周配送频率"、"药款交付时间"都无显著性差异（$P > 0.05$）。

（四）建议

农村药品配送在"两网"监管下实行的企业直配，规范了药品配送市场，取得了良好的社会效应，但尚存在市场化不足、透明度不高、药价偏高的问题，需要引入新的竞争及管理机制促进农村药品配送的新突破。

1. 引入市场竞争机制

双流县从 2005 年实行乡镇卫生院药品统一配送后，有效地遏制了假冒伪劣药品，乡镇卫生院、村卫生室药品质量得到了保障，医疗用药安全性得到保证。药品价格得以控制，老百姓"看病难、看病贵"现象有所缓解，同时有效制止了医药购销中的不正之风。调查显示，62.5% 的乡镇卫生院／社区卫生服务中心认为仅 1 家药品配送企业对常用药品进行配送不合适，并且认为应有 2~4 家进行配送，66.67% 的人认为应有 3 家进行独立配送，以形成竞争激励机制，提高服务质量，提高配送效率和乡院满意度。

2. 增强药品进价信息透明度

药品规格及价格等信息由配送企业掌握，卫生行业和卫生行政主管部门对此缺乏有效的监督手段。有的价廉物美的药品由于公司利润低，经常缺货或断货，公司则向医院提供价格较高的药品取代。调查显示，24 个镇级医疗单位中均出现缺货现象，其中 12.5% 的单位表示缺货现象常发生，而缺货品种最多的是价格低廉药品，62.5% 的单位发现此问题。限于药品信息的不对等，医疗机构在采购药品时往往无法按需选择，常处于被动局面。

3. 配送要及时可到

一方面医疗机构临床用药范围很广，部分药品用量小，配送成本较高，相当一部分乡村医疗机构距离中心城区较远，这对配送企业的实力、成本控制能力提出了较高要求。另一方面药品经销企业难以备齐所有品种规格的药品，且部分配送企业自身实力有限，只在成都市城区设立配送站，在区县未设立分站，没有足够资金储备尽可能多的不同品种规格的药品，特别是一些偏远地方且用药量小的医疗机构，药品供应不及时的问题常影响到医院各种临床治疗的开展，客观上造成了乡镇卫生院一般患者的流失，形成了乡镇卫生院与患者有医无药的恶性循环。

* 第六节　常见问题分析

一、置信区间的实际意义

置信区间又称估计区间，是用来估计参数的取值范围的。置信区间给出的是被测量参数的测量值。举例来说，如果在一次大选中某人的支持率为 55%，而置信水平 95% 的置信区间是（50%，60%），那么他的真实支持率有 95% 的几率落在 50% 和 60% 之间，因此他的真实支持率不足 50% ~60% 的可能性小于 5%。

窄的置信区间比宽的置信区间能提供更多的有关总体参数的信息。例如，假设全班考试成绩置信水平 95% 的置信区间是（0，100），等于什么信息也没告诉你；置信区间是（60，70），你几乎能判定全班的平均分大多数为 65。在置信水平固定的情况下，样本量越多，置信区间越窄；在样本量相同的情况下，置信水平越高，置信区间越宽。

二、假设检验的实际意义

1. 检验的原理是"小概率事件在一次试验中不可能发生"，以此作为推断的依据，决定是接受 H_0 或拒绝 H_0。但是这一原理只是在概率意义下成立，并不是严格成立的，即不能说小概率事件在一次试验中绝对不可能发生。

2. 在假设检验中，原假设 H_0 与备择假设 H_1 的地位是不对等的。一般来说 α 是较小的，因而检验推断是"偏向"原假设 H_0，而"歧视"备择假设 H_1 的。因为，通常若要否定原假设，需要有显著性的事实，即小概率事件发生，否则就认为原假设成立。因

此在检验中接受 H_0，并不等于从逻辑上证明了 H_0 的成立，只是找不到 H_0 不成立的有力证据。在应用中，对同一问题若提出不同的原假设，甚至可以有完全不同的结论，为了理解这一点，举例如下。

例 5 - 16　设总体 $X \sim N(\mu, 1)$，样本均值 $\overline{X} = 0.5$，样本容量 $n = 1$，取 $\alpha = 0.05$，欲检验 $\mu = 0$，还是 $\mu = 1$。

这里有两种提出假设的方法，分别如下：

(1) $H_0: \mu = 0$;　　　　　$H_1: \mu \neq 0 \quad \mu > 0$

(2) $H_0: \mu = 1$;　　　　　$H_1: \mu \neq 1 \quad \mu < 1$

如果按一般逻辑论证的想法，当然认为无论怎样提假设，μ 的最终结果应该是一样的。但事实不然，计算如下：

$$H_0: \mu = 0 ; H_1: \mu > 0$$

对于（1）显然应取否定域为 $V = \{u > u_{0.05} = 1.645\}$，其中 $u = \dfrac{\overline{X} - \mu}{\sigma / \sqrt{n}}$，当 H_0 成立时，$u \sim N(0,1)$，实际算得

$$u = \frac{0.5 - 0}{\dfrac{1}{\sqrt{1}}} = 0.5 < 1.645,$$

接受 H_0，即认为 $\mu = 0$。

对于（2）$H_0: \mu = 1 ; H_1: \mu < 1$ 应取否定域为 $V = \{u < -u_{0.05} = -1.645\}$。当 H_0 成立时，有

$$u = \frac{0.5 - 1}{\dfrac{1}{\sqrt{1}}} = -0.5 > -1.645,$$

接受 H_0，即认为 $\mu = 1$。

这种矛盾现象可以解释为，试验结果既不否定 $\mu = 0$，也不否定 $\mu = 1$，究竟应认为 $\mu = 0$，还是 $\mu = 1$，就要看你要"保护"谁，即怎样取原假设。这样结果的几何解释如图 5 - 9。$\overline{X} = 0.5$ 既不在 $N(0, 1)$ 密度函数的阴影部分所对应的区间里，也不在 $N(1, 1)$ 密度函数的阴影部分所对应的区间内。所以无论怎样提出 H_0 都否定不了。

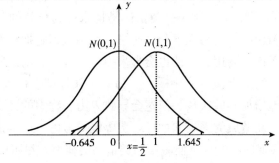

图 5 - 9　密度函数的拒绝区域

这一事实提醒我们，在应用中一定要慎重提出原假设，它应该是有一定背景依据的。因为它一经提出，通常在检验中是受到保护的，受保护的程度取决于显著性水平 α 的大小，α 越小，以 α 为概率的小概率事件就越难发生，H_0 就越难被否定。在实际问题中，这种保护是必要的，如对一个有传统生产工艺和良好信誉的厂家的商品检验，我们就应该取原假设为产品合格来加以保护，并通过检验来印证，以免因抽样的随机性而轻易否定该厂商品的质量。

从另一个角度看，既然 H_0 是受保护的，则对于 H_0 的肯定相对来说是较缺乏说服力的，充其量不过是原假设与试验结果没有明显矛盾；反之，对于否定 H_0 则是有力的，且 α 越小，小概率事件越难于发生，一旦发生了，这种否定就越有力，也就越能说明问题。在应用中，如果要用假设检验说明某个结论成立，那么最好设 H_0 为该结论不成立。若通过检验拒绝了 H_0，则说明该结论的成立是很具有说服力的。

三、假设检验的两类错误

假设检验是根据小概率原理来判断是否拒绝 H_0，由于抽样的随机性，在进行判断时，有可能犯两类错误。

（1）H_0 实际为真，而判断 H_0 为假。这类"弃真"错误称为第一类错误，由于样本的随机性，犯这类错误的可能性是不可避免的。若将犯这一类错误的概率记为 α，则有 $P\{$ 拒绝 $H_0 \mid H_0$ 为真 $\} = \alpha$。犯错误的概率就是显著水平 α。

（2）H_0 实际不真，而接受 H_0，这类"取伪"错误称为第二类错误，这类错误同样是不可避免的。若将犯这类错误的概率记为 β，则有 $P\{$ 接受 $H_0 \mid H_0$ 为假 $\} = \beta$。犯错误的概率为 β。

这两类错误可归纳成表 5 - 10。

表 5 - 10　两类检验错误概率表

判　断＼实际情况	接受 H_0	拒绝 H_0（接受 H_1）
H_0 为真	判断正确（$1-a$）	a（弃真）
H_0 为假	β（取伪）	判断正确（$1-\beta$）

两类错误所造成的后果常常是不一样的。例如，要求检验某种新药是否提高疗效，作假设为 H_0：该药未提高疗效，则第一类错误是把未提高疗效的新药误认为提高了疗效，倘若推广使用该新药，则对病人不利；而第二类错误则是把疗效确有提高的新药误认为与原药相当，不予推广使用，当然也会带来损失。最理想的是所作的检验使犯两类错误的概率都很小，但实际上减少其中一个，另一个往往就会增大。要他们同时减小，只有增加样本容量，即增加实验次数，但这会导致人力、物力的耗费。所以，实际工作中，要根据两类错误可能造成的损失和抽样耗费等统筹考虑。通常是限制犯第一类错误的概率 α，然后适当确定样本的容量使犯第二类错误的概率 β 尽可能地小。

应着重指出，在确保第一类错误的概率为小概率 α 时，若检验结果拒绝假设 H_0，则有（$1-\alpha$）的把握。可是，若检验结果不能拒绝 H_0，则并不意味着 H_0 一定为真，也不意味着 H_0 为真的可能性一定很大。为慎重起见，可通过增大样本容量，重新进行检验。借以提高结论的可靠性。

思考与练习五

一、选择题

1. 其他条件不变，可信度 $1-\alpha$ 越大，则随机抽样所获得的总体均数可信区间将 _____。

    A. 越大　　　B. 越小　　　C. 不变　　　D. 不确定

2. $\mu \pm 1.96\sigma$ 区间内包含总体均数的概率为 _____。

    A. 95%　　　　　B. 97.5%　　　　　C. 99%　　　　　D. 100%

3. σ^2 已知时，区间 $\bar{x} \pm 1.96\dfrac{\sigma}{\sqrt{n}}$ 的含义是（　　　）

    A. 95% 的总体均值在此范围内　　　B. 样本均数的 95% 置信区间

    C. 95% 的样本均值在此范围内　　　D. 总体均数的 95% 置信区间

4. 参数的区间估计与假设检验都是统计推断的内容，他们之间的关系是（　　　）

    A. 没有任何相同之处　　　　　　B. 假设检验法隐含了区间估计法

    C. 区间估计法隐含了假设检验法　　D. 两种方法解决问题的途径是相通的

5. 在假设检验中，用 α 和 β 分别表示犯第一类错误和第二类错误的概率，则当样本容量一定时，下列结论正确的为（　　　）

    A. α 减小 β 也减小　　　　　B. α 和 β 其中一个减小时另一个往往会增大

    C. α 增大 β 增大　　　　　　D. α 减小 β 也减小，α 增大 β 增大

二、是非题

1. t 检验统计量服从自由度为 $n-1$ 的 t 分布。（　　　）

2. 当拒绝 H_0 时，只可能发生第一类错误。（　　　）

3. 对于 $H_0: \mu = \mu_0$，$H_1: \mu \neq \mu_0$ 的 t 检验，当 H_1 为真时，检验统计量 $|t| > t_{\frac{\alpha}{2}}(n-1)$ 的概率为 $1-\beta$。（　　　）

4. 对于 $H_0: \mu = \mu_0$，$H_1: \mu \neq \mu_0$ 的 t 检验，H_0 为真而言，发生拒绝 H_0 的机会与样本量与 n 无关。（　　　）

5. 两个样本的样本量都很大时，t 检验对正态性的要求可以忽略。（　　　）

三、计算题

1. 若已知某药品中某成分的含量在正常情况下服从正态分布，方差 $\sigma^2 = 0.108^2$，现测定 9 个样品，其含量的均数 $\bar{x} = 4.484$，试估计药品中某成分含量的总体均数 μ 的

置信区间 （ $\alpha = 5\%$ ）。

2. 设某药厂生产的某种药片直径 x 服从正态分布 $N(\mu, 0.8^2)$ ，现从某日生产的药片中随机抽取 9 片，测得其直径分别为（单位：mm） 14.1, 14.7, 14.7, 14.4, 14.6, 14.5, 14.5, 14.8, 14.2，试求该药片直径均数 μ 99% 置信区间。

3. 在一批中药片中，随机抽查 35 片，称得平均片重为 1.5g，标准差为 0.08g，如已知药片的重量服从正态分布，试估计药片平均片重的 95% 的置信区间。

4. 正态总体 X 的样本数据为：50.7, 69.8, 54.9, 53.4, 54.3, 66.1, 44.8, 48.1, 42.2, 35.7。求总体均数 μ 和标准差 σ 的置信度为 0.90 的置信区间。

5. 某药品有效期为 3 年（1095 天），现从改进配方后新生产的一批药品中任取 5 件留样观察，得有效期（天）为：1050, 1100, 1150, 1250, 1280。已知该药原来的有效期 X 服从正态分布，试问该批药品有效期是否确有提高？（ $\alpha = 0.05$ ）

6. 某制药厂生产复方维生素，要求每 50g 维生素中含铁 2400mg，现从某次生产过程中随机抽取 5 个样品，测得含铁量（mg/50g）为：2372, 2409, 2395, 2399, 2411。问这批产品的含铁量是否合格？（ $\alpha = 0.05$ ）

7. 某中药研究所研究试用中药青兰在改变兔脑血流图方面所起的作用，测得用药前后的数据如表 5 – 11：

表 5 – 11 家兔脑血流用药前后测量数据

给药前	2.0	5.0	4.0	5.0	6.0
给药后	3.0	6.0	4.5	5.5	8.0

试分别用成组比较的 t 检验和配对比较的 t 检验处理数据，说明青兰究竟有没有改变兔脑血流图的作用。试问本题应该用哪一种方法检验？为什么？（ $\alpha = 0.05$ ）

8. 在青蒿素研究中，对 10 头小白鼠进行耐缺氧试验，资料如表 5 – 12，试问两组生存时间差异有无显著意义？（设总体方差相等， $\alpha = 0.1$ ）

表 5 – 12 青蒿素对小白鼠耐缺氧生存时间观察

	生存时间									
草蒿素组	17	17	27	33	22	20	72	34	33	62
溶媒组	94	94	10	91	61	27	37	33	16	26

9. 测定功能性子宫出血症中实热组与虚寒组的免疫功能，其淋巴细胞转化比率如下，试比较两组的差别（ $\alpha = 0.05$ ）。

实热组：0.709, 0.755, 0.655, 0.705, 0.723

虚寒组：0.617, 0.608, 0.623, 0.635, 0.593, 0.684, 0.695, 0.718, 0.606, 0.618

10. 为探索胃脘痛寒、热证的实质，寻找客观诊断指标，今测定胃脘痛热证患者与健康人的胃脘温度（0℃），其结果如下：

热证病人 $n_1 = 27, \bar{x} = 37.68, S_1 = 0.66$

健康人　　　$n_2 = 36, \bar{y} = 37.19, S_2 = 0.33$

问两组均数有无差别？（$\alpha = 0.01$）

11. 浙江中医药大学在药用资源研究开发中，对黑斑蛙抽样分析，得到资料如表 5 – 18 中所示，问：10 月份的黑斑蛙输卵管均重是否比 6 月份的大？（假设总体方差相等，$\alpha = 0.05$）

表 5 – 13　各月份黑斑蛙输卵管平均重量

时　间	n	输卵管均重（g）	方　差
6 月份	64	0.57	0.57
10 月份	47	1.12	0.41

12. 已知 20 ~ 29 岁的健康女子的收缩压（单位：mmHg）服从正态分布 $N(114, 10.6^2)$，现从高原地区随机抽取了 100 名 20 ~ 29 岁的健康女子，测得收缩压均值为 119.8mmHg，问在 $\alpha = 0.01$ 下，能否得出高原地区 20 ~ 29 岁的健康女子的收缩压高于一般 20 ~ 29 岁的健康女子的收缩压。

第六章　计数资料的参数估计

在离散型总体中随机抽取到具有某种特性的个体，是一个随机事件，记为 A。事件 A 出现的概率 $P(A)$ 称为总体率，记为 p。总体率 p 通常是未知的，只能通过重复试验的方法估计它。本章将讨论来自于计数资料的参数估计和假设检验问题。

第一节　计数资料总体率的区间估计

一、二项分布总体率 p 的区间估计

在满足二项分布的总体中重复抽取 n 个个体，相当于进行 n 次伯努利试验，事件 A 出现的次数 X 是离散型随机变量，即 $X \sim B(k; n, p)$。若容量为 n 的某样本中，事件 A 出现 m 次，则可用 A 出现的频率 $f(A) = \dfrac{m}{n}$ 作为总体率 p 的估计值，称为样本率，记为 $\hat{p}$。

由于样本率 $\hat{p} = \dfrac{X}{n}$，是一个随机变量，于是可得出样本率的均数和方差分别为

$$E\hat{p} = E(\frac{X}{n}) = \frac{1}{n}EX = p \tag{6-1}$$

$$D\hat{p} = D(\frac{X}{n}) = \frac{1}{n^2}DX = \frac{pq}{n} \tag{6-2}$$

可以用样本率 $\hat{p}$ 来估计总体率 p。

由第五章第一节式（5-1）可知，进行总体率 p 的区间估计，先要对事先给定的置信度 $1-\alpha$，给总体率 p 估计一个区间 (p_1, p_2)，使 p 的真值落在 (p_1, p_2) 内的概率为 $1-\alpha$，即

$$p(p_1 < p < p_2) = 1 - \alpha$$

则称区间 (p_1, p_2) 为总体率的置信度为 $1-\alpha$ 的置信区间。

关于总体率 p 的区间估计，分为小样本和大样本两种情况。

1. 大样本总体率 p 的区间估计

与正态总体参数的置信区间一样，求总体率 p 的置信区间，也需知道总体率的估计

值及样本率的概率分布。

在伯努利试验中，当重复试验次数 n 无限增大时，由第三章第三节德莫佛 – 拉普拉斯中心极限定理可知，试验中的成功次数 $X \sim N(np, npq)$。再由正态分布的性质得

$$\hat{p} = \frac{X}{n} \sim N\left(\frac{np}{n}, \frac{npq}{n^2}\right) = N\left(p, \frac{pq}{n}\right)$$

进而

$$\frac{\hat{p} - p}{\sqrt{\frac{pq}{n}}} \sim N(0, 1) \qquad\qquad (6-3)$$

由于 n 足够大，可用频率代替概率 $\hat{p}$，于是，$\sqrt{\dfrac{pq}{n}}$ 可用 $\sqrt{\dfrac{\hat{p}\hat{q}}{n}}$ 代替，其中 $\hat{q} = 1 - \hat{p}$。

记

$$S_p = \sqrt{\frac{\hat{p}\hat{q}}{n}} \qquad\qquad (6-4)$$

可得出

$$\frac{\hat{p} - p}{S_p} \sim N(0, 1)$$

查标准正态分布临界值表（统计用表 3），有 $u_{\frac{\alpha}{2}}$ 使下式成立：

$$P\left(\left| \frac{\hat{p} - p}{S_p} \right| < u_{\frac{\alpha}{2}} \right) = 1 - \alpha$$

即

$$P\left(\hat{p} - u_{\frac{\alpha}{2}} S_p < p < \hat{p} + u_{\frac{\alpha}{2}} S_p \right) = 1 - \alpha$$

因此，总体率 p 的 $1 - \alpha$ 的置信区间为

$$\left(\hat{p} - u_{\frac{\alpha}{2}} S_p, \ \hat{p} + u_{\frac{\alpha}{2}} S_p \right) \qquad\qquad (6-5)$$

或写为

$$\hat{p} \pm u_{\frac{\alpha}{2}} S_p \qquad\qquad (6-6)$$

在实际工作中，$n > 50$ 视为大样本，p 的 95% 和 99% 置信区间分别为 $\hat{p} \pm 1.96 S_p$ 和 $\hat{p} \pm 2.58 S_p$。

例 6 – 1　某医院用复方当归注射液静脉滴注治疗脑动脉硬化症 188 例，其中显效 83 例，试估计复方当归注射液显效率的 95% 可信区间。

解　$n = 188, \hat{p} = \dfrac{83}{188} = 0.4415, \hat{q} = 1 - \hat{p} = 0.5585$

由式（6-5）知，显效率 p 的 95% 置信区间为：

$$\hat{p} \pm u_{\frac{\alpha}{2}} S_p = \hat{p} \pm u_{\frac{\alpha}{2}} \sqrt{\frac{\hat{p}\hat{q}}{n}} = 0.4415 \pm 1.96 \times \sqrt{\frac{0.4415 \times 0.5585}{188}}$$

$$= (0.3705, 0.5125)$$

2. 小样本总体率 p 的区间估计

在伯努利试验中，若重复试验的次数 $n < 50$，一般称为小样本试验。如果样本容量是小样本，便不宜用上述正态近似法估计总体率 p 的区间。这时，可根据二项分布律进行精确地计算，但计算工作繁重，故人们制作了二项分布参数 P 的置信区间表（见统计用表 9）供查用，我们只要根据 n 和 m 便可从该表查得总体率 p 的 $1-\alpha$ 的置信区间。

例 6-2 某县抽查了 10 名人员的乙型肝炎表面抗原（HBsAg）携带情况，阴性者 8 人，试求该县人群阴性率 95% 的可信区间和 99% 的可信区间。

解 本例 $n = 10$，$m = 8$，$n - m = 10 - 8 = 2$，$1 - \alpha = 95\%$，查统计用表 9 得 $p_1 = 0.444$，$p_2 = 0.975$。所以阴性总体率 p 的 95% 的置信区间为（0.444，0.975），即（44.4%，97.5%）。

$1 - \alpha = 99\%$，查统计用表 9 得 $p_1 = 0.352$，$p_2 = 0.989$。所以阴性总体率 p 的 99% 的置信区间为（0.352，0.989），即（35.2%，98.9%）。

二、泊松分布参数 λ 的置信区间

关于参数 λ 的区间估计，也分为小样本和大样本两种情况。

1. 正态近似法

当试验次数 n 无限增大，且 $P(A) = p$ 充分小时，泊松分布 $P(k; \lambda)$ 近似于正态分布 $X \sim N(\lambda, \lambda)$，即 $\mu \approx \lambda, \sigma \approx \sqrt{\lambda}$。

若由泊松分布 $P(k; \lambda)$ 中随机抽取容量为 n 的样本 $x_1, x_2, \cdots, x_n$，得样本均数 $\overline{X} = \frac{1}{n} \sum_{i=1}^{n} x_i$，则

$$E(\overline{X}) = E\left(\frac{1}{n} \sum_{i=1}^{n} x_i\right) = \frac{1}{n} \sum_{i=1}^{n} E(x_i) = \frac{1}{n} \cdot n\lambda = \lambda \tag{6-7}$$

$$D(\overline{X}) = D\left(\frac{1}{n} \sum_{i=1}^{n} x_i\right) = \frac{1}{n^2} \sum_{i=1}^{n} D(x_i) = \frac{1}{n^2} \cdot n\lambda = \frac{\lambda}{n} \tag{6-8}$$

当样本容量 n 充分大时，由中心极限定理知：

$$\overline{X} = \frac{1}{n} \sum_{i=1}^{n} x_i \sim N\left(\lambda, \frac{\lambda}{n}\right), \qquad 若令 u = \frac{\overline{X} - \lambda}{\sqrt{\frac{\lambda}{n}}}$$

则有

$$u = \frac{\overline{X} - \lambda}{\sqrt{\frac{\lambda}{n}}} \sim N(0, 1) \tag{6-9}$$

在实际工作中，由于实验所得数据往往是样本总计数 $X = \sum_{i=1}^{n} x_i$ ，当样本充分大时，

常用样本均数 $\overline{X}$ 代替参数 λ ，计算 $\overline{X}$ 的总体标准差 $\sigma = \sqrt{\dfrac{\lambda}{n}} = \sqrt{\dfrac{\overline{X}}{n}} = \dfrac{\sqrt{X}}{n}$ ，从而，

$$u = \frac{\dfrac{X}{n} - \lambda}{\dfrac{\sqrt{X}}{n}} \sim N(0,1)$$

查标准正态分布临界值表（统计用表3），有 $u_{\frac{\alpha}{2}}$ 使下式成立：

$$P\left(\left| \frac{\dfrac{x}{n} - \lambda}{\dfrac{\sqrt{X}}{n}} \right| < u_{\frac{\alpha}{2}} \right) = 1 - \alpha$$

即

$$P\left(\frac{X}{n} - u_{\frac{\alpha}{2}} \cdot \frac{\sqrt{X}}{n} < \lambda < \frac{X}{n} + u_{\frac{\alpha}{2}} \cdot \frac{\sqrt{X}}{n} \right) = 1 - \alpha$$

因此，参数 λ 的 $1 - \alpha$ 的置信区间为

$$\left(\frac{X}{n} - u_{\frac{\alpha}{2}} \cdot \frac{\sqrt{X}}{n} \ , \ \frac{X}{n} + u_{\frac{\alpha}{2}} \cdot \frac{\sqrt{X}}{n} \right) \tag{6-10}$$

例6-3　用计数器测量某放射性标本，60分钟内读数为135，试估计每分钟的读数可能在什么范围内（$\alpha = 0.05$）。

解　由 $n = 60$ ，$X = 135$ ，$1 - \alpha = 0.95$ ，查统计用表3，得 $u_{\frac{0.05}{2}} = 1.96$ ，所以每分钟读数 λ 的置信区间为：

$$\left(\frac{X}{n} - u_{\frac{\alpha}{2}} \cdot \frac{\sqrt{X}}{n}, \frac{X}{n} + u_{\frac{\alpha}{2}} \cdot \frac{\sqrt{X}}{n} \right) = \left(\frac{135}{60} - 1.96 \times \frac{\sqrt{135}}{60}, \frac{135}{60} + 1.96 \times \frac{\sqrt{135}}{60} \right)$$
$$= (1.87, 2.63)$$

2. 查表法

如果样本总计数 X 不够大，便不宜使用正态近似法。这时，可以利用泊松分布进行精确的计算。

若 A 是大量伯努利试验中的稀有事件，则 A 出现次数 X 服从泊松分布，即 $X \sim P(k; \lambda)$ 。类似地，可由 $P(x \leqslant m) = \sum_{k=0}^{m} \dfrac{\lambda^k}{k!} e^{-\lambda} \leqslant \dfrac{\alpha}{2}$ 和 $P(x \geqslant m) = \sum_{k=m}^{m} \dfrac{\lambda^k}{k!} e^{-\lambda} \leqslant \dfrac{\alpha}{2}$ 解出 λ 的上限 λ_2 和下限 λ_1 。据此人们制成了泊松分布参数 λ 的置信区间表（统计用表10）供直接查。我们只要根据 n 个单元观察样本总计数 $c = \sum_{i=1}^{n} x_i$ 即可从该表查出 $n\lambda$ 的置信区间，上、下限分别除以 n ，便得出 λ 的置信区间。

例6-4 由一份经充分混合的井水中抽取3次水样,每次1ml,经检查共得细菌20个,试求该井水中每毫升所含细菌数的99%置信区间。

解 由 $n=3$, $c=20$, $1-\alpha=0.99$,查统计用表10得3ml井水所含细菌数的99%置信区间为(10.35,34.67),从而每毫升井水所含细菌数的99%置信区间为(3.45,11.56)。

第二节 单组资料的假设检验

设某一离散型总体,具有某种特性的个体出现的总体率为 p_0 ,容量为 n 的某样本中,具有某种特性的个体出现 m 个,样本率 $\hat{p}=\dfrac{m}{n}$ 与已知定值 p_0 有差异,即 $\hat{p} \neq p_0$ 。现在,根据样本资料来推断总体率 p 与已知定值 p_0 差异是否有显著意义,即要检验假设 $H_0: p = p_0$ 。

我们知道,当 n 足够大时, $\dfrac{\hat{p}-p}{\sqrt{\dfrac{pq}{n}}} \sim N(0,1)$,于是,在假设 $H_0: p = p_0$ 成立的前提下,

$$u = \frac{\hat{p}-p_0}{\sqrt{\dfrac{p_0 q_0}{n}}} \sim N(0,1) \tag{6-11}$$

用它作为检验的统计量,可得单个总体率的 u 检验方法如表6-1所示。

表6-1 总体率的 u 检验表

前提	信息	检验	H_0	H_1	统计量	临界值	拒绝域
二项分布 大样本	$\hat{p} \neq p_0$	双侧	$p = p_0$	$p \neq p_0$	$u = \dfrac{\hat{p}-p_0}{\sqrt{\dfrac{p_0 q_0}{n}}}$	$u_{\frac{\alpha}{2}}$	$\lvert u \rvert > u_{\frac{\alpha}{2}}$
	$\hat{p} > p_0$	右侧	$p = p_0$	$p > p_0$		u_α	$u > u_\alpha$
	$\hat{p} < p_0$	左侧	$p = p_0$	$p < p_0$		$-u_\alpha$	$u < -u_\alpha$

例6-5 据报道,常规疗法对某种疾病的治愈率为65%。现医生用中西医结合疗法治疗了100例该病患者,共治愈80人。问该中西医结合疗法的疗效是否比常规疗法好?($\alpha = 0.01$)

解 由样本信息, $\hat{p} = 80\% > 65\%$ 采用右侧检验

$$H_0: p = p_0 = 65\% \qquad H_1: p > p_0$$

由式(6-11)得

$$u = \frac{\hat{p}-p_0}{\sqrt{\dfrac{p_0 q_0}{n}}} = \frac{0.8-0.65}{\sqrt{\dfrac{0.8 \times 0.2}{100}}} = \frac{0.15}{0.04} = 3.75$$

查标准正态分布临界值表（统计用表3），$u_{0.01} = u_{\frac{0.02}{2}} = 2.326$。

因为 $3.75 > 2.326$，$P < 0.01$，所以拒绝 H_0，认为中西医结合疗法的疗效比常规疗法好。

第三节　两个资料的假设检验

设有两个离散型总体，总体率分别为 p_1、p_2，分别抽取容量为 n_1、n_2 的样本，样本率 $\hat{p}_1 = \dfrac{m_1}{n_1} \neq \dfrac{m_2}{n_2} = \hat{p}_2$。现在，根据样本资料推断 p_1 与 p_2 差异是否有显著意义，即要检验假设 $H_0 : p_1 = p_2$

当 n_1、n_2 足够大时，$\hat{p}_1 \sim N(p_1, \dfrac{p_1 q_1}{n_1})$，$\hat{p}_2 \sim N(p_2, \dfrac{p_2 q_2}{n_2})$

从而 $\hat{p}_1 - \hat{p}_2 \sim N(p_1 - p_2, \dfrac{p_1 q_1}{n_1} + \dfrac{p_2 q_2}{n_2})$，进而有 $\dfrac{(\hat{p}_1 - \hat{p}_2) - (p_1 - p_2)}{\sqrt{\dfrac{p_1 q_1}{n_1} + \dfrac{p_2 q_2}{n_2}}} \sim N(0,1)$。

在假设 $H_0 : p_1 = p_2$ 成立的前提下，全部数据可视为一个总体的样本，用

$$\hat{p} = \frac{m_1 + m_2}{n_1 + n_2} \qquad (6-12)$$

作为总体率 p_1、p_2 的估计值，称为联合样本率。于是，

$$u = \frac{\hat{p}_1 - \hat{p}_2}{\sqrt{\hat{p}\hat{q}(\dfrac{1}{n_1} + \dfrac{1}{n_2})}} \sim N(0,1) \qquad (6-13)$$

其中 $\hat{q} = 1 - \hat{p}$。用 u 作为检验的统计量，可得两个总体率的 u 检验方法如下表6-2：

表6-2　两个总体率的 u 检验表

前提	信息	检验	H_0	H_1	统计量	临界值	拒绝域
二项分布大样本	$\hat{p}_1 \neq \hat{p}_2$	双侧		$p_1 \neq p_2$	$u = \dfrac{\hat{p}_1 - \hat{p}_2}{\sqrt{\hat{p}\hat{q}(\dfrac{1}{n_1} + \dfrac{1}{n_2})}}$	$u_{\frac{\alpha}{2}}$	$\lvert u \rvert > u_{\frac{\alpha}{2}}$
	$\hat{p}_1 > \hat{p}_2$	右侧	$p_1 = p_2$	$p_1 > p_2$		u_α	$u > u_\alpha$
	$\hat{p}_1 < \hat{p}_2$	左侧		$p_1 < p_2$		$-u_\alpha$	$u < -u_\alpha$

例6-6　为比较工人和农民的高血压患病率，分别调查了50～59岁男性工人和50～59岁男性农民1281人和387人，其高血压患者分别为386人（患病率30.13%）和65人（患病率16.80%）。问工人与农民的高血压患病率有无不同（$\alpha = 0.05$）？

解　$H_0 : p_1 = p_2$　即工人和农民高血压患病率相同

$H_1 : p_1 \neq p_2$　即工人和农民高血压患病率不同

$m_1 = 386, n_1 = 1281$　$\hat{p}_1 = 0.3013$

$m_2 = 65, n_2 = 387 \quad \hat{p}_2 = 0.1680$

$\hat{p} = \dfrac{m_1 + m_2}{n_1 + n_2} = 0.2704$

$\hat{q} = 1 - \hat{p} = 0.7296$

将有关数据代入 u 检验公式

$$u = \frac{\hat{p}_1 - \hat{p}_2}{\sqrt{\hat{p}\hat{q}\left(\dfrac{1}{n_1} + \dfrac{1}{n_2}\right)}} = 5.174$$

查统计用表 3，令 $\alpha = 0.05$，$u_{\frac{0.05}{2}} = 1.96$

$$|u| = 5.174 > 1.96 = u_{\frac{0.05}{2}}, \ P < 0.05$$

按 $\alpha = 0.05$，拒绝 H_0，接受 H_1，可认为 50～59 岁男性工人和 50～59 岁男性农民高血压患病率显著不同。

第四节 独立性的检验

在两个资料的假设检验，当 n_1、n_2 是小样本时，便不宜使用正态近似法推断总体率 p_1 与 p_2 差异是否显著。这时，可以利用独立性检验进行统计推断。

一、2×2 列联表（四格表）中的独立性检验

在实际工作中，我们常需要将试验数据按两个原则 A 与 B（或属性）分类，而要检验 A 与 B 是否彼此独立，这种检验称为分类原则独立性检验。

例 6-7　某医院收治乙型脑炎重症病人 204 例，随机分成两组，分别用同样的中药方剂治疗，但其中一组加一定量的人工牛黄，每个病人根据治疗方法和治疗效果进行分类，得出数据如下表：

表 6-3　牛黄对治疗乙型脑炎的疗效数据

疗　法	疗　效		合　计
	治　愈	未　愈	
不加牛黄	32（41.29）	46（36.71）	78
加牛黄	76（66.71）	50（59.29）	126
合计	108	96	204

这种把数据按两个分类原则进行分类列成 2 行 2 列的表，称为 2×2 列联表。由于数据被分在四个方格中，故也称为四格表。

在例 6-7 中，不加牛黄组治愈样本率 $\hat{p}_1 = \dfrac{32}{78} = 0.410$，加牛黄组治愈样本率 $\hat{p}_2 = \dfrac{76}{126} = 0.603$，样本率存在差异。现在根据样本资料推断治愈总体率 p_1 与 p_2 差异是否有

显著性，需检验假设 $H_0 : p_1 = p_2$，这实际上就是要确定"疗法"对"疗效"有无影响。当假设 $H_0 : p_1 = p_2$ 为真时，也就是"疗法"与"疗效"两者相互独立，说明"疗法"与"疗效"无关。下面介绍独立性检验的原理与方法。

1. 独立性检验的原理

在假设 H_0："疗法"与"疗效"独立成立的前提下，全部数据视为一个总体的样本。治愈联合样本率 $\hat{p} = \dfrac{108}{204}$，作为治愈总体率的估计值，称为治愈理论率。用理论率推算样本各种情形的估计值，称为理论值。

不加牛黄组的治愈理论值为 $78 \times \dfrac{108}{204} = \dfrac{78 \times 108}{204} = 41.29$，未愈理论值为 $78 \times \dfrac{96}{204}$ $= 36.71$，类似地，加牛黄组的治愈理论值为 $\dfrac{126 \times 108}{204} = 66.71$，未愈理论值为 $\dfrac{126 \times 96}{204} = 59.29$。

在 $R \times C$ 列联表中，样本数据称为观测值，第 i 行第 j 列的观测值记为 O_{ij}，第 i 行观测值之和记为 $O_{i.}$，第 j 列观测值之和记为 $O_{.j}$，全部观测值之和记为 N，理论值记为 E_{ij}，两个分类原则分别记为 X、Y。如 2×2 列联表一般形式可写为表 $6-4$：

表 6-4 2×2 列联表

X	Y		合　计
	y_1	y_2	
x_1	$O_{11}(E_{11})$	$O_{12}(E_{12})$	$O_1.$
x_2	$O_{21}(E_{21})$	$O_{22}(E_{22})$	$O_2.$
合　计	$O_{.1}$	$O_{.2}$	N

由例 $6-7$ 的分析过程可以看出，理论值等于它在列联表中所处行与列的合计数之积除以 N。这个结论在 $R \times C$ 列联表中也成立，即

$$E_{ij} = \frac{O_{i.} O_{.j}}{N} \tag{6-14}$$

由于在假设 H_0：X 与 Y 独立成立的前提下，观测值 O_{ij} 与理论值 E_{ij} 之差是抽样误差所致，相差不会很大。基于这种想法，皮尔逊提出在 $N \geqslant 40$，最小的 $E_{ij} \geqslant 5$ 时，

对 2×2 列联表使用统计量。

$$\chi^2 = \sum_{i,j=1}^{2,2} \frac{(O_{ij} - E_{ij})^2}{E_{ij}} \tag{6-15}$$

它服从自由度为 f 的 χ^2 分布，其中

$$f = (R - 1) \times (C - 1) \tag{6-16}$$

在 $N \geqslant 40$，$1 \leqslant E_{ij} < 5$ 时，

对 2×2 列联表使用统计量校正公式

$$\chi^2 = \sum_{i,j=1}^{2,2} \frac{(|O_{ij} - E_{ij}| - 0.5)^2}{E_{ij}} \qquad (6-17)$$

2. χ^2 统计量的简化

在 2×2 列联表中，由式（6-14） $E_{ij} = \dfrac{O_{i.}O_{.j}}{N}$ 代入式（6-17）可得到简化计算公式

$$\chi^2 = \frac{N(|O_{11}O_{22} - O_{12}O_{21}| - 0.5N)^2}{O_{1.}O_{.1}O_{2.}O_{.2}} \qquad (6-18)$$

例 6-8 某矿石粉厂为研究新防护服对职业性皮肤炎的防护作用，随机抽取穿新防护服的 15 名工人，其余穿旧防护服，一个月后检查两组工人患皮肤炎的情况，数据如表 6-5 所示。判断两种防护服的皮肤炎患病率是否不同。

表 6-5 不同防护服患皮肤炎情况

防护服	患皮肤炎		合计
	阳性数	阴性数	
新防护服	1	14	15
旧防护服	10	18	28
合计	11	32	43

解 H_0："防护服"与"患皮肤炎"独立

H_1："防护服"与"患皮肤炎"不独立

$$\chi^2 = \frac{43 \times (|1 \times 18 - 14 \times 10| - 0.5 \times 43)^2}{15 \times 28 \times 11 \times 32} = 2.9377$$

$df = 1$，查统计用表 4，$\chi^2_{0.05}(1) = 3.8415$，$\chi^2 < \chi^2_{0.05}(1)$，$P > 0.05$，不能拒绝 H_0，认为"防护服"与"患皮肤炎"相互独立。

即认为两种防护服的皮肤炎患病率相同。

*二、配对四格表的独立性检验

在例 6-7 的两个总体率的 χ^2 检验中，每一个对象（病人）仅接受一种处理，要么服用的方剂中加牛黄，要么在方剂中不加牛黄。在实际问题中还会遇到同一对象接受两种处理的情况，如同一血样用甲乙两法化验，同一个病人用两种方法诊断等，此时每一对象的计数情况有四种可能：甲$_{(+)}$乙$_{(+)}$，甲$_{(+)}$乙$_{(-)}$，甲$_{(-)}$乙$_{(+)}$，甲$_{(-)}$乙$_{(-)}$。把所得资料列成 2×2 列联表（四格表），再用相应 χ^2 检验法来检验两种处理间有无显著性差异，称为配对四格表的独立性检验（χ^2 检验）。下面通过一个实例说明配对四格表的检验法。

例6-9　用甲乙两种方法检验鼻咽癌患者93例，两法都是阳性的有45例，都是阴性的有20例，甲法阳性但乙法阴性的有22例，甲法阴性但乙法阳性的有6例（如表6-6）。试问两种方法的阳性检出率有无差异？

表6-6　两种方法检验结果比较表

甲　法	乙　法		合　计
	阳性（＋）	阴性（－）	
阳性（＋）	45	22	67
阴性（－）	6	20	26
合计	51	42	93

分析　这是配对四格表，甲乙两法样本阳性检出率分别为

$$\hat{p}_1 = \frac{45 + 22}{93}, \hat{p}_2 = \frac{45 + 6}{93}$$

由于两式中的分母及第一个分子都相同，分数值的差异可用实际频数 $O_{12} = 22$，$O_{21} = 6$ 反映。在 H_0：甲乙两法总体阳性检出率相同的假设下，理论频数

$$E_{12} = E_{21} = \frac{O_{12} + O_{21}}{2}$$

在 $O_{12} + O_{21} \geqslant 40$ 时，使用 χ^2 统计量进行检验，即

$$\chi^2 = \frac{(E_{12} - O_{21})^2}{E_{12}} + \frac{(E_{21} - O_{21})^2}{E_{21}} = \frac{(O_{12} - O_{21})^2}{O_{12} + O_{21}}, f = 1$$

在 $O_{12} + O_{21} < 40$ 时，使用校正 χ^2 统计量进行检验，即

$$\chi^2 = \frac{(|E_{12} - O_{21}| - 0.5)^2}{E_{12}} + \frac{(|E_{21} - O_{21}| - 0.5)^2}{E_{21}} = \frac{(|O_{12} - O_{21}| - 1)^2}{O_{12} + O_{21}}, f = 1$$

解　假设 H_0："方法"与"阳性检出率"独立，H_1："方法"与"阳性检出率"不独立。

$O_{12} + O_{21} = 22 + 6 = 28 < 40$。使用校正 χ^2 统计量进行检验

$$\chi^2 = \frac{(|22 - 6| - 1)^2}{22 + 6} = 8.04$$

查统计用表4

$$\chi^2_{0.01}(1) = 6.635, P < 0.01$$

拒绝 H_0，两法总体阳性检出率的差异有统计意义，可以认为甲法的阳性检出率高于乙法。

*三、四格表的确切概率法

2×2 列联表（四格表）中的独立性检验法，在 $N < 40$ 或存在 $E_{ij} < 1$ 时需要用四格

表的确切概率法。下面通过一个具体例子进述四格表的确切概率法。

例6-10 甲乙两种疗法对某病治疗效果如表6-7所示,问两法的有效率有无显著性差异?

表6-7 两法治疗效果的比较表

组别	有效	无效	合计
甲法	$14(O_{11})$	$1(O_{12})$	$15(O_{1\cdot})$
乙法	$7(O_{21})$	$3(O_{22})$	$10(O_{2\cdot})$
合计	$21(O_{\cdot 1})$	$4(O_{\cdot 2})$	$25(N)$

由于 $N = 25 < 40$,故适宜用四格表的确切概率法,步骤如下:

(1)列四格表。在周边合计 $O_{1\cdot}, O_{2\cdot}, O_{\cdot 1}, O_{\cdot 2}, N$ 不变的条件下,依次增减四格表中任一格子的数据(比如变动 O_{12}),列出所有可能的四格表。如周边合计中最小数是 r,则表格数量为 $r+1$。本例 $r=4$,所以可能的表格数为5,即可以列出四张周边合计与原表一样的四格表。

(2)对各四格表计算 $O_{ij} - E_{ij}$,由于各格子的 $|O_{ij} - E_{ij}|$ 相等,因此只需计算表中任一格子的 $|O_{ij} - E_{ij}|$,现约定计算各表的 $O_{11} - E_{11}$,并记原表的 $O_{11} - E_{11}$ 为 $O_{11}^{\#} - E_{11}^{\#}$(其中 $E_{11} = \dfrac{O_{1\cdot} O_{\cdot 1}}{N}$)。

(3)计算 P 值。如双侧检验,把各表中 $|O_{11} - E_{11}| \geqslant |O_{11}^{\#} - E_{11}^{\#}|$ 的表列出来,如是单侧检验,把各表中 $O_{11} - E_{11} \geqslant O_{11}^{\#} - E_{11}^{\#}$ 的表列出来,对列出表按式(6-19)计算四格表的概率

$$P = \frac{O_{1\cdot}! O_{2\cdot}! O_{\cdot 1}! O_{\cdot 2}!}{O_{11}! O_{12}! O_{21}! O_{22}! N!} \qquad (6-19)$$

把上述 P 值相加,即得双侧检验(或单侧检验)的 P 值。

解 H_0:"疗法"与"疗效"独立,H_1:"疗法"与"疗效"不独立。

周边合计中 $O_{\cdot 2} = 4$ 最小,故可能的四格表的组合数为5,在周边合计不变的条件下,依次增减表6-7中的 $1(O_{12})$ 为2、3、4、0,得五种四格表。五种四格表见表6-8中的第2列,其中4号表是原表,以符号"→"标出,它的 $O_{11}^{\#} - E_{11}^{\#}$ 为1.4。

表6-8 所有可能的四格表组合比较表

序号(表号)	四格表	O_{11}	$E_{11} = \dfrac{O_{1\cdot} O_{\cdot 1}}{N}$	$O_{11} - E_{11}$	P
1★	11 4 10 0	11	12.6	-1.6	0.1079
2	12 3 9 1	12	12.6	-0.6	

序号（表号）	四格表	O_{11}	$E_{11} = \dfrac{O_{1?} O_{?1}}{N}$	$O_{11} - E_{11}$	P
3	13　2 8　2	13	12.6	0.4	
→4★	14　1 7　3	14	12.6	$O_{11}^{\#} - E_{11}^{\#} = 1.4$	0.1423
5★	15　0 6　4	15	12.6	2.4	0.0166

如双侧检验，$| O_{11} - E_{11} | \geqslant | O_{11}^{\#} - E_{11}^{\#} | = 1.4$ 的表号有 1、4、5，以符号"★"标出，由式（6-19）计算它们的四格表的概率，比如 4 号四格表（即原表）的确切概率为

$$P = \frac{15! \, 10! \, 21! \, 4!}{14! \, 7! \, 3! \, 25!} = 0.1423$$

1 号表、5 号表的确切概率分别为 0.1079 与 0.0166。1、4、5 号表的 P 值之和即为双侧概率

$$P = 0.1079 + 0.1423 + 0.0166 = 0.2668 > 0.05$$

故以 $\alpha = 0.05$ 水准的双侧检验接受 H_0，两法疗效的差异无统计意义，不能认为两法疗效不同。如单侧检验，$O_{11} - E_{11} \geqslant 1.4$ 的表号有 4、5。它们的确切概率之和即单侧概率

$$P = 0.1423 + 0.0166 = 0.1589 > 0.05$$

故以 $\alpha = 0.05$ 水准的单侧检验接受 H_0，两法疗效的差异无统计意义，不能认为甲法优于乙法。

四、$R \times C$ 列联表中独立性的检验

$R \times C$ 列联表的一般形式为表 6-9 所示：

表 6-9　$R \times C$ 列联表

X	Y			合　计
	y_1	…	y_c	
x_1	$O_{11}(E_{11})$	…	$O_{1C}(E_{1C})$	$O_{1.}$
…	…	…	…	…
x_R	$O_{R1}(E_{R1})$	…	$O_{RC}(E_{RC})$	$O_{R.}$
合　计	$O_{.1}$	…	$O_{.C}$	N

理论值 E_{ij}、统计量 χ^2、自由度 f 可分别由式（6-14）、（6-15）、（6-16）计算。

现在我们来简化统计量 χ^2 的计算。由式（6-15），得到

$$\chi^2 = \sum_{i,j=1}^{R,C} \frac{(O_{ij} - E_{ij})^2}{E_{ij}} = \sum_{i,j=1}^{R,C} \frac{O_{ij}^2}{E_{ij}} - 2\sum_{i,j=1}^{R,C} O_{ij} + \sum_{i,j=1}^{R,C} E_{ij}$$

而 $$\sum_{i,j=1}^{R,C} O_{ij} = \sum_{i,j=1}^{R,C} E_{ij} = N, \quad E_{ij} = \frac{O_i. O_{.j}}{N} \qquad [\text{见式}(6-15)]$$

所以 $$\chi^2 = N\sum_{i,j=1}^{R,C} \frac{O_{ij}^2}{O_i. O_{.j}} - 2N + N = N\left(\sum_{i,j=1}^{R,C} \frac{O_{ij}^2}{O_i. O_{.j}} - 1\right) \qquad (6-20)$$

例6-11 3个工生产同一种产品，现各抽检100件产品，合格件数如表6-10所示，试问3个工厂的合格率有无显著性差异？

表6-10 3个工厂某产品抽检结果

组别	合格件数	不合格件数	合计	%
甲厂	93	7	100	93.0
乙厂	90	10	100	90.0
丙厂	82	18	100	82.0
合计	265	35	300	88.3

解 这是多个总体率的比较问题。

$H_0: p_1 = p_2 = p_3$ （相当于 H_0："厂别"与"合格率"独立）

$H_1: p_1 = p_2 = p_3$ 不成立（相当于 H_1："厂别"与"合格率"不独立）

$$\chi^2 = N\left(\sum_{i,j=1}^{R,C} \frac{O_{ij}^2}{O_i. O_{.j}} - 1\right)$$

$$= 300 \times \left(\frac{93^2}{100 \times 265} + \frac{7^2}{100 \times 35} + \frac{90^2}{100 \times 265} + \frac{10^2}{100 \times 35} + \frac{82^2}{100 \times 265} + \frac{18^2}{100 \times 35} - 1\right)$$

$$= 6.283$$

查统计用表4，得

$$\chi_{0.05}^2(2) = 5.991, \chi_{0.01}^2(2) = 9.210$$

$$\chi^2 > \chi_{0.05}^2, P < 0.05$$

按 $\alpha = 0.05$ 水准拒绝 H_0，接受 H_1，3个工厂某产品的合格率不全相同。如要进一步知道如何不同法？严格的做法还要作两两间的多重比较（相当于单因素方差分析中两两间的多重比较的 q 检验法）。

例6-12 某院研究鼻咽癌患者与健康人的血型构成情况如下表6-11，试判断患鼻咽癌与血型有无关系（$\alpha = 0.05$）。

表 6 –11 患者与健康人的血型构成调查数据

组别	血型				合计
	A	B	O	AB	
患癌者	64	86	130	20	300
健康人	125	138	210	26	499
合 计	189	224	340	46	799

解 H_0："患癌"与"血型"独立。

由式（6 – 20）得

$$\chi^2 = 799 \times \left(\frac{64^2}{300 \times 189} + \frac{86^2}{300 \times 224} + \frac{130^2}{300 \times 340} + \frac{20^2}{300 \times 46} + \right.$$

$$\left. \frac{125^2}{499 \times 189} + \frac{138^2}{499 \times 224} + \frac{210^2}{499 \times 340} + \frac{26^2}{499 \times 46} - 1 \right)$$

$$= 1.921$$

由式(6 – 16)，$f = (2 - 1)(4 - 1) = 3$。

查统计用表 4，$\chi^2_{0.05}(3) = 7.815$。因为 $\chi^2 < \chi^2_{0.05}(3)$，所以接受 H_0，认为患鼻咽癌与血型没有关系。

$R \times C$ 表资料的分析应注意：

1. 检验要求理论频数不宜太小，否则将导致分析的偏性。$R \times C$ 表资料不宜有 1/5 以上格子的理论频数小于 5，或有一个 格子的理论频数小于 1。对理论频数太小的资料，有几种处理方法：

（1）增大样本含量。

（2）删去理论频数太小的行与列。

（3）将太小的理论频数所在的行或列的实际频数与性质相近的邻行邻列的实际频数进行合并。

三种方法中，后两法可能会损失部分信息，也会损害样本的随机性。不同的合并方式有可能影响推断结论，故不宜作为常规方法使用。

2. 多个样本率（或构成比）比较的 χ^2 检验，结论为拒绝 H_0，接受 H_1 时，只能认为至少两个相差大的样本率（或构成比）所代表的总体率（或构成比）之间有差别，还不能说明它们彼此之间都有差别。若要推断任两个总体率间有无差别，需进一步做多个样本率的多重比较。

思考与练习六

一、选择题

1. 在 n 次相同的试验中，事件 A 出现 m 次，比值 m/n 称为样本率，它是（　　）

   A. 统计量　　　　　　　　　　　B. 事件 A 的概率

   C. 总体参数　　　　　　　　　　D. 统计近似值

2. 设 $X \sim B(k, n, p)$，当 n 取大样本时，在 $H_0 : p = p_0$ 的双侧 t 检验中，当（　　）时，则一定有 $p < \alpha$

   A. $|u| < u_{\frac{\alpha}{2}}$　　　　B. $|u| > u_{\frac{\alpha}{2}}$　　　　C. $u > u_\alpha$　　　　D. $u < u_\alpha$

3. 为比较两个离散总体 $X \sim B(k, n_1, p_1)$，$Y \sim B(k, n_2, p_2)$ 的总体率是否相同，假设检验问题为 $H_0 : p_1 = p_2$，$H_1 : p_1 \neq p_2$，当 n_1，n_2 取小样本时，检验统计量选择（　　）

   A. u　　　　　　B. t　　　　　　C. F　　　　　　D. χ^2

4. 设 $X \sim B(k, n, p)$，在 2×4 列联表独立性检验中，$\chi^2 = \sum\limits_{i=1}^{2} \sum\limits_{j=1}^{4} \dfrac{(O_{ij} - E_{ij})^2}{E_{ij}}$ 服从 χ^2 分布，其自由度为（　　）

   A. 2　　　　　　B. 3　　　　　　C. 6　　　　　　D. 8

5. 为比较两个离散总体 $X \sim B(k, n_1, p_1)$，$Y \sim B(k, n_2, p_2)$ 的总体率是否相同，假设检验问题为 $H_0 : p_1 = p_2$，$H_1 : p_1 > p_2$，当 n_1，n_2 取小样本时，则当（　　）时，则一定有 $p < \alpha$

   A. $|u| < u_{\frac{\alpha}{2}}$　　　　B. $|u| > u_{\frac{\alpha}{2}}$　　　　C. $u > u_\alpha$　　　　D. $u < u_\alpha$

二、是非题

1. 设 $X \sim B(k, n, p)$，则样本率 $\hat{p}$ 的总体均数也为 p。（　　）

2. 设 $X \sim B(k, n, p)$，则样本率 $\hat{p}$ 的总体方差为 np。（　　）

3. 某药治疗某疾病患者 1 例痊愈，可认为该药 100% 有效。（　　）

4. 设 $X \sim B(k; n, p)$，则 $P(x = k) = \sum\limits_{i=0}^{k} C_n^i p^i (1 - p)^{n-i}$。（　　）

三、计算题

1. 用某种中医疗法治疗青少年近视 15 例，其中 10 人近期有效，求该法近期有效率的 95% 置信区间。

2. 某药厂规定某药丸潮解率不超过 0.1% 方能出厂。现任意抽取 1000 丸，发现有 2 丸潮解。试问这批药丸能否出厂？

3. 传染病院用脑炎汤治疗乙脑 243 例，治愈 236 例，病死 7 例，求病死总体率的

95% 置信区间。

4. 根据以往经验，胃溃疡患者 20% 发生胃出血症状。某医院观察 65 岁以上胃溃疡患者 304 例，有 96 例发生胃出血症状。试问不同年龄的胃溃疡患者胃出血症状是否不同？

5. 抽查库房保存的两批首乌注射液，第一批随机抽 240 支，发现 15 支变质；第二批随机抽 180 支，发现 14 支变质。试问第一批首乌注射液的变质率是否低于第二批？

6. 为研究高血压病的遗传度，某医师进行了高血压子代患病率调查。其中父母双亲有一方患高血压者调查了 205 人，其中高血压患者 101 人；父母双亲均患高血压者调查了 153 人，其中高血压患者 112 人。问双亲中只有一方患高血压与双亲均患高血压的子代中，高血压患病率是否相同？

7. 某研究者在某地区随机抽取 10 岁儿童 100 人，20 岁青年 120 人，检查发现，10 岁儿童中有 70 人患龋齿，20 岁青年中有 60 人患龋齿，问该地区 10 岁儿童与 20 岁青年患龋齿率是否相等？

8. 药物改变剂型前曾在临床观察 152 例，治愈 129 例。改变剂型后，又在临床上观察 130 例，治愈 101 例。能否得出新剂型疗效不如旧剂型的结论？

9. 甲乙两法对 50 份血样进行化验，两法都是阳性的有 32 例，两种都是阴性的有 9 例，甲法阳性而乙法阴性的有 6 例，甲法阴性而乙法阳性的有 3 例，如表 6 – 12，试问两法的阳性检出率有无差异？（提示：用配对四格表的独立性检验法。）

表 6 – 12　血样化验数据

甲法	乙　法		合计
	阳性（＋）	阴性（－）	
阳性（＋）	32	6	38
阴性（－）	3	9	12
合计	35	15	50

10. 医院收治 20 例急性心肌梗死并发休克的病人，分别用西医及中西医结合方法抢救资料如表 6 – 13，试问两组疗效是否有差别？（提示：用四格表的确切概率法）

表 6 – 13　两法治疗心肌梗死并发休克的结果比较表

组别	康复数	死亡数	合计
西医组	6	5	11
中西医结合组	9	0	9
合计	15	5	20

11. 中草药配置的 2 号处方，治疗某病，一、二、三疗程的疗效数据如表 6 – 14，试判断三个疗程的有效率是否有显著性差异。（$\alpha = 0.05$）

表 6 – 14　三个疗程的临床疗效数据

疗效	疗程			合计
	一	二	三	
有效	82	130	56	268
无效	28	20	7	55

12. 将某药做成四种剂型，考察临床显效率，数据如表 6 – 15，试判断四种剂型显效率是否有显著性差异？（$\alpha = 0.05$）

表 6 – 15　四种剂型药物临床疗效数据

剂　型	1	2	3	4
观察例数	80	53	61	40
显效例数	42	18	25	21

13. 某医师欲比较胞磷胆碱与神经节苷酯治疗脑血管疾病的疗效，将 78 例脑血管疾病患者随机分为 2 组，结果见表 6 – 16。问 2 种药物治疗脑血管疾病的有效率是否相等？

表 6 – 16　两种药物疗效数据

组　别	有效	无效	合计	有效率（%）
胞磷胆碱组	46	6	52	88.46
神经节苷酯组	18	8	26	69.23

14. 某医师研究物理疗法、药物治疗和外用膏药 3 种疗法治疗周围性面神经麻痹的疗效，资料见下表 6 – 17。问 3 种疗法的有效率有无差别？

表 6 – 17　三种疗法的观察数据

疗　法	有效	无效	合计	有效率（%）
物理疗法组	199	7	206	96.60
药物治疗组	164	18	182	90.11
外用膏药组	118	26	144	81.94

15. 某卫生防疫站在中小学观察三种方法矫正治疗近视眼措施的效果，135 人使用夏天无眼药水，51 人近期有效；18 人做眼保健操，5 人近期有效；32 人用新疗法，6 人近期有效。试判断三种方法矫正治疗近视眼措施的近期有效率是否不同。

16. 把 205 份标本的每一份分别接种甲、乙两种培养基，甲、乙均生长的 36 份，甲生长、乙不生长的 34 份，甲不生长、乙生长的 0 份，甲、乙均不生长的 135 份，比较两种培养基的效果是否相同。

*第七章　其他资料分析

在总体分布类型已知的前提下，对总体均数、方差、总体率等参数进行检验或估计，称为参数统计。在总体分布未知，或与已知总体参数统计的条件不相符时，需要不依赖总体分布类型、也不对总体参数进行统计推断的假设检验，这种与总体分布无关，不检验参数、只检验分布位置的方法，称为非参数检验。本章介绍非参数检验方法、等级资料的分析方法。

第一节　非参数检验方法

非参数检验对总体的分布不作要求，因此非参数方法通常被称为无分布统计学。通常适用于总体分布为偏态或分布未知的计量资料、等级资料、个别数据偏大或数据的某一端无确定数值的资料、离散程度悬殊的资料。资料满足参数检验条件时，应选用参数检验的统计方法，否则会导致检验效能降低。不过，近代理论证明，一些重要的非参数统计方法，与相应的参数统计方法相比，效能的损失很小。

对于两个不知道（或不关心）它们服从何种分布的总体，我们可以认为它们服从非正态分布。当问题的目标是比较两个总体的位置时，原假设为 H_0：两个总体的位置相同，备择假设可以是以下三种形式之一：

（1）是否有足够的理由推断两个总体存在差异，那么备择假设为

H_1：两个总体位置不同

（2）能否得出总体 1 中的随机变量总体来说比总体 2 中的随机变量大的结论，则

H_1：总体 1 的位置在总体 2 的右边

（3）能否得出总体 1 中的随机变量总体来说比总体 2 中的随机变量小的结论，则

H_2：总体 1 的位置在总体 2 的左边

下面介绍用于推断两个独立总体位置差异的威尔科克森（Wilcoxon）秩和检验（Rank Sum Test）方法、用于比较两个相关配对数据威尔科克森符号秩和检验（Wilcoxon Signed Rank Test）、用于比较两个或两个以上总体的克 – 瓦氏 H 检验（Kruskal Wallis H Test）和弗里德曼检验（Friedman Test）。

一、成组秩和检验（Wilcoxon 法）

秩和检验是非参数检验方法中效能较高，又比较系统完整的一种方法。所谓秩，又

称为等级，实际上就是把数值按大小顺序作 1，2，3，…，排列的一种等级编码。

我们利用下面的例子来说明秩和检验的原理。

例 7 - 1　样本 1：22、23、20，样本 2：18、27、26，来自两个总体的观测值。假设在 $\alpha = 0.05$ 的显著性水平下，能否得出总体 1 在总体 2 左面的结论。

表 7 - 1　两样本的编秩

样本 1	秩	样本 2	秩
22	3	18	1
23	4	27	6
20	2	26	5
秩和	$T_1 = 9$	秩和	$T_2 = 12$

根据问题显然可以得出两个假设：H_0：两个总体位置相同；H_1：总体 1 在总体 2 的左面。在 H_0 假设下，两个样本来自同一总体。两样本数据从小到大混合编秩，可以看出 18 最小，编秩为 1；20 次之，编秩为 2。依此类推，直到最大的观测值 27，其秩为 6，见表 7 - 1。

如果两组数据有相同的数据，就取平均秩。接下来计算出每个样本的秩和。用 T_1 和 T_2 分别代表样本 1 和样本 2 的秩和。此时 $T_1 = 9$、$T_2 = 12$，显然 T 是一个随机变量。秩和检验的原理就是依托秩和 T 的抽样分布进行假设检验的。就上例来看，我们可以选择 T_1、T_2 中的任意一个作为统计量，此时任选 T_1 为检验统计量 T。T 值较小表明大部分较小的观测值在样本 1 中，而大部分较大的观测值在样本 2 中。这就意味着总体 1 在总体 2 的左侧。因此，为了能够在统计学上得出这样的结论，必须说明容量为 3 的两个样本统计量 T 等于多少为较小。下面我们通过列出 T 的所有可能取值得出 T 的抽样分布来

表 7 - 2　容量为 3 的两个样本所有可能的排序方式

样本 1 的秩	秩和	样本 2 的秩	秩和
1, 2, 3	6	4, 5, 6	15
1, 2, 4	7	3, 5, 6	14
1, 2, 5	8	3, 4, 6	13
1, 2, 6	9	3, 4, 5	12
1, 3, 4	8	2, 5, 6	13
1, 3, 5	9	2, 4, 6	12
1, 3, 6	10	2, 4, 5	11
1, 4, 5	10	2, 3, 6	11
1, 4, 6	11	2, 3, 5	10
1, 5, 6	12	2, 3, 4	9
2, 3, 4	9	1, 5, 6	12
2, 3, 5	10	1, 4, 6	11
2, 3, 6	11	1, 4, 5	10
2, 4, 5	11	1, 3, 6	10
2, 4, 6	12	1, 3, 5	9
2, 5, 6	13	1, 3, 4	8
3, 4, 5	12	1, 2, 6	9
3, 4, 6	13	1, 2, 5	8
3, 5, 6	14	1, 2, 4	7
4, 5, 6	15	1, 2, 3	6

说明。表7-2列出了样本容量为3的两个样本所有可能的排序方式。

如果原假设成立，即两个总体位置相同，那么每种可能的排序出现的概率都相等。由于存在20种不同的可能性，因而每个 T 有相同的概率，即 $P(T) = \dfrac{1}{20} = 0.05$。表7-3是 T 值及其概率。

表7-3 样本容量为3两样本的 T 的抽样分布

T	$P(T)$
6	0.05
7	0.05
8	0.1
9	0.15
10	0.15
11	0.15
12	0.15
13	0.1
14	0.05
15	0.05
合计	1

从抽样分布中可以看出，$P(T \leqslant 6) = P(T = 6) = 0.05$。因为我们试图确定检验统计量 T 是否足够小，使我们可以在检验水准 $\alpha = 0.05$ 上拒绝原假设，所以令拒绝域为 $T \leqslant 6$。由于本次样本提供的秩和统计量 $T = 9$，因而不能拒绝原假设。通过此例说明，秩和检验要依托统计量 T 的抽样分布，而我们可以得出任何样本容量下秩和统计量 T 的抽样分布，但这一过程比较繁杂，我们在教材的统计表中已列出了小样本秩和检验 T 界值表。下面介绍具体的计算方法。

计量资料编秩时，两样本数据从小到大混合编秩，相同数据取平均秩次。分类资料编秩时，同一等级取平均秩次，设 n_1、n_2 分别为两样本的容量，$N = n_1 + n_2$，规定 $n_1 \leqslant n_2$，取统计量 T 为 n_1 样本的秩和。

在 n_1、n_2 较小时，查统计用表13，用 T 值与 T 界值进行比较。若 T 值在上、下界范围内，则 P 值大于相应概率。若 T 值为界值或在范围外，则 P 值小于相应概率。在 n_1、n_2 较大时，可用连续的 Z 检验作不连续 T 分布的近似，并在两样本相同秩次的个数太多时校正，即

$$Z = \frac{|T - n_1(N+1)/2| - 0.5}{\sqrt{n_1 n_2(N+1)/12}}, \quad Z_C = \frac{|T - n_1(N+1)/2| - 0.5}{\sqrt{n_1 n_2(N+1)/12} \cdot \sqrt{1 - \sum (t_i^3 - t_i)/(N^3 - N)}}$$

$$(7-1)$$

式中，t_i 为第 i 个相同秩个数。

威尔科克森（Wilcoxon）秩和检验方法主要用于具有下述特征的问题：

比较两个总体分布位置、两组数据是单项有序分类资料或两组不满足正态分布的计量资料，即成组资料。

例7-2 对19只小鼠中的9只接种第一种伤寒杆菌，其余10只接种第二种伤寒杆菌，接种后的存活天数见表7-4的第1、3列。试判定两种伤寒杆菌的存活天数是否不同。

表7-4 两种伤寒杆菌接种小鼠的存活天数

第一种	秩次	第二种	秩次
6	5.5	7	10.0
6	5.5	11	18.0
8	12.5	6	5.5
5	1.5	6	5.5
10	16.	7	10.0
7	10.0	9	14.0
12	19.0	5	1.5
6	5.5	10	16.0
8	12.5	10	16.0
		6	5.5
$n_1 = 9$	$T_1 = 88$	$n_2 = 10$	$T_2 = 102$

解 第一种存活天数不服从正态分布，采用成组秩和检验，H_0：两总体分布位置相同。

把表的第1、3列混合编秩，写于第2、4列。$n_1 = 9$、$n_2 = 10$，确定 $T = T_1 = 88$。由 $n_1 = 9$、$n_2 - n_1 = 1$，查统计用表13成组 T 界值，双侧 $T_{0.05/2}(9, 1) = 66 \sim 114$。$T = 88$ 在范围内，双侧 $P > 0.05$，不能以 $\alpha = 0.05$ 水准双侧检验拒绝 H_0。不能认为两总体分布位置不相同，不能认为接种两种杆菌的存活天数不同。

值得注意的是，威尔科克森秩和检验（以及本章介绍的其他非参数检验方法）实际上是检验两个总体的分布是否一致。因此要求两个总体除了位置不同之外，其他方面都是相同的，位置成为检验的唯一焦点。

二、完全随机分组秩和检验（Kruskal - Wallis 法）

完全随机分组秩和检验方法主要用于具有下述特征的问题：

比较两个或两个以上总体、数据是单项有序分类资料或不满足正态分布的计量资料、即多组资料。完全随机分组检验的原假设和备择假设与方差分析的假设类似。比较 H_0：k 个总体的位置相同；H_1：k 个总体的位置不完全相同（至少有2个总体的位置不同）。

设完全随机分组资料为 k 个样本，每个样本容量为 $n_i (i = 1、2、\cdots、k)$。在不要求正态分布和方差齐性时，可用完全随机分组秩和检验，并在各总体分布不同时，进行两两间多重比较。

（1）完全随机分组秩和检验

H_0：各总体分布相同。

定量资料编秩时，将各组数据从小到大统一编秩次，同组相同数据取顺序秩次，不同组相同数据取平均秩次。分类资料编秩时，同一等级取平均秩次。

T_i 为容量 n_i 样本的秩和，构成 H 统计量，即

$$H = \frac{12}{N(N+1)} \sum \frac{T_i^2}{n_i} - 3(N+1) \qquad (7-2)$$

在相同秩次较多时校正，即

$$H_C = \frac{H}{1 - \sum (t_i^3 - t_i)/(N^3 - N)} \qquad (7-3)$$

在组数 $k=3$、每组例数 $n_i \leqslant 5$ 时，可查统计用表 14 H 界值进行比较。在 n_i 较大或组数 $k>3$ 时，H 或 H_C 近似服从自由度 $f=k-1$ 的 χ^2 分布，查统计用表 4 进行比较。

（2）在各总体分布不全相同结论下可进行两两间多重比较，H_0：第 i、j 个总体分布相同。t 统计量为

$$t_{ij} = \frac{\dfrac{T_i}{n_i} - \dfrac{T_j}{n_j}}{\sqrt{S^2 \dfrac{N-1-H}{N-k}} \cdot \sqrt{\dfrac{1}{n_i} + \dfrac{1}{n_j}}} \ , \quad df = N - k \qquad (7-4)$$

其中，自由度 $f = N - K$，N 为总观测例数，S^2 的计算式在无相同数据时为

$$S^2 = \frac{N(N+1)}{12} \qquad (7-5)$$

在有相同数据时为

$$S^2 = \frac{1}{N-1} \Big[\sum_{r=1}^{k} \sum_{s=1}^{n_r} T_{rs}^2 - N \frac{(N+1)^2}{4} \Big] \qquad (7-6)$$

例 7 – 3　某药物研究所为了研究药物对钉螺的杀死作用，采用三种药物杀灭钉螺。每批用 200 只活钉螺，用药后清点每批钉螺的死亡数，再计算死亡率（%），结果见表 7 – 5 的①、③、⑤行。问三种药物杀灭钉螺的效果有无差异？

表 7 – 5　三种药物杀灭钉螺的死亡率（%）比较

第一种①	32.5	35.5	40.5	46	49	$n_1 = 5$
秩次②	10	11	13	14	15	$T_1 = 63$
第二种③	16	20.5	22.5	29	36	$n_2 = 5$
秩次④	4	6	7	9	12	$T_2 = 38$
第三种⑤	6.5	9	12.5	18	24	$n_3 = 5$
秩次⑥	1	2	3	5	8	$T_3 = 19$

解 这是百分率资料，不符合正态分布。

（1）完全随机分组秩和检验，H_0：三个总体分布相同。

$N=15$，样本数据混合编秩，填入表 7-5 的②、④、⑥行，求出秩和，计算 H 值得到

$$H = \frac{12}{15(15+1)} \times \left(\frac{63^2 + 38^2 + 19^2}{5} \right) - 3 \times (15+1) = 9.7400$$

由组数 $k=3$ 且例数 $n_i \leqslant 5$，查统计用表 14（H 界值表），单侧 $H_{0.01}(5,5,5) = 7.98 < 9.7400$，$P < 0.01$，以 $\alpha = 0.01$ 水准单侧检验拒绝 H_0，三个总体分布不全相同。

可以认为三种药物的杀灭钉螺的效果不同。

（2）多重比较，H_0：第 1、2 个总体分布相同。无相同数据，计算得到

$$S^2 = \frac{15 \times (15+1)}{12} = 20$$

$$t_{12} = \frac{\frac{63}{5} - \frac{38}{5}}{\sqrt{20 \times \frac{15-1-9.74}{15-3}} \times \sqrt{\frac{1}{5} + \frac{1}{5}}} = 2.9670$$

由 $f = 15 - 3 = 12$，查统计用表 5，$P < 0.05$。按 $\alpha = 0.05$ 水准双侧检验拒绝 H_0，接受 H_1，第 1、2 种总体分布不同。可以认为第一种药物杀灭钉螺的效果高于第二种。

其他情形可以类似计算，得到如表 7-6 所示的结果。

表 7-6 三种药物杀虫效果的两两比较

对比组	n_i	n_j	T_i	T_j	t_{ij}	P
1 与 2	5	5	63	38	2.9670	$P < 0.05$
1 与 3	5	5	63	19	5.2218	$P < 0.01$
2 与 3	5	5	38	19	2.2549	$P < 0.05$

可以看出，$t_{13} = 5.2218$，$P < 0.01$，第 1、3 种总体分布不同，$t_{23} = 2.2549$，$P < 0.05$，第 2、3 种总体分布不同。

可以认为药物杀灭钉螺的效果，第一种最高，第三种最低。

三、配对秩和检验（Wilcoxon 法）

配对秩和检验方法主要用于具有下述特征的问题：

比较两个配对总体、数据不满足正态分布的配对计量资料、样本是配对试验设计数据即相关样本。由于数据不服从正态分布，因而不能用差值的均值作检验参数。此时的原假设和备择假设为：

H_0：差值总体中位数 $M_d = 0$，H_1：差值的总体中位数 $M_d \neq 0$。

在 H_0 假设下，把非零的差值按绝对值从小到大用 1、2、…编秩，并按差值的正负标上正负号。绝对值相等时取平均秩次，把差值为 0 者舍去后样本容量记为 n。分别求

出带正号秩和 T_+ 与带负号秩和 T_-，并以绝对值小的作为统计量 T 值。在 $n \leqslant 28$ 时，可查统计用表 12，用 T 值与 T 界值进行比较。若 T 值在上、下界范围内，则 P 值大于相应概率；若 T 值为界值或在范围外，则 P 值小于相应概率。

在 $n > 28$ 时，T 的分布逐渐逼近均数为 $n(n+1)/4$、方差为 $n(n+1)(2n+1)/24$ 的正态分布，可用连续的标准正态分布 u 检验近似，并在相同差值太多时校正，即

$$u = \frac{|T - n(n+1)/4| - 0.5}{\sqrt{\dfrac{n(n+1)(2n+1)}{24}}}, \quad u_C = \frac{|T - n(n+1)/4| - 0.5}{\sqrt{\dfrac{n(n+1)(2n+1)}{24} - \dfrac{1}{48}\sum (t_i^3 - t_i)}}$$

$$(7-7)$$

式中，t_i 为第 i 个相同秩次的个数。

例 7-4 某研究所对 12 份血清分别用原方法（检测时间 20 分钟）和新方法（检测时间 10 分钟）检测其谷-丙转氨酶，结果见表 7-7 的第 1、2 行。问两种检测方法有无差异？

表 7-7 原法和新法检测血清谷-丙转氨酶（n mol·S^{-1}/L）结果比较

原法	60	112	195	80	242	180	165	38	202	44	236	65
新法	80	152	243	82	204	220	205	38	243	44	192	100
差值	-20	-40	-48	-2	38	-40	-40	0	-41	0	44	-35
秩次	-2	-6	-10	-1	4	-6	-6	0	-8	0	9	-3

解 这是配对资料，由于两法的数据差不服从正态分布，所以选用 Wilcoxon 配对秩和检验。H_0：差值总体中位数 $M_d = 0$，H_1：$M_d \neq 0$。

计算每个对子的差值列于表 7-7 的第 3 行，按 10 个非零差值的绝对值，由小到大编秩于表 7-7 的第 4 行，并根据差值的正负号确定符号。分别相加正负秩次，得到秩和 $T_+ = 13$，$T_- = 42$，取统计量 $T = 13$。由 $n = 10$，查统计用表 12，$T_{0.05/2(10)} = 8 \sim 47$，$T = 13$ 在范围内，$P > 0.05$，不能以 $\alpha = 0.05$ 水准双侧检验拒绝 H_0。不能认为两法的检测值不同。

四、随机区组分组秩和检验（Friedman 法）

随机区组分组秩和检验方法主要用于具有下述特征的问题：

问题是比较两个或两个以上的总体、有序数据或数据不满足正态分布的计量资料、数据来源于随机区组试验。此时的原假设和备择假设如同 K-W 法：

H_0：k 个总体的位置相同；H_1：k 个总体的位置不完全相同（至少有 2 个总体的位置不同）。

设随机区组分组资料的处理组、配伍组个数记为 k、b，$N = kb$。在不要求正态分布和方差齐性时可用随机区组分组秩和检验，并在各总体分布不同时多重比较。

（1）随机区组分组资料秩和检验，H_0：各总体分布相同。

按配伍组编秩，相同数据取平均秩次。第 i 个处理组的秩和（$i = 1、2、\cdots、k$）记为 T_i，其平均值记为 $\bar{T} = \sum T_i / k$。当 k、b 不大时，构成 M 统计量，查统计用表 12 与 M

界值比较，即

$$M = \sum_{i=1}^{k} (T_i - \bar{T})^2 \qquad (7-8)$$

当 k、b 较大时构成 χ^2 统计量，查统计用表 4 与 χ^2 界值比较，即

$$\chi_r^2 = \frac{12M}{N(k+1)C} \sim \chi^2(k-1) \qquad (7-9)$$

在相同秩次太多时，t_i 为第 i 个相同秩次的个数，M 统计量要进行校正，即

$$\chi_{rc}^2 = \frac{\chi_r^2}{1 - \sum (t_i^3 - t_i)/(Nk^2 - N)} \qquad (7-10)$$

（2）在各总体分布不全相同结论下多重比较，H_0：第 i、j 个总体分布相同。t 统计量为

$$t_{ij} = \frac{T_i - T_j}{\sqrt{\dfrac{2b(A-B)}{(b-1)(k-1)}}} , \quad df = (b-1)(k-1) \qquad (7-11)$$

其中，自由度 $f = (k-1)(b-1)$ A 为所有秩次的平方和，B 为各处理组秩次的平方和除以 b，即

$$A = \sum_{r=1}^{k} \sum_{s=1}^{b} T_{rs}^2 \qquad (7-12)$$

$$B = \frac{1}{b} \sum_{s=1}^{b} T_s^2 \qquad (7-13)$$

若各区组内无相同秩次，则 A 的计算式为

$$A = \frac{bk(k+1)(2k+1)}{6} \qquad (7-14)$$

例 7 - 5 按年龄、性别、年级、社会经济地位、学习动机、智力水平、学习情况相近，把 32 名学生分 8 个配伍组。每个配伍组学生随机分到 4 个教学实验组，过一段时间测得学习综合成绩，见表 7 - 8 的第 1、3、…、15 各奇数行。试比较 4 种教学方式对学生成绩的影响有无不同。

表 7 - 8　四种教学方式八个配伍组的学生综合成绩

方式	A	B	C	D
1 组	8.4	9.6	9.8	11.7
1 秩	1	2	3	4
2 组	11.6	12.7	11.8	12
2 秩	1	4	2	3
3 组	9.4	9.1	10.4	9.8
3 秩	2	1	4	3

方式	A	B	C	D
4 组	9.8	8.7	9.9	12
4 秩	2	1	3	4
5 组	8.3	8	8.6	8.6
5 秩	2	1	3.5	3.5
6 组	8.6	9.8	9.6	10.6
6 秩	1	3	2	4
7 组	8.9	9	10.6	11.4
7 秩	1	2	3	4
8 组	8.3	8.2	8.5	10.8
8 秩	2	1	3	4

解 作随机区组分组秩和检验，H_0：四个总体分布相同。

按各区组编秩，填入表 7 – 8 的 2、4、…、16 行。$k = 4$、$b = 8$、$N = 32$，$T_1 = 12$、$T_2 = 15$、$T_3 = 23.5$、$T_4 = 29.5$。计算平均秩和 $\overline{T}$、统计量 M 得到

$$\overline{T} = 80/4 = 20, M = (12 - 20)^2 + (15 - 20)^2 + (23.5 - 20)^2 + (29.5 - 20)^2 = 191.5$$

查统计用表 15，得 $M_{0.05} = 105$，$M > M_{0.05}$，$P < 0.05$。按 $\alpha = 0.05$ 水准拒绝 H_0。四个总体分布不全相同，可以认为四种教学方式的教学效果不全相同。

作多重比较，H_0：第 1、2 总体分布相同。t 统计量为

$$A = 7 \times (1^2 + 2^2 + 3^2 + 4^2) + (1^2 + 2^2 + 2 \times 3.5^2) = 239.6$$
$$B = (12^2 + 15^2 + 23.5^2 + 29.5^2)/8 = 223.9375$$

$$t_{12} = \frac{15 - 12}{\sqrt{\dfrac{2 \times 8 \times (239.6 - 223.9375)}{(8 - 1) \times (4 - 1)}}} = 0.8684$$

由 $f = (8 - 1) \times (4 - 1) = 21$，查统计用表 5，$t_{0.05(21)} = 2.08$，$P > 0.05$。不能以 $\alpha = 0.05$ 水准双侧检验拒绝 H_0。不能认为教学方式 A、B 的成绩不同。

其他情形可以类似计算，得到如表 7 – 9 所示的结果。

表 7 – 9　四种教学方式的两两比较

对比组	T_i	T_j	t_{ij}	结论
1 与 2	12	15	0.8684	$P > 0.05$
1 与 3	12	23.5	3.3290	$P < 0.01$
1 与 4	12	29.5	5.0659	$P < 0.01$
2 与 3	15	23.5	2.4606	$P < 0.05$
2 与 4	15	29.5	4.1975	$P < 0.01$
3 与 4	23.5	29.5	1.7369	$P > 0.05$

可以看出，1 与 3、1 与 4、2 与 4 之间的 $P < 0.01$，2 与 3 之间的 $P < 0.05$，而 1 与 2、3 与 4 之间的 $P > 0.05$，故可以认为教学方式 A、B 的成绩低于教学方式 C、D 的成绩。

五、单样本检验（Runs Test、χ^2 Test）

1. 单样本游程检验（Runs Test）

依时间或其他顺序排列的有序数列中，具有相同属性的事件或符号的连续部分称为一个游程，每个游程含有事件或符号的个数称为游程的长度。在一个有序数列中，游程的个数记为 r，游程的长度记为 L。例如，符号序列

$$- \quad - \quad + \quad + \quad - \quad + \quad + \quad + \quad - \quad -$$

前面两个"$-$"属性相同，连续出现，构成一个长度为 2 的游程。这个符号序列共有游程个数 $r = 5$，游程长度 L 依次为 2、2、1、3、2。游程检验可以分为游程个数检验和游程长度检验两种，这里介绍游程个数检验。

设样本序列中，两类事件的观察值个数分别为 n_1、n_2，和为 $n = n_1 + n_2$。H_0：两类事件的发生是随机的。若序列的观察值是用数值大小表示的，可以用中位数法变换为两类事件：各观察值大于中位数 M 者标"$+$"号，小于 M 者标"$-$"号，等于 M 者弃去不计。在 n_i 较小时，可查统计用表 11，r 值在上、下界范围外时拒绝 H_0。在 n_i 较大时，r 的分布近似均数 $1 + 2n_1n_2/n$、方差 $2n_1n_2(n_1n_2 - n)/n^2(n-1)$ 的正态分布，即

$$u = \frac{\left| r - 1 - \dfrac{2n_1n_2}{n} \right| - 0.5}{\sqrt{\dfrac{2n_1n_2(2n_1n_2 - n)}{n^2(n-1)}}}, \quad n = n_1 + n_2 \tag{7-15}$$

例 7-6　某中药治疗某病患者 43 人，疗效按显效、有效、不变、恶化、显著恶化 5 个等级分别评为 1、0.72、0.47、0.28、0 分，各时间的平均分如表 7-10 所示。作游程检验。

表 7-10　各时点的疗效平均分

时间	t_1	t_2	t_3	t_4	t_5	t_6	t_7	t_8	t_9	t_{10}	t_{11}	t_{12}	t_{13}	t_{14}
平均分	0.45	0.43	0.52	0.66	0.62	0.57	0.60	0.65	0.55	0.63	0.69	0.70	0.65	0.67

解　H_0：此治疗过程是随机的，H_1：不是随机而是有时间倾向的。

中位数 $M = (0.62 + 0.63) / 2 = 0.625$，各值大于中位数 M 者标"$+$"号，小于 M 者标"$-$"号，等于 M 者弃去不计，得到游程个数 $r = 6$ 的符号序列，即

$$- \quad - \quad - \quad + \quad - \quad - \quad - \quad + \quad - \quad + \quad + \quad + \quad + \quad +$$

符号序列中，"$+$"、"$-$"号个数分别为 $n_1 = 7$、$n_2 = 7$，查统计用表 11，$r = 6$ 在 0.05 的 r 界值范围 4～12 内，$P > 0.05$，以 $\alpha = 0.05$ 水准单侧检验拒绝 H_0。可以认为治疗过程是随机的。

2. 单样本卡方检验（χ^2 Test）

单组资料总频数为 N，分类数为 k，设理论频数 E 按等概率计算，称为无差假说，即

$$E = N/k \tag{7-16}$$

单样本卡方检验研究观察频数 O 与理论频数 E 的拟合性，$H_0: O = E$，统计量为

$$\chi^2 = \sum \frac{(O-E)^2}{E}, f = k-1 \tag{7-17}$$

例 7-7 在医疗服务满意度调查的 500 人中，非常满意 24%，满意 20%，不置可否 8%，不满意 12%，非常不满意 36%，判断各种态度有无不同。

解 五种态度的理论数相等，即 $k=5$，$E=100$。故 $H_0: O=E$，$H_1: O \neq E$。

$$\chi^2 = \frac{(500 \times 0.24 - 100)^2}{100} + \frac{(500 \times 0.20 - 100)^2}{100} + \frac{(500 \times 0.08 - 100)^2}{100} +$$

$$\frac{(500 \times 0.12 - 100)^2}{100} + \frac{(500 \times 0.36 - 100)^2}{100} = 120$$

$f = k - 1 = 4$，查统计用表 4，$\chi^2_{0.01}(4) = 13.277$，$\chi^2 > \chi^2_{0.01}(4)$，$P < 0.01$，以 $\alpha = 0.01$ 水准的单侧检验拒绝 H_0。检验有统计学意义，可以认为五种态度的百分数不同。

例 7-8 根据以往经验，某校长认为高中升学的男女比例为 2:1，今年该校高中升学的男生 90 人、女生 30 人，判断今年高中升学的男女比例是否符合该校长的经验。

解 男女升学理论概率为 2/3、1/3，即 $k=2$，$E_1 = 80$、$E_2 = 40$。$H_0: O=E$，$H_1: O \neq E$。

$$\chi^2 = \frac{(90-80)^2}{80} + \frac{(30-40)^2}{40} = 3.75$$

$f = 1$，查统计用表 4，$\chi^2_{0.05}(1) = 3.8415$，$\chi^2 < \chi^2_{0.05}(1)$，$P > 0.05$，不能以 $\alpha = 0.05$ 水准单侧检验拒绝 H_0。检验无统计学意义，尚可认为今年高中升学的男女比例不符合该校长的经验。

第二节 等级资料的分析

二维列联表根据属性的类型，可以分成四类：双向无序列联表、单向有序列联表、双向有序属性相同列联表和双向有序属性不同列联表。除了双向无序列联表外，其他列联表都与等级有关，因此在这一节我们将要介绍利用秩和检验和 Ridit 方法分析单向有序列联表以及利用 Kappa 方法分析双向有序属性相同列联表。

一、单向有序表分析

1. 两组独立样本秩和检验

单向有序表资料的分组为两分类时，称为两组独立样本。编秩时，同一等级取平均秩次，进行威尔科克森（Wilcoxon）成组秩和检验。

例 7 - 9 某中医院医生分别用祖传及一般针灸疗法治疗哮喘病人 46 例及 28 例，数据如表 7 - 11 的第 1、2、3 列所示，判断祖传针灸疗法的疗效是否高于一般针灸疗法。

表 7 - 11 正常人和慢性气管炎病人的痰液中嗜酸性白细胞数据

疗效	一般针灸法	祖传针灸法	合计	秩次范围		平均秩	一般法秩和	祖传法秩和
无效	5	3	8	1	8	4.5	22.5	13.5
好转	14	15	29	9	37	23	322	345
显效	5	16	21	38	58	48	240	768
痊愈	4	12	16	59	74	66.5	266	798
合计	$n_1 = 28$	$n_2 = 46$	$N = 74$				$T_1 = 850.5$	$T_2 = 1924.5$

解 这是单向有序列联表，两组独立样本秩和检验。H_0：两总体分布相同。

在表的第 4 列计算各等级的合计数，第 5 列计算秩次范围，第 6 列按范围的上下界之半计算平均秩次，第 7、8 列按平均秩次与人数之积计算秩和。如疗效为"无效"者合计 8 例，平均秩次为 $(1 + 8) / 2 = 4.5$，一般疗法组的秩和为 $4.5 \times 5 = 22.5$。

确定 $T = 850.5$，$N = 74$。各疗效重复数，$t_1 = 8$、$t_2 = 29$、$t_3 = 21$、$t_4 = 16$，计算得到

$$\sum (t_i^3 - t_i) = (8^3 - 8) + (29^3 - 29) + (21^3 - 21) + (16^3 - 16) = 38184$$

$$u_C = \frac{|850.5 - 28 \times (74 + 1)/2| - 0.5}{\sqrt{28 \times 46 \times (74 + 1)/12 \times (1 - 38184/(74^3 - 74))}} = 2.3305$$

由 $u_C > u_{\frac{0.05}{2}} = 1.96$，双侧 $P < 0.05$，以 $\alpha = 0.05$ 水准的双侧检验拒绝 H_0，接受 H_1，有统计学意义。可以认为两总体分布不同，由 $T_1 < T_2$，可以认为祖传针灸疗法的疗效高于一般针灸疗法。

2. 多独立样本秩和检验

单向有序表资料的分组为多分类时，称为多组独立样本。编秩时，同一等级取平均秩次，进行克 - 瓦氏 H（Kruskal - Wallis H）秩和检验?

例 7 - 10 测得四种病人痰液中的嗜酸性白细胞数据如表 7 - 12 的前 5 列所示，判断 4 种病人痰液中嗜酸性白细胞数是否不同。

表 7 - 12 四种病人痰液中嗜酸性白细胞数据

检验结果	支气管扩张	肺水肿	肺癌	病毒性呼吸道感染	合计	秩次范围		平均秩次	支气管扩张秩和	肺水肿秩和	肺癌秩和	病毒呼吸感染秩和
-	0	3	5	3	11	1	11	6.0	0.0	18.0	30.0	18.0
+	2	5	7	5	19	12	30	21.0	42.0	105.0	147.0	105.0
+ +	9	5	3	3	20	31	50	40.5	364.5	202.5	121.5	121.5
+ + +	6	2	2	0	10	51	60	55.5	333.0	111.0	111.0	0.0
合计	17	15	17	11	60				739.5	436.5	409.5	244.5

解 这是单向有序列联表，多组独立样本秩和检验。

H_0：四个总体分布相同。

在表的第 9 ~ 12 列计算秩和，$n_1 = 17$、$T_1 = 739.5$，$n_2 = 15$、$T_2 = 436.5$，$n_3 = 17$、$T_3 = 409.5$，$n_4 = 11$、$T_4 = 244.5$，$N = 60$。计算 H 统计量及校正 H_C 统计量得到

$$H = \frac{12}{60 \times 61} \times \left(\frac{739.5^2}{17} + \frac{436.5^2}{15} + \frac{409.5^2}{17} + \frac{244.5^2}{11} \right) - 3 \times 61 = 14.2757$$

$$\sum (t_i^3 - t_i) = (11^3 - 11) + (19^3 - 19) + (20^3 - 20) + (10^3 - 10) = 17130$$

$$H_C = \frac{14.2757}{1 - 17130/(60^3 - 60)} = 15.5057$$

$f = k - 1 = 3$，查统计用表 4，$\chi^2_{0.01(3)} = 11.3449$，$P < 0.01$，以 $\alpha = 0.01$ 水准的单侧检验拒绝 H_0，接受 H_1，有统计意义。四个总体分布不全相同，可以认为四种病人痰液中嗜酸性粒细胞数不全相同。

多重比较结果，1 与 2 组、1 与 3 组、1 与 4 组均有 $P < 0.01$，其他两组之间均有 $P > 0.05$。可以认为，支气管扩张组病人痰液中嗜酸性粒细胞数高于其他三组。

例 7 – 11 中国新药与临床杂志 1999 年 1 月 18 卷 1 期报道，用脑神经生成素 A、B、C 方案治疗急性脑出血所致脑神经功能障碍，数据如表 7 – 13 所示，判断 3 种方案的疗效有无差异。

表 7 – 13 三种方案治疗脑神经功能障碍情况比较

用药	基本痊愈	显著好转	好转	无效
A（5 ~ 7 天）	5	7	10	8
B（10 ~ 12 天）	9	10	7	4
C（21 ~ 30 天）	16	10	3	1

解 视分组为无序，即视为单向有序表，编秩计算见表 7 – 14。

表 7 – 14 三种方案治疗脑神经功能障碍编秩计算

	A	B	C	合计	范围		平均	A 秩	B 秩	C 秩
痊愈	5	9	16	30	1	30	15.0	77.5	139.5	248.0
显著	7	10	10	27	31	57	44.0	308.0	440.0	440.0
好转	10	7	3	20	58	77	67.5	675.0	472.5	202.5
无效	8	4	1	13	78	90	84.0	672.0	336.0	84.0
合计	30	30	30	90				1732.5	1388.0	974.5

计算 H 统计量及校正 H_C 统计量得到

$$H = \frac{12}{90 \times 91} \times \left(\frac{1732.5^2}{30} + \frac{1388.0^2}{30} + \frac{974.5^2}{30} \right) - 3 \times 91 = 14.0696$$

$$\sum (t_i^3 - t_i) = (30^3 - 30) + (27^3 - 27) + (20^3 - 20) + (13^3 - 13) = 56790$$

$$H_C = \frac{14.0696}{1 - 56790/(90^3 - 90)} = 15.2584$$

$f = k - 1 = 2$，查统计用表 4，$\chi^2_{0.01(2)} = 9.2103$，$P < 0.01$，以 $\alpha = 0.01$ 水准的单侧检验拒绝 H_0。三个总体分布不全相同。多重比较结果，1、3 组 $P < 0.01$，2、3 组 $P < 0.05$，1、2 组 $P > 0.05$，故用药时间越长疗效越高。

二、Ridit 分析

1. Ridit 分析思想

单向有序列联表使用秩和检验，而 Ridit 是针对单向有序列联表中各个独立组均为大样本的资料分析的方法。Ridit 的前三个字母是 Relative to an indentified distribution 的缩写， – it 是 unit 的字尾，译为参照单位。

参照单位法的基本思想是：选用一个容量大的样本作基准，称为参照组；用选定的参照组计算各等级的标准值，称为参照单位；用参照单位计算各对比组的平均参照值进行比较。

设参照组分为如表 7 – 15 所示的 k 个等级，总频数 $n = \sum m_i$，第 i 等级频数 m_i，频率为 $f_i = m_i/n$，如下定义参照单位。

表 7 – 15　参照组等级

等级	频数	频率
1	m_1	f_1
2	m_2	f_2
…	…	…
k	m_k	f_k

定义 7 – 1　参照组的前 $i - 1$ 个等级的频率与第 i 等级的频率之半的和，即

$$R_i = f_1 + f_2 + \cdots + f_{i-1} + \frac{1}{2}f_i \qquad (7 - 18)$$

称为第 i 等级的参照单位或 Ridit 值，简称 R 值，记为 R_i。

由式（7 – 18）可得出下面结论，可用于计算参照单位各等级的 R 值，即

$$R_1 = \frac{1}{2}f_1, \ R_i = R_{i-1} + \frac{f_{i-1} + f_i}{2} \ (1 < i < k), \ R_k = 1 - \frac{1}{2}f_k \qquad (7 - 19)$$

定理 7 – 1　参照组 R 值的样本均数为

$$\bar{R} = 0.5 \qquad (7 - 20)$$

证明　R 值的样本均数以各等级频数与相应 R 值的加权平均计算，即

$$\overline{R} = \frac{1}{n}(R_1 m_1 + R_2 m_2 + \cdots + R_k m_k)$$

$$= \frac{1}{n}\left[\frac{1}{2} \cdot \frac{m_1}{n} \cdot m_1 + \left(\frac{m_1}{n} + \frac{1}{2} \cdot \frac{m_2}{n}\right) \cdot m_2 + \cdots + \left(\frac{m_1}{n} + \cdots + \frac{m_{i-1}}{n} + \frac{1}{2} \cdot \frac{m_i}{n}\right) \cdot m_i\right]$$

$$= \frac{1}{2n^2}(m_1 + m_2 + \cdots + m_k)^2 = \frac{n^2}{2n^2}$$

$$= 0.5$$

其他样本组称为对比组，均以参照组的 R 值为各等级的标准。对比组 R 值的样本均数按各等级频数与相应参照组 R 值的加权平均计算，一般与 0.5 有差异。

Broos 指出：参照单位 R 服从 $[0, 1]$ 上的均匀分布，密度函数 $f(x) = 1 (0 \leqslant x \leqslant 1)$。由均匀分布的理论可知，$R$ 值的总体均数、方差及样本均数 $\overline{R}$ 的标准误分别为

$$\mu_R = \frac{1}{2} , \sigma_R^2 = \frac{1}{12} , \sigma_{\overline{R}} = \frac{\sigma_R}{\sqrt{n}} = \frac{1}{\sqrt{12n}} \tag{7-21}$$

由中心极限定理，当 n 充分大时，$\overline{R}$ 近似服从正态分布，即

$$\overline{R} \sim N\left(\mu_R, \frac{1}{\sqrt{12n}}\right)$$
$$\frac{\overline{R} - \mu_R}{\sigma_{\overline{R}}} \sim N(0, 1) \tag{7-22}$$

因而对比组、参照组总体均数 μ_R 的 $1 - \alpha$ 置信区间分别为

$$\overline{R} \mp z_{\frac{\alpha}{2}} \cdot \frac{1}{\sqrt{12n}} ,$$
$$0.5 \mp z_{\frac{\alpha}{2}} \cdot \frac{1}{\sqrt{12n}} \tag{7-23}$$

用对比组及参照组总体均数 μ_R 的置信区间进行比较，称为 Ridit 分析或参照单位分析。

2. Ridit 分析应用

选定参照组时，要求频数分布于各个等级。通常取一个容量较大的样本为参照组，在各组容量较小时，可以取合并组为参照组。研究新、旧药物的疗效时，可以选用旧药为参照组。研究患者与正常人对比时，可以选用正常人为参照组。

在各组总频数均 $\geqslant 50$ 时，按式（7-21）计算各对比组总体均数 μ_R 的 $1 - \alpha$ 置信区间，比较各对比组总体均数 μ_R 的置信区间。若某两对比组 R 值总体均数的置信区间无重叠部分，则以水准 α 拒绝 $H_0: \mu_i = \mu_j$，认为两组 R 值总体均数的差异有统计学意义。这时，若等级按"差"到"好"顺序排列，则样本均数 $\overline{R}$ 较大的组效果较佳；反之，则 $\overline{R}$ 较小的组效果较佳。

在各组总频数均 $\geqslant 50$ 时，计算各对比组的 R 值样本均数，也可以作假设检验，$H_0:$

各组效果相同。各对比组与参照组比较，两个对比组进行比较，多个对比组比较，统计量分别为

$$u = (\bar{R} - 0.5) \sqrt{12n}, u = \frac{\bar{R}_1 - \bar{R}_2}{\sqrt{(1/n_1 + 1/n_2)/12}},$$

$$\chi^2 = 12 \sum_{i=1}^{k} n_i(\bar{R}_i - 0.5)^2, f = k - 1 \qquad (7-24)$$

在拒绝 H_0 时，若等级按从"差"到"好"顺序排列，则样本均数较大的组效果较佳；反之，则较小的组效果较佳。

例7-12 用三个中药方剂治疗慢性气管炎，同时设不给药组作为对照，各组疗效分为无效、好转、显效三级，结果如表7-16所示，问各方剂之间疗效有无差异？

表7-16 三组中药方剂的治疗效果

疗法	不给药组	1号方组	2号方组	3号方组
无效	114	20	21	33
好转	20	45	63	40
显效	2	34	35	7
合计	136	99	119	80

解一 各组总频数均≥50，取不给药组作为参照组，计算各等级的 R 值，即

$$R_1 = \frac{114}{2} \times \frac{1}{136} = 0.4191, R_2 = \left(114 + \frac{20}{2}\right) \times \frac{1}{136} = 0.9118, R_3 = 1 - \frac{2}{2} \times \frac{1}{136} = 0.9926$$

1号、2号、3号方组为比较组，计算样本均数 $\bar{R}$，即

$\bar{R}_1 = (20 \times 0.4191 + 45 \times 0.9118 + 34 \times 0.9926)/99 = 0.8400, \bar{R}_2 = 0.8486, \bar{R}_3 = 0.7156$

计算各组总体均数 μ_R 的95%置信区间，即

不给药组 $0.5 \mp 1.96/\sqrt{12 \times 136} = (0.4515, 0.5485)$，1号方组 $(0.7831, 0.8969)$。2号方组 $(0.7968, 0.9005)$，3号方组 $(0.6524, 0.7789)$。

所有给药三组与不给药组比较，样本均数 $\bar{R}$ 值都大于0.5，且95%的置信区间与不给药组无交叠，可以认为所有给药三组的疗效都显著。3号方组与1、2号方组的区间无交叠，由 $\bar{R}_3 < \bar{R}_1$、$\bar{R}_2$，可以认为3号方组的疗效不如1、2号方组。

解二 各组总频数均≥50，取不给药组作为参照组，计算各参照组样本均数 $\bar{R}$，即

$$\bar{R}_1 = 0.8400, \bar{R}_2 = 0.8486, \bar{R}_3 = 0.7156$$

1号方组与参照组进行比较，计算得到

$$u = (0.8400 - 0.5) \times \sqrt{12 \times 99} = 11.7194$$

$P < 0.01$，且 $\bar{R}_1 > 0.5$，1号方组疗效优于不给药组。

类似地，2、3 号方组与参照组进行比较的 u 值分别为 13.1739、6.6811，$P<0.01$，2、3 号方组疗效优于不给药组。可以认为 1、2、3 号方组疗效均显著。

1、2 号方组进行比较，计算得到

$$u = \frac{0.8400 - 0.8486}{\sqrt{\frac{1}{12} \times \left(\frac{1}{99} + \frac{1}{119}\right)}} = -0.2190$$

$P>0.05$，检验无统计学意义。不能认为 1、2 号方两组疗效不同。

1、2、3 号方组进行比较，计算得到

$$\chi^2 = 12 \times [99 \times (0.8400 - 0.5)^2 + 119 \times (0.8486 - 0.5)^2 + 80 \times (0.7156 - 0.5)^2]$$
$$= 355.5321$$

$f = 3 - 1 = 2$，查统计用表 4，$\chi^2_{0.01(2)} = 9.2103$，单侧 $P<0.01$，检验有统计学意义。可以认为 1、2、3 号方三组的疗效不同。

三、Kappa 检验

双向有序属性相同列联表是一种特殊检验问题的方表，其中之一是一致性的度量和检验。例如，按光洁程度将产品分为三类：优等品、合格品和不合格品。两位质检员分别对 72 件产品进行检验。其结果见表 7-17。这两位检验员的检验结果有的一致，有的不一致。总的来说，他们的检验结果是不是一致呢？

表 7-17 两位检验员对 72 件产品检验结果

检验员 1	检验员 2			合计
	优等品	合格品	不合格品	
优等品	17	4	8	29
合格品	5	12	0	17
不合格品	32	19	21	72

这里我们介绍 1960 年 Cohen 等提出的用 Kappa 系数为一致性度量和一致性检验的统计量。Kappa 统计量为

$$K = \frac{P_A - P_e}{1 - P_e} \tag{7-25}$$

其中，$P_A = \sum A / N$ 称为观察一致率，$\sum A$ 为两种分类结果一致的观察频数，N 为总频数，$P_e = \sum E / N$ 称为理论一致率，$\sum E$ 为两种分类不一致假定下的第二种分类的理论频数。

$0 \leq K \leq 1$，$K = 1$ 说明两种分类结果完全一致，$K \geq 0.75$ 说明一致程度相当满意，$K \geq 0.4$ 说明一致程度尚可，$K = 0$ 说明两次判断的结果是机遇造成的。

$N \geq 100$ 时，K/S_K 近似服从 $N(0,1)$，K 的标准误 S_K 为

$$S_K = \frac{1}{(1-P_e)\sqrt{N}}\sqrt{P_e + P_e^2 - \sum O_{i\cdot}O_{\cdot i}(O_{i\cdot} + O_{\cdot i})/N^3}. \qquad (7-26)$$

其中，$O_{i\cdot}$ 为列联表第 i 行的合计频数，$O_{\cdot i}$ 为列联表第 i 列的合计频数。

K 值总体均数 μ_K 的置信度 $1-\alpha$ 的置信区间为

$$K \mp u_{\frac{\alpha}{2}}S_K \qquad (7-27)$$

可以根据置信区间是否含有 0.75 来判断两种分类的结果一致程度。

检验 μ_K 与 0 或 μ_K 与 0.75 的差异，也可以判断两种分类结果的一致程度。

值得注意 Kappa 一致性检验的原假设和备择假设为：

H_0："两法" 检验不一致，H_1："两法" 检验一致

例 7 - 13　用对比法与核素法分别检查冠心病患者的室壁收缩运动情况，检查结果如表 7 - 18 所示，分析两种方法测定结果的一致性。

表 7 - 18　两种方法检查心脏室壁收缩

对比组	核素组		
	正常	减弱	异常
正常	58	2	3
减弱	1	42	7
异常	8	9	17

解　这是双向有序且属性相同的列联表，使用 Kappa 检验。

H_0：两种检验方法测定结果不一致，H_1：两种检验方法结果一致。

两种检验方法结果一致的观察频数（主对角元之和）及观察一致率分别为

$$\sum A = 58 + 42 + 17 = 117$$
$$P_A = 117/147 = 0.7959$$

在 H_0 假设下两种检验方法测定结果不一致，即检验方法测定结果一致的观察频数是偶然机会造成的，核素法的构成比应与对比法相同，三个等级比例的理论频数分别是

$$63 \times 67/147 = 28.7143, \quad 50 \times 53/147 = 18.0272, \quad 34 \times 27/147 = 6.2449$$

理论频数及理论一致率分别为

$$\sum E = 28.7143 + 18.0272 + 6.2449 = 52.9864$$
$$P_e = 52.9864/147 = 0.3604$$

Kappa 统计量为

$$K = (0.7959 - 0.3604)/(1 - 0.3604) = 0.6809$$

由 $K > 0.4$，说明两种方法测定结果的一致程度尚可。

若用置信区间分析两种方法测定结果的一致性，则可以计算 K 的标准误 S_K 得到

$$S_K = \frac{\sqrt{0.3604 + 0.3605^2 - (63 \times 67 \times 130 + 50 \times 53 \times 103 + 34 \times 27 \times 61)/147^3}}{0.6394 \times \sqrt{147}}$$

$$= 0.0597$$

K 值总体均数 μ_K 的 95% 置信区间为

$$0.6809 \mp 1.960 \times 0.0597 = (0.5639, 0.7978)$$

置信区间含有 0.75，可以认为 K 值总体均数 μ_K 与 0.75 的差异无统计学意义。
若用 u 检验分析两种方法测定结果的一致性，则可以计算得到

$$u = 0.6809/0.0597 = 11.4112$$

双侧概率 $P < 0.01$，拒绝 H_0，接受 H_1，K 值总体均数 μ_K 与 0 的差异有统计学意义。可以认为两种方法测定结果一致。

第三节 基本概念辨析

本章介绍非参数检验，这是任意分布检验，是与总体参数无关的检验方法。

1. 非参数检验适用于总体分布为偏态或分布未知的计量资料、等级资料、个别数据偏大或数据的某一端无确定数值的资料、离散程度悬殊的资料。资料满足参数检验条件时，应选用参数检验的统计方法，否则会导致检验效能降低。

2. 秩和检验在非参数检验方法中效能较高，又比较系统完整。秩即等级，是按数值的大小顺序作 1，2，3，…等级的一种编码。秩和检验的基本步骤是：建立假设、编秩、求秩和、计算检验统计量、确定 P 值、作出推断。

3. 单组资料非参数检验，主要有单样本游程检验与单样本卡方检验。两组资料秩和检验，主要有两相关样本秩和检验与两独立样本秩和检验。多组资料秩和检验，主要有多组独立样本秩和检验与多组相关样本秩和检验。多组在拒绝 H_0 时，分布不全相同，要作两两比较。

4. 单向有序列联表资料属于独立样本资料，常用秩和检验，主要是两组独立样本秩和检验与多组独立样本秩和检验。由于重复秩次多，统计量应当使用校正值 Z_C 与 H_C。

5. 本章介绍的秩和非参数检验方法，实际上是检验两个或多个总体的分布是否一致。因此要求所检验的总体除了位置不同之外，其他方面都是相同的，位置成为检验的唯一焦点。

6. 大样本的单向有序列联表资料，可以使用 Ridit 分析，即参照单位法。它的基本思想是选用一个容量大的样本作基准，称为参照组；用选定的参照组计算各等级的标准值，称为参照单位；用参照单位计算各对比组的平均参照值进行比较。两组比较可以用 Z 检验，多组比较可以用卡方检验，也可以计算 R 值总体均数的置信区间比较有无重叠。等级按"差"到"好"顺序排列时，样本均数 $\bar{R}$ 较大的组效果较佳。

思考与练习七

1. 取每只鼠一侧的整个腺体与另一侧的半个腺体作比较，测试 10 只小鼠肾上腺中抗坏血酸含量（μg/100mg），结果见表 7-19，判断整个与半个腺体的抗坏血酸测定量有无差异。

表 7-19   小鼠整个腺体与半个腺体的抗坏血酸测定量（μg/100mg）

整个腺体	436	556	381	546	595	569	627	516	595	485
半个腺体	383	598	376	563	543	487	620	480	512	494

2. 某营养实验室随机抽取 24 只小鼠随机分为两组，一组饲食未强化玉米，一组饲食已强化玉米，检查结果见表 7-20。判断强化前后玉米干物质可消化系数有无差别。

表 7-20   玉米干物质可消化系数

已强化组	34.3	38.1	42.8	45.9	48.2	51.7	52.4	52.8	54.5	54.8	55.3	65.4
未强化组	<10	15.8	18.2	21.9	23.4	24.6	26.1	27.2	29.3	30.7	34.4	34.7

3. 测得三组人的血浆总皮质醇（μg/L）如表 7-21 所示，判断三组血浆总皮质醇是否有差别。若有差别，试比较各组的差异性。

表 7-21   三组人的血浆总皮质醇（μg/L）

正常人组	0.4	7	4.6	1.9	2.2	2.5	2.8	3.1	3.7	3.9
单纯肥胖	0.6	13.6	7.4	1.2	2	2.4	3.1	4.1	5	1.2
皮质醇多	9.8	15.6	24	10.2	10.6	13	14	14.8	15.6	21.6

4. 在某种药物保护下，对 10 例食管癌病人作不同强度的放射照射，观察血中淋巴细胞畸变百分数，见表 7-22。判断三者的淋巴细胞畸变百分数有无差别。若有差别，试比较三者之间的差异性。

表 7-22   10 例食管癌病人放射线照射前后血中淋巴细胞畸变百分数

照射前	1.0	1.0	0.0	1.2	1.0	1.0	1.0	1.0	1.0	4.0
照射 6000γ	0.0	18.0	6.7		29.0	17.0	5.0	6.0	10.0	7.0
照射 9000γ	0.0	12.0	9.7	6.3	16.0	16.7	25.0	2.5	9.0	7.0

5. 某中医药大学用保真丸治疗肾阳虚患者，对照组服用金匮肾气丸，治疗结果如表 7-23 所示，判断两种方法的疗效有无差异。

表 7-23   不同药丸治疗肾阳虚患者

分类	治愈	显效	有效	无效
保真丸组	56	35	15	6
金匮肾气丸组	48	26	10	15

6. 指压太冲穴防治肌肉注射疼痛感观察，数据见表7-24，判断两组疗效是否不同。

表7-24 指压太冲穴防治肌肉注射疼痛感

分类	无痛	轻度痛	中度痛	重度痛
常规法	10	61	64	15
指压法	88	50	9	3

7. 婴儿两种肝炎患者血清胆红素数据见表7-25，两组的胆红素是否不同。

表7-25 婴儿不同肝炎患者血清胆红素（mg%）

	<1	1~	5~	10~	15~	20~	25~
一般肝炎	4	11	15	0	0	0	0
重症肝炎	0	0	2	10	1	4	2

8. 产妇产后泌乳量与生产时间的资料如表7-26所示，判断三种产妇在产后一个月内的泌乳量有无差别。

表7-26 泌乳量与生产时间的资料

分类	早产	足月产	过期产
乳无	30	132	10
乳少	36	292	14
乳多	31	414	34

第八章　相关与回归

在医药学科研与实践中，经常需要研究两个或两个以上变量之间的关系，例如某人群年龄的变化与其收缩压关系如何，糖尿病患者的血糖与其胰岛素水平、糖化血红蛋白、血清总胆固醇、甘油三酯等的关系怎样等等，相关与回归就是研究变量间相互关系的统计分析方法。本章首先介绍直线相关与直线回归，在此基础上介绍多元线性回归，并介绍它们在实际中的应用。

第一节　直线相关

一、直线相关的概念

直线相关又称简单相关，是用于判断两个变量之间有无直线相关关系的统计分析方法。例如为研究某种代乳粉的营养价值，需探讨大白鼠的进食量和体重增加量之间是否存在直线关系？这种关系表现为当进食量增大时，体重增加量是增大还是减少？像这类判断两个变量之间有无直线相关关系，并回答相关的方向和相关程度如何时，可采用相关分析。

研究两个变量 X 和 Y 的相关关系，最简单、最直观的方法就是图像法，把通过实验或观察得到的 (X,Y) 的样本数据 $(X_i, Y_i)(i = 1,2, \cdots, n)$，看作平面直角坐标系上点的坐标，在坐标系上把他们一一描出来，形成散点图。图 8 – 1 是表 8 – 1 大白鼠进食量和体重增加量的散点图。

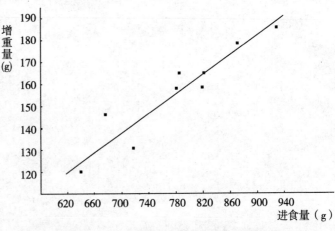

图 8 – 1　10 只大白鼠进食量与体重增加量散点图

图 8 – 1 中散点呈直线趋势，说明进食量和体重增加量之间存在直线相关，即进食量增大，体重增加量亦大。

直线相关的性质和相关之间的密切程度可由散点图直观地说明。如图 8-2 所示：

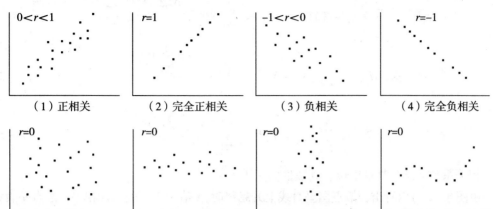

图 8-2　不同相关系数的散点图

在图 8-2 中，图（1）散点呈椭圆形分布，宏观而言两变量 X、Y 变化趋势是同向的，X 增大或减少，Y 亦增大或减少，称为正相关。各点的排列越接近椭圆长轴，相关也就越密切，当各点的分布如图（2）在一条直线上，则称为完全正相关；反之，图（3）中的 X、Y 间呈反向变化，Y 随 X 的增加而减少，称为负相关。图（4）中的 X、Y 呈反向变化，且各点分布在一条直线上，称为完全负相关。图（5）、（6）、（7）中，无论 X 增加还是减少，Y 不受其影响；反之，X 也不受 Y 的影响，两变量间相关性弱，称为零相关。图（8）中各点分布可能表示 X 与 Y 间存在某种曲线相关，但与直线相关已完全不同，称为非线性相关。正相关或负相关并不一定表示一个变量的改变是另一个变量变化的原因，有可能同受另一个因素的影响。因此，相关关系并不一定是因果关系。

散点图仅能粗略地描述变量间的关系，如果要精确地描述两变量间的直线关系，应进行相关分析。

二、相关系数的意义与计算

直线相关系数又称皮尔森（Pearson）相关系数，它是说明具有直线关系的两个变量间相关的密切程度和相关方向的统计指标。相关系数的计算公式为：

$$r = r_{XY} = \frac{\sum_{i=1}^{n}(X_i - \overline{X})(Y_i - \overline{Y})}{\sqrt{\sum_{i=1}^{n}(X_i - \overline{X})^2 \sum_{i=1}^{n}(Y_i - \overline{Y})^2}} = \frac{l_{XY}}{\sqrt{l_{XX} \cdot l_{YY}}} \qquad (8-1)$$

其中 l_{XY} 表示 X 与 Y 的离均差积和，l_{XX} 表示 X 的离均差平方和，l_{YY} 表示 Y 的离均差平方和。

实际计算时可简化为：

$$l_{XY} = \sum_{i=1}^{n}(X_i - \overline{X})(Y_i - \overline{Y}) = \sum_{i=1}^{n}X_iY_i - \frac{\left(\sum_{i=1}^{n}X_i\right)\left(\sum_{i=1}^{n}Y_i\right)}{n} \qquad (8-2)$$

$$l_{XX} = \sum_{i=1}^{n}(X_i - \overline{X})^2 = \sum_{i=1}^{n}X_i^2 - \frac{\left(\sum_{i=1}^{n}X_i\right)^2}{n} \qquad (8-3)$$

$$l_{YY} = \sum_{i=1}^{n}(Y_i - \overline{Y})^2 = \sum_{i=1}^{n}Y_i^2 - \frac{\left(\sum_{i=1}^{n}Y_i\right)^2}{n} \qquad (8-4)$$

相关系数 r 没有测量单位，其数值为 $-1 \leqslant r \leqslant 1$。

由图 8-2 可以看出，散点图呈直线上升趋势时，r 值为正，表示正相关；散点呈直线下降趋势时，r 值为负，表示负相关；r 值为 0，则称零相关，即无直线关系。当 r 值的绝对值为 1 时，称完全相关。生物界影响因素众多，r 值为 1 的机会极少，因而很少有完全相关，经常见到的是 r 值介于 -1 与 $+1$ 之间，即不完全相关。在例数相等的情况下，计算出的相关系数的绝对值愈接近 1，相关愈密切；相关系数愈接近 0 时，相关愈不密切。

例 8-1　某研究所研究某种代乳粉的营养价值时，用 10 只大白鼠作试验，得到大白鼠进食量（g）和增加体重（g）的数据见表 8-1，试计算进食量与体重增加量之间的相关系数。

表 8-1　10 只大白鼠进食量（g）和体重增加量（g）

编号	进食量（g）(X)	增重（g）(Y)	XY	X^2	Y^2
1	820	165	135 300	672400	27225
2	780	158	123 240	608400	24964
3	720	130	93 600	518400	16900
4	867	180	156060	751689	32400
5	690	134	92460	476100	17956
6	787	167	131429	619369	27889
7	934	186	173724	872356	34596
8	679	145	98455	461041	21025
9	639	120	76680	408321	14400
10	820	158	129560	672400	24964
合计	7736	1543	1210508	6060476	242319

解　$l_{XY} = \sum_{i=1}^{n}X_iY_i - \dfrac{\left(\sum_{i=1}^{n}X_i\right)\left(\sum_{i=1}^{n}Y_i\right)}{n} = 1210508 - \dfrac{7736 \times 1543}{10} = 16843.2$

$$l_{XX} = \sum_{i=1}^{n} X_i^2 - \frac{(\sum_{i=1}^{n} X_i)^2}{n} = 6060476 - \frac{7736^2}{10} = 75906.4$$

$$l_{YY} = \sum_{i=1}^{n} Y_i^2 - \frac{(\sum_{i=1}^{n} Y_i)^2}{n} = 242319 - \frac{1543^2}{10} = 4234.1$$

按公式(8-1)计算相关系数 r：

$$r = \frac{l_{XY}}{\sqrt{l_{XX} \cdot l_{YY}}} = \frac{16843.2}{\sqrt{75906.4 \times 4234.1}} = 0.9395$$

这里 r 为正值，表示进食量与体重增加量之间呈现正的相关关系。

三、相关系数的假设检验

在实际研究中，总体相关系数 ρ 是未知的，常用样本相关系数 r 进行估计。要判断两个变量 X 与 Y 是否真的存在相关关系，就要检验样本相关系数 r 是否来自 $\rho \neq 0$ 的总体。因为即使从 $\rho = 0$ 的总体作随机抽样，由于抽样误差的影响，所得 r 值也常不等于零。故当计算出 r 值后，接着需根据 r 做总体相关系数 ρ 是否为零的假设检验。

在变量 X 和 Y 都服从正态分布的条件下，r 有确定的概率分布，对此我们不作进一步的讨论，只给出相应的检验方法。常用的方法有两种：

1. $H_0 : \rho = 0$ 的 r 检验

先建立原假设 $H_0 : \rho = 0$，备择假设 $H_1 : \rho \neq 0$，由公式（8-1）计算出统计量 r，给定显著水平 α，根据自由度 $f = n - 2$，查相关系数临界值表（统计用表16），得临界值 r_α，则有

$$P(|r| > r_\alpha) = \alpha$$

当 $|r| > r_\alpha$ 时，则以显著水平 α 拒绝假设 H_0，即可认为两变量间的直线相关关系显著，反之，则不能拒绝假设 H_0，即相关关系不显著。

例8-2 检验例8-1中进食量与体重增加量间的相关系数的显著性。

解 $H_0 : \rho = 0$；$H_1 : \rho \neq 0$，$\alpha = 0.05$

由例8-1知 $r = 0.9395$，又 $\alpha = 0.05$，$f = 10 - 2 = 8$，查统计用表16，得 $r_{0.05}(8) = 0.6319$，因 $|r| > r_{0.05}(8)$，故 $P < 0.05$，以显著水平 $\alpha = 0.05$，拒绝 H_0，可以认为大白鼠的进食量与体重增加量之间存在显著的正相关关系。

2. $H_0 : \rho = 0$ 的 t 检验

可以证明，在 $H_0 : \rho = 0$ 为真的条件下，统计量

$$t_r = \frac{|r - 0|}{\sqrt{\frac{1 - r^2}{n - 2}}} \tag{8-5}$$

服从自由度 $f = n - 2$ 的 t 分布，根据前面 t 检验的方法，就可以进行 $H_0 : \rho = 0$ 的假设检验。

例 8 - 3 用 t 检验法检验例 8 - 1 中进食量与体重增加量间的相关系数的显著性。

解 $H_0 : \rho = 0$; $H_1 : \rho \neq 0$, $\alpha = 0.05$

由例 8 - 1 知 $r = 0.9395$, 又

$$t_r = \frac{0.9395}{\sqrt{\dfrac{1 - 0.9395^2}{10 - 2}}} = 7.757$$

$\alpha = 0.05$, $\nu = 10 - 2 = 8$, 查 t 分布临界值表（统计用表 5）得 $t_{0.05}(8) = 2.306$, $t_r > t_{0.05}(8)$, $P < 0.05$, 以显著水平 $\alpha = 0.05$, 拒绝 H_0 , 可以认为大白鼠的进食量与体重增加量之间存在显著的正相关关系。与例 8 - 2 中的结论相一致。

第二节 直线回归

一、直线回归的概念

上一节讨论了直线相关，当一个变量 X 改变时，另一个变量 Y 也相应改变，则 X 与 Y 之间存在依存关系，其中 X 为自变量，Y 为因变量。当这样的两个变量之间存在直线关系时，不仅可以用相关系数 r 表示变量 Y 与 X 线性关系的密切程度，我们还希望能用一个直线方程把它们的关系表示出来，以便达到由一个变量推算另一个变量的目的，这便是直线回归分析。在图 8 - 1 中体重增加量随进食量的增大而增大，体重增加量为因变量，用 Y 表示；进食量为自变量，用 X 表示。在图 8 - 1 中我们看到体重增加量与进食量的变化呈直线趋势，但 10 个点并非完全在一条直线上，这种关系与一般数学意义上严格的直线函数关系有所不同，它有某种不确定性，一般说进食量越大其体重增加量亦大，但很难说吃进一定量的食物，体重会增加多少。这种近似的线性数量关系，称为直线回归或直线回归方程，其统计学模型为

$$\mu_{Y/X} = \alpha + \beta X \tag{8-6}$$

上述模型假定对于 X 各个取值，相应的 Y 值总体为正态分布，其均数 $\mu_{Y/X}$ 是在一条直线上，其中 α 为该回归直线的截距参数，β 为回归直线的斜率参数。模型（8 - 6）有时也可写成 $Y = \alpha + \beta X + \varepsilon$, 其中 ε 为误差，且 $\varepsilon \sim N(0, \sigma^2)$ 。通常情况下，研究者只能获取一定数量的样本数据，此时，用该样本数据建立的有关 Y 依 X 变化的直线回归方程表达式为

$$\hat{Y} = a + bX \tag{8-7}$$

式中的 $\hat{Y}$ 实际上是 X 所对应的 Y 的总体均数 $\mu_{Y/X}$ 的一个估计值，称为回归方程的预测值。而 a 、b 分别为 α 、β 的估计值。其中 a 称为常数项，是回归直线在 Y 轴上的截距，其统计意义是当 X 取值为 0 时相应 Y 的均数估计值；b 称为回归系数，是直线的斜率，

其统计意义是当 X 变化一个单位时 Y 的平均改变的估计值。$b > 0$ 时，直线从左下方走向右上方，Y 随 X 的增大而增大；$b < 0$ 时，直线从左上方走向右下方，Y 随 X 的增大而减小；$b = 0$ 时，直线与 X 轴平行，Y 与 X 无直线关系。

二、直线回归方程的建立

在式（8 - 7）中，回归系数 b 和常数项 a 是方程中两个待定的参数。如何利用样本资料计算这两个参数呢？若 (X_1, Y_1)，(X_2, Y_2)，$\cdots$，(X_n, Y_n) 是由试验测得 X 与 Y 的 n 对样本数据，对应于 X_i 的实测值为 Y_i。

$$\hat{Y}_i = a + bX_i$$

如果令

$$Q = \sum_{i=1}^{n} (Y_i - \hat{Y}_i)^2 = \sum_{i=1}^{n} (Y_i - a - bX_i)^2 \tag{8-8}$$

则 Q 的意义是很明显的，它反映了各点关于直线的偏离情况。这个偏差越小，回归直线越能代表实测数据趋势。

根据微积分学知识，Q 有极小值的必要条件是

$$\begin{cases} \dfrac{\partial Q}{\partial a} = -2 \sum_{i=1}^{n} (Y_i - a - bX_i) = 0 \\ \dfrac{\partial Q}{\partial b} = -2 \sum_{i=1}^{n} X_i(Y_i - a - bX_i) = 0 \end{cases}$$

这样就得到关于 a 和 b 的线性方程组

$$\begin{cases} na + b \sum_{i=i}^{n} X_i = \sum_{i=1}^{n} Y_i \\ a \sum_{i=1}^{n} X_i + b \sum_{i=1}^{n} X_i^2 = \sum_{i=1}^{n} X_i Y_i \end{cases}$$

这个方程组通常称为线性回归的正规方程，解此方程组得

$$b = \frac{\sum (X - \bar{X})(Y - \bar{Y})}{\sum (X - \bar{X})^2} = \frac{l_{XY}}{l_{XX}} \tag{8-9}$$

$$a = \bar{y} - b \cdot \bar{x} \tag{8-10}$$

将 a 和 b 的值代入式（8 - 7）中，就可以得到回归方程 $\hat{Y} = a + bX$。

这就是通常所说的最小离差平方和原理，又称最小二乘法原理。

例 8 - 4 求例 8 - 1 中体重增加量 Y 关于进食量 X 的回归方程。

解 由例 8 - 1 中知 $\bar{Y} = 154.3$，$\bar{X} = 773.6$，$l_{XY} = 16843.2$，$l_{XX} = 75906.4$，$l_{YY} = 4234.1$，所以

$$b = \frac{l_{XY}}{l_{XX}} = \frac{16843.2}{75906.4} = 0.2219$$

$$a = \overline{Y} - b\,\overline{X} = 154.3 - 0.2219 \times 773.6 = -17.362$$

体重增加量关于进食量的回归方程为

$$\hat{Y} = -17.362 + 0.2219X$$

由图 8 – 1 可见，散点呈直线趋势，但并不完全在一直线上。说明体重增加量除了受进食代乳粉量的影响外，还有一系列其他因素对其起作用。

三、直线回归方程的假设检验

由样本资料建立的回归方程，只是完成了统计分析中两变量关系的统计描述，对于两变量间是否存在确切的直线回归关系还需进行推断，也就是对总体回归方程 $\mu_{Y/X} = \alpha + \beta X$ 作假设检验。应当注意，总体回归系数 β 是总体回归方程有无意义的关键，如果 $\beta = 0$，那么，$\mu_{Y/X} = \alpha$ 是个常数，无论 X 如何变化，不会影响 $\mu_{Y/X}$，回归方程也就无意义。由样本资料计算的回归系数 b 和其他统计量一样，与总体回归系数 β 间也存在抽样误差，即如果总体回归系数 β 为 0，由样本资料计算的回归系数 b 也可能不为 0。所以对线性回归方程进行假设检验，就是要检验 b 是否为 $\beta = 0$ 的总体中的一个随机样本。该假设检验通常用方差分析或者 t 检验，两者的检验效果等价。

1. 方差分析

Y 值的变异可用式 $\sum\limits_{i=1}^{n} (Y_i - \overline{Y})^2$ 来反映，而每个 $Y_i - \overline{Y}$ 可分解为下式：

$$Y_i - \overline{Y} = (Y_i - \hat{Y}_i) + (\hat{Y}_i - \overline{Y})$$

将此式两边平方，然后展开 $\left[\,可以证明：\sum\limits_{i=1}^{n}(Y_i - \hat{Y}_i)(\hat{Y}_i - \overline{Y}) = 0\,\right]$，则有

$$\sum_{i=1}^{n}(Y_i - \overline{Y})^2 = \sum_{i=1}^{n}(Y_i - \hat{Y}_i)^2 + \sum_{i=1}^{n}(\hat{Y}_i - \overline{Y})^2 \qquad (8-11)$$

此式中，$\sum\limits_{i=1}^{n}(Y_i - \overline{Y})^2$ 为 Y 的离均差平方和，又称总平方和，表示应变量 Y 总的变异，可用 $SS_{总}$ 表示；$\sum\limits_{i=1}^{n}(\hat{Y}_i - \overline{Y})^2$ 称回归平方和，表示 X 与 Y 的线性关系引起 Y 变异，可用 $SS_{回}$ 表示；$\sum\limits_{i=1}^{n}(Y_i - \hat{Y}_i)^2$ 称残差平方和或剩余平方和，说明消除 X 对 Y 的线性影响之外的一切其他随机因素对 Y 的影响，可用 $SS_{残}$ 表示。

回归系数检验的基本思想是，如果 X 与 Y 之间无线性回归关系，则 $SS_{回}$ 与 $SS_{残}$ 都是其他随机因素对 Y 的影响，由此描写变异的回归均方 $MS_{回}$ 与残差均方 $MS_{残}$ 应近似相等，总体回归系数 $\beta = 0$，反之，$\beta \neq 0$。于是，可用 F 检验对 X 与 Y 之间有无回归关系进行检验。

回归系数的假设检验可用下面简化公式计算：

$$SS_{总} = \sum_{i=1}^{n}(Y_i - \bar{Y})^2 = \sum_{i=1}^{n}Y_i^2 - \frac{\sum_{i=1}^{n}Y_i^2}{n} \tag{8-12}$$

$$SS_{回} = \sum_{i=1}^{n}(\dot{Y}_i - \bar{Y})^2$$

$$= \frac{l_{XY}^2}{l_{XX}} \tag{8-13}$$

$$SS_{残} = SS_{总} - SS_{回} \tag{8-14}$$

这三个平方和的自由度分别为:

$$f_{总} = n-1, f_{回} = 1, f_{残} = n-2$$

可得:

$$F = \frac{MS_{回}}{MS_{残}} = \frac{SS_{回}/1}{SS_{残}/n-2} \tag{8-15}$$

统计量 F 服从自由度为 $f_{回} = 1$、$f_{残} = n-2$ 的 F 分布,求出 F 值后,查统计用表6,得 F 临界值,按所取检验水准作出推断结论。

2. t 检验

回归系数 t 检验的基本思想与样本均数与总体均数比较的 t 检验类似。t 值可按下式计算。

$$t_b = \frac{|b-0|}{S_b}, f = n-2 \tag{8-16}$$

$$S_b = \frac{S_{Y \cdot X}}{\sqrt{l_{XX}}} \tag{8-17}$$

$$S_{Y \cdot X} = \sqrt{SS_{残}/f_{残}} = \sqrt{MS_{残}} \tag{8-18}$$

其中,S_b 为样本回归系数的标准误,反映样本回归系数与总体回归系数之间的抽样误差。$S_{Y \cdot X}$ 为回归的剩余标准差,表示应变量 Y 值对于回归直线的离散程度。求得 t 值后,查统计用表5,按所取检验水准做出推断结论

例8-5 对例8-4中所求得的直线回归方程进行假设检验。

解

(1)方差分析

$H_0: \beta = 0$,即体重增加量与进食量之间无直线关系

$H_1: \beta \neq 0$,即体重增加量与进食量之间有直线关系

$\alpha = 0.05$

按式(8-12)~式(8-17)得

$$SS_{总} = \sum_{i=1}^{n}Y_i^2 - \frac{(\sum_{i=1}^{n}Y_i)^2}{n} = 242319 - \frac{1543^2}{10} = 4234.1$$

$$SS_{回} = \frac{l_{XY}^2}{l_{XX}} = \frac{16843.2^2}{75906.4} = 3737.4106$$

$$SS_{残} = SS_{总} - SS_{回} = 4234.1 - 3737.4106 = 496.689$$

$$F = \frac{MS_{回}}{MS_{残}} = \frac{SS_{回}/1}{SS_{残}/n-2} = \frac{3737.4106/1}{496.689/8} = 60.1972$$

列出方差分析表如表 8-2 所示:

表 8-2 方差分析表

变异来源	自由度	SS	MS	F	P
总变异	9	4234.1			
回归	1	3737.4106	3737.4106	60.1972	$p < 0.01$
残差	8	496.689	62.0861		

统计用表 6,得 $F_{0.01}(1,8) = 11.259$, $F > F_{0.01}(1,8)$, $p < 0.01$,拒绝 H_0 ,接受 H_1 ,可以认为体重增加量与进食量之间存在线性回归关系。

(2) t 检验

$H_0 : \beta = 0$,即体重增加量与进食量之间无直线关系

$H_1 : \beta \neq 0$,即体重增加量与进食量之间有直线关系

$\alpha = 0.05$

按式(8-16)至式(8-18)计算

$$S_{Y \cdot X} = \sqrt{SS_{残}/f_{残}} = \sqrt{MS_{残}} = \sqrt{62.0861} = 7.8795$$

$$S_b = \frac{S_{Y \cdot X}}{\sqrt{l_{XX}}} = \frac{7.8795}{\sqrt{75906.4}} = 0.0286$$

$$t_b = \frac{|b - 0|}{S_b} = \frac{0.2219}{0.0286} = 7.7587$$

根据 $f = n - 2 = 8$,查统计用表 5,得 $t_{0.01}(8) = 3.3554$, $p < 0.01$,拒绝 H_0 ,接受 H_1 ,结论同上。

注意:本例 $\sqrt{F} = \sqrt{60.1972} = 7.7587 = t_b$ 。实际上直线回归中对回归系数的 t 检验与 F 检验等价。

3. 决定系数

回归方程的拟合效果,除用剩余标准差来衡量外,还可用另一统计量决定系数来描述。回归平方和在总平方和中所占的比例称为决定系数,记为 R^2 ,即

$$R^2 = \frac{SS_{回}}{SS_{总}} = \frac{l_{XY}^2/l_{XX}}{l_{YY}} = \frac{l_{XY}^2}{l_{XX} l_{YY}} \tag{8-19}$$

R^2 取值在 0 到 1 之间且无单位,其数值大小反映了回归贡献的相对程度。也就是在 Y 的总变异中回归关系所能解释的百分比, R^2 值越大,说明回归效果越好。在临床研究

中，因病人之间的个体差异较大，$R^2 \geqslant 0.7$ 就认为回归效果不错。在高精度的医药实验研究中，要求 R^2 较大，例如，标准线的配制要求 $R^2 \geqslant 0.90$。在式（8 – 19）中，当 $SS_总$ 不变的情况下，回归平方和越接近总平方和，则 R^2 绝对值越接近 1，说明相关的实际效果越好。

作为度量两变量间直线相关关系的指标，决定系数 R^2 比相关系数 r 更重要。例如，$r = 0.6$，经检验 $p < 0.05$，可认为两变量之间存在直线相关。但决定系数 $R^2 = r^2 = 0.36$，说明一个变量的变异仅有 36% 由另一变量所引起，两个变量间的相关程度并非相关系数表示的那样夸张。除 X 对 Y 有影响之外，可能还有其他的因素等待我们去认识。例 8 – 1 中 10 只大白鼠的进食量与体重增加量之间直线相关系数 $r = 0.9395$，得到 $R^2 = 0.8826$，表示此例中进食量可解释体重增加量变异性的 88.26%，另外约 11.7% 的变异不能用进食量来解释。

决定系数除了作为相关或回归拟合效果的概括统计量，还可利用它对回归或相关作假设检验。其中对直线回归的拟合优度检验等价于对总体回归系数的假设检验，检验统计量为

$$F = \frac{R^2}{(1 - R^2)/(n - 2)} = \frac{SS_回}{SS_残 /f_残} = \frac{MS_回}{MS_残}, \quad f_1 = 1, f_2 = n - 2 \qquad (8 - 20)$$

将此 F 统计量开平方根，恰好得到式（8 – 5）对相关系数做检验的 t 统计量，又验证了相关与回归的假设检验是等价的。实际上，对同一资料面言，有 $t_r = t_b = \sqrt{F}$。所以可以用较为简单的相关系数 r 的假设检验代替回归系数 b 的假设检验。

四、直线回归方程的应用

回归方程主要用于预测与控制。由自变量值 X_0 推算对应值 $\hat{Y}_0$ 或对应分布的均数 μ_{Y/X_0}，称为点预测或区间预测；由因变量值 Y_0 推算 $\hat{X}_0$，称为控制。

1. 总体均数 $\mu_{Y/X}$ 的可信区间

给定 X 的数值 X_0，由样本回归方程算出的 $\hat{Y}_0$ 只是相应总体均数 μ_{Y/X_0} 的一个估计值。$\hat{Y}_0$ 会因样本而异，存在抽样误差。反映其抽样误差大小的标准误可按式（8 – 21）计算

$$S_{\hat{Y}_0} = S_{Y \cdot X} \sqrt{\frac{1}{n} + \frac{(X_0 - X)^2}{\sum\limits_{i=1}^{n} (X_i - \overline{X})^2}} \qquad (8 - 21)$$

给定 $X = X_0$ 时，总体均数 μ_{Y/X_0} 的 $1 - \alpha$ 可信区间为

$$\hat{Y}_0 \pm t_{\alpha(n-2)} S_{\hat{Y}_0} \qquad (8 - 22)$$

当同时考虑所有 X 的可能取值时，可信区间的两端点形成两条光滑的曲线，如图 8 – 3 中两条实曲线所示，构成一个中间窄、两端宽的弧形区带，最窄处对应于 $X_0 = \overline{X}$，称为回归直线的可信带，其意义为在满足线性回归的条件下，总体回归直线落在可信带

内的概率为（$1-\alpha$）。

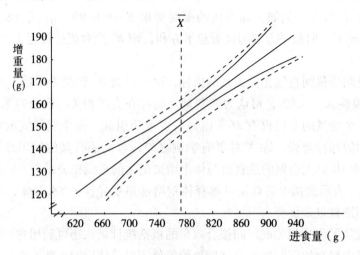

图 8 – 3　总体均数 $\mu_{Y/X}$ 的可信区间和个体 Y 值的预测区间示意图

2. Y 值的预测区间

所谓预测就是把 X 代入回归方程对总体中 Y 的个体值进行估计。给定 $X = X_0$，对应的个体 Y 值也存在一个波动范围。其标准差 S_{Y_0}（注意勿与样本观察值 Y 的标准差相混）按式（8 – 23）计算

$$S_{Y_0} = S_{Y \cdot X} \sqrt{1 + \frac{1}{n} + \frac{(X_0 - X)^2}{\sum_{i=1}^{n}(X_i - \overline{X})^2}} \qquad (8-23)$$

于是给定 $X = X_0$ 时，个体 Y 值的 $1 - \alpha$ 预测区间为

$$\hat{Y}_0 \pm t_{\alpha(n-2)} S_{Y_0} \qquad (8-24)$$

同样，当同时考虑所有 X 的可能取值时，预测区间的两端点也会形成两条光滑的曲线，如图 8 – 3 中两条虚线所示，构成的弧形区带称为个体值的预测带，较回归直线的可信带宽。

应注意的是，给定 $X = X_0$ 时，相应 Y 的均数的可信区间与其个体 Y 值的预测区间的含义是不同的：前者表示在固定的 X_0 处，如果反复抽样 100 次，可算出 100 个相应 Y 的总体均数的可信区间，平均有 $100 \times (1 - \alpha)$ 个可信区间包含总体均数；后者表示的是一个预测值的取值范围，即预测 100 个个体值中平均将有 $100 \times (1 - \alpha)$ 个个体值在求出的范围内。

3. X_0 的控制区间

统计控制是利用回归方程进行逆估计，由因变量值 Y_0 推算 X_0。如要求应变量 Y 在一定范围内波动，可以通过控制自变量 X 的取值来实现。如某医师欲探讨针刺麻醉效果，以针刺穴位深度作自变量（X），痛觉阈作因变量（Y）拟合直线方程为 $\hat{Y} = -0.100 + 1.017X$，欲把痛觉阈限制在某一范围，怎样控制进针深度？这样的问题就可根

据已建立的直线回归方程，将选定的 Y 值代入回归方程，解出 X 值，通过控制 X 值达到调整 Y 的目的。

在回归分析中，因变量是随机变量，自变量既可以是随机变量（Ⅱ型回归模型，两个变量应该都服从正态分布），也可以是给定的量（Ⅰ型回归模型，这时，与每个 X 取值相对应的变量 Y 必须服从正态分布）。

Ⅱ型回归的 X、Y 都是随机变量，预测与控制的地位平等，可将 Y 当自变量，X 当因变量，建立由 Y 推 X 的回归方程 $\hat{X} = a_2 + b_2 Y$，可解决由 Y_0 推算 X_0 的控制区间。

Ⅰ型回归的 Y 是随机变量，X 不是随机变量，可以证明由 Y_0 推算 X_0 的控制区间为

$$\hat{X}_0 \pm t_\alpha(n-2) \cdot \frac{S_{Y \cdot X}}{|b|} \sqrt{\frac{1}{n} + \frac{(Y_0 - Y)^2}{b^2 l_{xx}}} \tag{8-25}$$

当 X 在控制区间取值时，Y 会在限定的范围内波动。

例8-6 用例8-1所得的实验数据，计算当 $X_0 = 800$ 时，μ_{Y/X_0} 的95%可信区间和相应个体 Y 值的95%预测区间。

解 由例8-4得到回归方程 $\hat{Y} = -17.362 + 0.2219X$，$\overline{X} = 773.6$，$l_{xx} = 75906.4$；由例8-5得到 $S_{Y \cdot X} = 7.8795$。当 $X_0 = 800$ 时，$\hat{Y}_0 = -17.362 + 0.2219 \times 800 = 160.158$。按公式（8-21）和公式（8-23）计算

$$S_{\hat{Y}_0} = 7.8795 \times \sqrt{\frac{1}{10} + \frac{(800 - 773.6)^2}{75906.4}} = 2.6036$$

$$S_{Y_0} = 7.8795 \times \sqrt{1 + \frac{1}{10} + \frac{(800 - 773.6)^2}{75906.4}} = 8.2985$$

查统计用表5得 $t_{0.05}(8) = 2.306$，故按公式（8-22），$X_0 = 800$ 时，体重增加量总体均数的95%可信区间为

$$(160.158 - 2.306 \times 2.6036, 160.158 + 2.306 \times 2.6036) = (154.154, 166.162)$$

按公式（8-26），$X_0 = 800$ 时，体重增加量个体值的95%预测区间为

$$(160.158 - 2.306 \times 8.2985, 160.158 + 2.306 \times 8.2985) = (141.022, 179.294)$$

即当进食量为800g时，有95%的大白鼠的体重增加量在 141.022 ~ 179.294g 范围内。

第三节　多元线性回归方程的建立

前面我们介绍的直线回归是研究一个因变量与一个自变量间的线性趋势的数量关系。在医药科学研究中也常会遇见一个因变量与多个自变量数量关系的问题，如食物中各微量元素摄入量与心血管病发病率的关系，血清中高、低密度脂蛋白与各载脂蛋白的关系，复方中多种药物间的配伍用量关系等。而多元线性回归分析就是研究一个因变量与多个自变量间线性关系的统计方法。

一、多元线性回归方程模型和条件

设有 m 个自变量 X_1，X_2，…，X_m，一个因变量 Y，实验观察了 n 组数据，数据格式如表 8-3 所示。

表 8-3   多元线性回归数据格式

	X_1	X_2	…	X_m	Y
1	X_{11}	X_{12}	…	X_{1m}	Y_1
2	X_{21}	X_{22}	…	X_{2m}	Y_2
⋮	⋮	⋮	…	⋮	⋮
n	X_{n1}	X_{n2}	…	X_{nm}	Y_n

因变量 Y 与自变量 X_1，X_2，…，X_m 间的多元线性回归方程的一般形式为

$$Y = \beta_0 + \beta_1 X_1 + \beta_2 X_2 + \cdots + \beta_m X_m + \varepsilon \tag{8-26}$$

其中 β_0 为常数项或称截距，β_i 称为偏回归系数或简称回归系数，表示在其他自变量不变的情况下，X_i 增加或减少一个单位时 Y 的平均变化量，而 ε 表示去除 m 个自变量对 Y 的影响后的随机误差，也称残差。β_0，β_1，…，β_m 一般是未知的，若我们根据样本观测数据拟合回归系数的估计值，可以得到样本的线性回归方程一般形式为

$$\hat{Y} = b_0 + b_1 X_1 + b_2 X_2 + \cdots + b_m X_m \tag{8-27}$$

多元线性回归分析的主要任务一是根据样本的资料求出上述回归方程，即求得 b_0，b_1，b_2，…，b_m；二是对求得的回归方程和各自变量进行假设检验。

多元线性回归方程的应用需要满足以下条件：

（1）Y 与 $X_1,X_2,\cdots,X_m$ 之间是线性的。

（2）$X_1,X_2,\cdots,X_m$ 是确定性变量，可以控制或预先给定，且 $X_1,X_2,\cdots,X_m$ 之间不存在线性关系或较强的统计相关性。

（3）各 ε_i 为独立的随机误差，且服从 $N(0,\sigma^2)$ 分布，即残差项在不同样本点之间是独立的，无自相关，但方差相等。等价于对于任意一组自变量 $X_1,X_2,\cdots,X_m$ 值，因变量 Y 都具有相同方差，并且服从正态分布。

二、多元线性回归方程的建立

与一元回归分析类似，多元线性回归方程中参数的估计也可采用最小二乘法得到。最小二乘法要求残差平方和

$$Q = \sum (Y_i - \hat{Y}_i)^2 = \sum \left[Y_i - (b_0 + b_1 X_{1i} + \cdots + b_m X_{mi}) \right]^2$$

达到最小。根据微分知识，回归系数应满足下列方程组

$$\frac{\partial Q}{\partial b_0} = 0, \frac{\partial Q}{\partial b_1} = 0, \cdots, \frac{\partial Q}{\partial b_m} = 0 \tag{8-28}$$

对式（8-28）进行整理可得如下正规方程组

$$\begin{cases} l_{11}b_1 + l_{12}b_2 + \cdots + l_{1m}b_m = l_{1Y} \\ l_{21}b_1 + l_{22}b_2 + \cdots + l_{2m}b_m = l_{2Y} \\ \cdots\cdots \\ l_{m1}b_1 + l_{m2}b_2 + \cdots + l_{mm}b_m = l_{mY} \end{cases} \quad (8-29)$$

$$b_0 = \overline{Y} - (b_1\overline{X}_1 + b_2\overline{X}_2 + \cdots + b_m\overline{X}_m) \quad (8-30)$$

其中 $l_{jk} = \sum_i (X_{ij} - \overline{X}_j)(X_{ik} - \overline{X}_k)$，$l_{jY} = \sum_i (X_{ij} - \overline{X}_j)(Y_i - \overline{Y})$ （$i = 1, 2, \cdots, n$；$j = 1, 2, \cdots, m$）。$\overline{X}_j$ 为第 j 个自变量的样本均数，由上述两式可求得 b_0, b_1, $\cdots$, b_m。

例8-7 有研究认为血清中高密度脂蛋白降低是引起动脉硬化的一个重要原因，现测量了30名被怀疑患有动脉硬化的就诊患者的载脂蛋白 AI、载脂蛋白 B、载脂蛋白 E、载脂蛋白 C 和高密度脂蛋白中的胆固醇含量，资料见表8-4，试建立四种载脂蛋白对高密度脂蛋白中胆固醇含量的线性回归方程。

表8-4 30名患者载脂蛋白和高密度脂蛋白中胆固醇含量的测量结果

编号	载脂蛋白 AI（mg/dl）	载脂蛋白 B（mg/dl）	载脂蛋白 E（mg/dl）	载脂蛋白 C（mg/dl）	高密度脂蛋白（mg/dl）
1	173	106	7.0	14.7	62
2	139	132	6.4	17.8	43
3	198	112	6.9	16.7	81
4	118	138	7.1	15.7	39
5	139	94	8.6	13.6	51
6	175	160	12.1	20.3	65
7	131	154	11.2	21.5	40
8	158	141	9.7	29.6	42
9	158	137	7.4	18.2	56
10	132	151	7.5	17.2	37
11	162	110	6.0	15.9	70
12	144	113	10.1	42.8	41
13	162	137	7.2	20.7	56
14	169	129	8.5	16.7	58
15	129	138	6.3	10.1	47
16	166	148	11.5	33.4	49
17	185	118	6.0	17.5	69
18	155	121	6.1	20.4	57
19	175	111	4.1	27.2	74
20	136	110	9.4	26.0	39

续表

编号	载脂蛋白 AI (mg/dl)	载脂蛋白 B (mg/dl)	载脂蛋白 E (mg/dl)	载脂蛋白 C (mg/dl)	高密度脂蛋白 (mg/dl)
21	153	133	8.5	16.9	65
22	110	149	9.5	24.7	40
23	160	86	5.3	10.8	57
24	112	123	8.0	16.6	34
25	147	110	8.5	18.4	54
26	204	122	6.1	21.0	72
27	131	102	6.6	13.4	51
28	170	127	8.4	24.7	62
29	173	123	8.7	19.0	85
30	132	131	13.8	29.2	38

由于多元回归分析计算复杂，一般都是用计算机统计软件来完成。在本例中样本数 $n=30$，自变量数 $m=4$，通过统计软件 Excel 计算建立的多元线性回归方程为：

$$\hat{Y} = -2.1323 + 0.4833X_1 - 0.0527X_2 - 0.2944X_3 - 0.4150X_4$$

第四节 多元线性回归方程的配合适度检验

在实际问题中，由于拟合的多元线性回归方程只是根据一些定性分析所作的一种假设，因此，当得到回归系数建立回归方程后，还需对方程进行假设检验。下面介绍两种统计检验方法，一种是整体对回归方程的假设检验，另一种是对于各回归系数的假设检验。

一、回归方程的线性假设检验

1. 方差分析法

对多元线性回归方程的显著性检验就是看各自变量从整体上对随机变量 Y 是否有明显的影响。为此提出原假设

$$H_0: \beta_1 = \beta_2 = \cdots = \beta_m = 0 \qquad H_1: 各 \beta_j 不全为 0$$

如果 H_0 被接受，则表明随机变量 Y 与 $X_1, X_2, \cdots, X_m$ 之间的关系由线性回归方程表示不合适。类似一元回归方程的检验，将因变量 Y 的总变异分解为两部分，即

$$SS_{总} = \sum_{i=1}^{n}(Y_i - \overline{Y})^2 = \sum_{i=1}^{n}(\hat{Y}_i - \overline{Y})^2 + \sum_{i=1}^{n}(Y_i - \hat{Y}_i)^2 \qquad (8-31)$$

其中 $\sum_{i=1}^{n}(\hat{Y}_i - \overline{Y})^2$ 为回归平方和，记为 $SS_{回}$，自由度为 m；$\sum_{i=1}^{n}(Y_i - \hat{Y}_i)^2$ 为残差平方和，记为 $SS_{残}$，自由度为 $n-m-1$。

则式（8-31）可简写为

$$SS_{总} = SS_{回} + SS_{残} \qquad (8-32)$$

构造 F 检验统计量

$$F = \frac{SS_{回}/m}{SS_{残}/(n-m-1)} = \frac{MS_{回}}{MS_{残}} \sim F(m, n-m-1) \qquad (8-33)$$

如果 $F \geqslant F_\alpha(m, n-m-1)$，则在 α 水平上拒绝 H_0，接受 H_1，认为因变量 Y 与 m 个自变量 $X_1, X_2, \cdots, X_m$ 之间存在线性回归关系。方差分析表见表 8-5。

表 8-5 方差分析表

变异来源	自由度	平方和	均方	F 值	显著性
回归	m	$SS_{回}$	$SS_{回}/m$		
残差	$n-m-1$	$SS_{残}$	$SS_{残}/(n-m-1)$	$\dfrac{SS_{回}/m}{SS_{残}/(n-m-1)}$	
总变异	$n-1$	$SS_{总}$			

2. 决定系数法

类似于一元线性回归中样本决定系数 R^2 的概念，在多元线性回归中，同样可以类似的定义决定系数 R^2，其计算公式为

$$R^2 = \frac{SS_{回}}{SS_{总}} = 1 - \frac{SS_{残}}{SS_{总}} \qquad (8-34)$$

样本决定系数 R^2 的取值在 $[0, 1]$ 区间内，表示 m 个自变量能够解释 Y 变化的百分比，R^2 越接近 1，表明回归拟合的效果越好；R^2 越接近 0，表明回归拟合的效果越差。与 F 检验相比，R^2 可以更清楚直观地反映回归拟合的效果，但是并不能作为严格的统计学检验。

称决定系数 R^2 的平方根 R 为复相关系数，复相关系数的性质与决定系数的性质是一样的，均反映模型的拟合情况。

由于当方程中的自变量增加时，R^2 或 R 总是增加的，即使增加的变量无统计学意义，因此显然用 R^2 或 R 的大小衡量方程的优劣是有缺陷的，此时可计算校正的决定系数 R_C^2。

$$R_C^2 = 1 - \frac{SS_{残}(n-1)}{SS_{总}(n-m-1)} \qquad (8-35)$$

R_C^2 的平方根即为校正的复相关系数 R_C。两者的意义也是反映模型的拟合优度，但它们对方程中自变量个数的影响进行了"校正"。由式（8-35）可知，自变量数 m 增加，分子 $SS_{残}$ 虽会随之减小，但分母也会减小，如果分子的减小权衡不了分母的减小，m 的增加使 R_C^2 反而减少。与 R^2 和 R 一样，R_C^2 和 R_C 的值越接近 1 越好。

由于当样本量 n 与自变量的个数接近时，R^2 和 R_C^2 易接近 1，因此在 n 较大（n 至少是 m 的 2~3 倍）的时候，R^2 或 R_C^2 等于 0.7 左右就可以给回归模型以肯定的态度。

另外，判断回归方程好坏的标准还有赤池信息准则（AIC）、C_p 统计量等。运用这些标准时要注意，只有在因变量的假定条件相同，且模型参数估计方法相同时，才能相互比较。

二、各自变量的假设检验

在多元线性回归中，回归方程显著并不意味着每个自变量对 Y 的影响都显著，我们总想从回归方程中剔除那些次要的、可有可无的变量，重新建立更为简单的回归方程，所以需要对每个自变量进行假设检验。即分别检验每个回归系数是否为 0，等价于检验假设

$$H_{0j}:\beta_j = 0, j = 1,2,\cdots,m$$

如果接受原假设 H_{0j}，则自变量 X_j 无统计学意义；如果拒绝原假设 H_{0j}，则自变量 X_j 有统计学意义。

检验统计量

$$t_j = \frac{b_j}{S_{bj}} \sim t(n - m - 1), j = 1,2,\cdots,m \qquad (8-36)$$

或

$$F_j = \frac{SS_{回(-j)}/1}{SS_{残}/(n - m - 1)} \sim F(1, n - m - 1), j = 1,2,\cdots,m \qquad (8-37)$$

其中 S_{bj} 为第 j 个回归系数 b_j 的标准误，$SS_{回(-j)}$ 指将拟检验的 X_j 剔除，重新建立的 $m - 1$ 个自变量的回归方程的回归平方和，称之为 X_j 的偏回归平方和。t 检验和 F 检验的结论是一致的，因计算复杂，易用计算机来完成。

三、标准化回归系数

在多元线性回归分析中，由于涉及了多个自变量，自变量的单位往往不同，数据的大小差异也往往很大，这就不利于在同一标准上进行比较，如 $\hat{Y} = 200 + 2000X_1 + 2X_2$，由于 X_1 的系数 2000 比 X_2 的系数 2 大得多，所以会自然认为 X_1 对因变量 Y 的影响比 X_2 大的多，但如果 X_1 的单位是吨，X_2 的单位是公斤，那么两者的重要性实际是相同的（是因为 X_1 增加 1 吨时 Y 增加 2000 个单位，X_2 增加 1 公斤时 Y 增加 2 个单位，那么 X_2 增加 1 吨时 Y 同样增加 2000 个单位）。因此，为了消除量纲不同或数量级的差异所带来的影响，就需要将样本数据作标准化处理，标准化公式为

$$x_{ij}^* = \frac{x_{ij} - \bar{x}_j}{\sqrt{L_{jj}}}, y_i^* = \frac{y_i - \bar{y}}{\sqrt{L_{yy}}}, i = 1,2,\cdots,n; j = 1,2,\cdots,m \qquad (8-38)$$

再用最小二乘法求出标准化数据 $(x_{i1}^*, x_{i2}^*, \cdots, x_{im}^*; y_i^*)$ 的标准化回归方程，记为

$$\hat{Y}^* = \hat{b}_1 X_1^* + \hat{b}_2 X_2^* + \cdots + \hat{b}_m X_m^* \qquad (8-39)$$

有了标准化系数后，就可以直接比较各标准化系数的大小，来确定各自变量的相对重要性。

例 8-8 对例 8-7 中所求得的直线回归方程进行假设检验。

解

（1）回归方程的假设检验

$H_0:\beta_1 = \beta_2 = \beta_3 = \beta_4 = 0$ 即高密度脂蛋白与载脂蛋白之间无直线关系。

通过统计软件计算

$$SS_{总} = 5613.467, df_{总} = n - 1 = 30 - 1 = 29$$

$$SS_{回} = 4392.581, df_{回} = m = 4$$

$$SS_{残} = SS_{总} - SS_{回} = 5613.467 - 4392.581 = 1220.886, df_{残} = n - m - 1 = 25$$

$$F = \frac{MS_{回}}{MS_{残}} = \frac{SS_{回}/m}{SS_{残}/n - m - 1} = \frac{4392.581/4}{1220.886/25} = 22.487$$

$F = 22.487 > F_{0.01}(4,25) = 4.18$, $p < 0.01$, 即在 $\alpha = 0.01$ 水平上拒绝 H_0, 接受 H_1, 认为高密度脂蛋白与载脂蛋白之间存在线性回归关系。方差分析表见表 (8-6)。

表 8-6 方差分析表

变异来源	自由度	平方和	均方	F 值	P
回归	4	4392.581	1098.145		
残差	25	1220.886	48.835	22.487	$p < 0.01$
总变异	29	5613.467			

决定系数 $R^2 = SS_{回}/SS_{总} = 4392.581/5613.567 = 0.783$, 表明高密度脂蛋白变异的 78.3% 可以由四种载脂蛋白的变化来解释。利用公式(8-35) 计算校正的决定系数 $R_c^2 = 0.748 > 0.7$, 表明该回归方程拟合得较好。

(2) 各自变量的假设检验

$H_{01}: \beta_1 = 0$, 即载脂蛋白 AI 与高密度脂蛋白无线性关系。

通过统计软件计算, $t_1 = 8.385$, $|t_1| > t_{0.05}(25) = 2.787$, 双侧 $P < 0.01$, 以 $\alpha = 0.01$ 水平上拒绝 H_0, 接受 H_1, b_1 有统计学意义, 即载脂蛋白 AI 与高密度脂蛋白存在线性关系。

同理, $t_2 = -0.64$, $t_3 = -0.36$, $t_4 = -1.558$

$|t_3| < |t_2| < |t_4| < t_{0.05}(25) = 2.06$, 双侧概率 $P > 0.05$, 以 $\alpha = 0.05$ 水平不拒绝 H_0, b_2、b_3、b_4 没有统计学意义, 即不能认为其他三种载脂蛋白与高密度脂蛋白存在线性关系。

(3) 标准化回归方程为

$$\hat{Y}^* = 0.825X_1^* - 0.069X_2^* - 0.046X_3^* - 0.208X_4^*$$

由标准化回归系数绝对值的大小, 可以知道对高密度脂蛋白影响的大小顺序依次为载脂蛋白 AI (X_1)、载脂蛋白 C (X_4)、载脂蛋白 B (X_2)、载脂蛋白 E (X_3)。

第五节 实例分析: 回归分析在医院管理中的应用

随着现代医院发展的要求, 量化管理思想逐渐地深入到现代医院的管理之中, 医疗管理已不再是以往单纯的定性管理，而发展成为量化管理或定性与定量相结合的管理方式。借助多元回归预测方程，科学地预测医院入院病人数量，从而为医院管理制定工作计划与措施提供决策数据。（文献来源：中国医院统计，2000 年 12 月第 7 卷第 4 期）

一、资料和方法

选用某医院 1980~1999 年门诊人次、入院病人数、平均病床周转次数 3 项医疗指标，运用多元线性回归分析及预测的方法，揭示 3 因素之间的相互关系和相互作用。

表 8－7　某医院 1980~1999 年有关指标

年份	入院病人数（千人）	门诊人次（万人）	病床周转次数
1980	8.12	40.92	17.53
1981	8.43	37.66	17.85
1982	8.23	38.34	18.17
1983	7.75	33.30	17.26
1984	6.77	27.42	15.43
1985	7.15	32.39	15.78
1986	8.87	38.77	16.13
1987	9.74	40.43	17.08
1988	10.08	44.24	17.04
1989	10.39	47.19	17.60
1990	10.79	52.33	18.07
1991	10.69	55.08	17.99
1992	10.73	58.86	14.03
1993	10.64	57.59	12.71
1994	11.00	67.29	12.69
1995	12.09	68.58	13.81
1996	12.66	68.82	14.53
1997	12.75	72.74	14.66
1998	12.33	81.32	14.18
1999	12.10	82.16	14.10
合计	201.31	1045.33	316.64
平均数	10.07	52.27	15.83

二、预测模型的建立与分析

在医院工作中，入院病人数量是反映医疗工作情况的重要统计指标，对其进行分析预测具有积极意义。一定时期内，入院病人数受多种因素的影响，就医院内部而言，主要受"门诊人次"和"平均病床周转次数"等因素指标的相互作用。采用多元线性回归方程对原始资料进行拟合。令入院病人数为 y，门诊人次为 x_1，病床周转次数为 x_2，其回归预测方程为：

$$\hat{y} = b_0 + b_1 x_1 + b_2 x_2$$

根据原始资料表 8 - 7 进行计算。

三、结果与分析

1. 由最小二乘法原理，建立正规方程组。

$$\begin{cases} 5323.14b_1 - 382.84b_2 = 554.27 \\ -382.84b_1 + 66.28b_2 = -33.74 \end{cases}$$

求解回归系数 $b_1 = 0.1155$，$b_2 = 0.1580$，$b_0 = \bar{y} - b_1\bar{x}_1 - b_2\bar{x}_2 = 1.5317$

所求回归方程为：$\hat{y} = 1.5317 + 0.1155x_1 + 0.1580x_2$

2. 对回归方程进行显著性检验，得方差分析表 8 - 8。

表 8 - 8 方差分析表

变异来源	离差平方和	自由度	均方	F 值	显著性
回归	58.68721939	2	29.34360969	67.70491	P < 0.01
残差	7.367875613	17	0.433404448		
总计	66.055095	19			

* $F_{0.01}(2, 17) = 6.11$，故 $P < 0.01$

所以，多元回归方程回归关系有非常显著意义。

计算标准估计误差 $S_e = \sqrt{0.4334} = 0.6583$

可以看出，预测估计误差较小，即该回归方程的预测效果较好。

计算复相关系数 $R = 0.9427$

计算表明，在此回归方程中，因变量与自变量之间的相关程度较高，且自变量对因变量的决定程度为 94.27%。

计算标准回归系数：

$$\hat{b}_1 = \frac{b_1}{\sqrt{\dfrac{l_{yy}}{l_{11}}}} = \frac{0.1155}{\sqrt{\dfrac{66.08}{5323.14}}} = 1.03696$$

$$\hat{b}_2 = \frac{b_2}{\sqrt{\dfrac{l_{yy}}{l_{22}}}} = \frac{0.1155}{\sqrt{\dfrac{66.08}{66.28}}} = 0.1583$$

表明在消除不同单位的影响之后，"门诊人次"的变动对"入院病人数"的影响较大，而"病床周转次数"对其的影响较小。

根据回归方程对 2000 年入院病人数进行外推预测，计算该院 2000 年"入院病人数"95% 的可信预测区间

$$\hat{Y}_0 \pm t_{\alpha(n-2)}S_{Y_0} = (12143, 14919)$$

其中，
$$S_{Y_0} = S_{Y \cdot x} \sqrt{1 + \frac{1}{n} + \frac{(X_0 - X)^2}{\sum (X - \overline{X})^2}}$$

四、讨论

1. 通过计算和分析，多元线性回归方法在医院管理统计中的应用是可行的，具有一定的价值和现实意义。

2. 本预测方法对近期预测效果较好。由于在实际工作中，影响某一事物或现象的因素很多，且各种情况经常处于变化之中，故不宜采用本方法进行远期外推预测。

3. 为了保证多元线性回归分析方法应用的正确性，应用前应检查数据资料是否呈线性分布，检查的方法有图形法和统计检验法，从而合理地选择模型，有效地克服理论假设与实际情况的差异。

综上所述，多元线性回归分析广泛地应用于建立模型、测量变量之间的相关程度、分析变量之间的相关形式、估计和预测等方面。因此，该方法可用于医院管理中涉及多因素相互关系的研究，并在此基础上，对医疗工作中某一事物或现象进行科学地预测，从而为制定医院工作计划和决策管理提供依据，合理地利用人、财、物，减少工作中的盲目性，提高医院管理水平。

* 第六节　常见问题的辨析

一、应用一元线性回归分析时需注意的问题

1. 只有将两个内在有联系的变量放在一起进行回归分析才有意义。

2. 进行回归分析时应先绘制散点图。如果各散点的分布呈直线趋势，可作直线回归分析；若各散点无线性趋势，则需要根据散点的分布类型，选择合适的曲线模型，或经数据变换后，化为线性回归来分析。

3. 直线回归分析用于刻画因变量 Y 对自变量 X 在数值上的依存关系，其中哪一个作为因变量主要是根据专业上的要求而定，可以考虑把易于精确测量的变量作为 X ，另一个随机变量作 Y ，例如用体重估计体表面积。直线回归分析的资料一般要求因变量 Y 是来自正态总体的随机变量，自变量 X 是可以精确测量和严格控制的值，这类回归称为 I 型回归；如果 X 也服从正态分布时，根据研究目的可求由 X 估计 Y 的回归方程 $\hat{Y} = a + bX$ 或由 Y 估计 X 的回归方程 $\hat{X} = a_2 + b_2 Y$ ，这类回归称为 II 型回归。这两个回归方程不是反函数关系，不能由其中一个推出另一个，但对其总体回归系数的假设检验是等价的。

4. 回归方程建立后必须作假设检验，只有经检验拒绝了无效假设，回归方程才有意义。

5. 使用回归方程计算估计值时，一般不可把估计的范围扩大到建立方程时的自变量的取值范围之外。如例 8 - 1 中，X 的取值范围为 639 ~ 934 ，计算估计值时 X 的取值也只能是在 639 ~ 934 之间，应该避免随意外延。

二、应用多元线性回归分析时需注意的问题

1. 因变量与自变量间应具有线性依存关系，且这种依存关系必须是建立在专业依据的基础上。

2. 进行多元线性回归时，应注意样本量，一般要求样本量是自变量个数的 2 倍以上。

3. 多元线性回归原则上要求因变量是服从于正态分布的连续型变量，若因变量是分类变量（如动物在药物实验中存活或死亡），则可用哑变量（如 0 或 1）来表示，结果一般可选用 Logistic 回归模型或者 Probit 回归模型处理。而自变量通常也要求是连续型变量，若自变量为无序分类变量（如病人的性别、治疗方式等），可通过引入哑变量建立回归方程；若自变量为等级有序变量，则可根据实际情况选择引入哑变量或者直接赋值（如病情轻、中、重直接赋值 1、2、3）引入回归方程。

4. 当部分自变量间存在较强的线性关系或其他统计相关性时称为多重共线性，会使回归方程中的参数估计不准确，影响多元线性回归分析的结果。一般处理方法是剔除造成共线性的自变量，再重新建立回归方程。

5. 在多元回归假设中要求各残差的方差相等，若不满足此条件则称为异方差性，其危害是使得回归方程的预测精度大幅度降低。一般检验是否存在异方差方法有：残差图分析法、等级相关检验法、Glejser 检验、Bartlett 检验等。而克服异方差性的方法有加权最小二乘法（WLS）、广义最小二乘法（GLS）等。

6. 若各残差项间不独立，则称残差项间存在自相关现象，此处的自相关不是指两个或两个以上变量的相关关系，而是指一个变量前后期数值之间的相关关系。如果存在自相关，用最小二乘法估计的参数虽是无偏的但不是有效的，使得假设检验失效，预测失效。自相关的检验方法主要有残差图分析法、DW 检验法等。若出现自相关则可采用变换数据、差分法、迭代法等处理。

三、残差分析

残差分析是检查资料是否符合回归方程假设条件的一个有用的工具。用最小二乘法来估计回归模型应满足 4 个前提条件，即线性、独立、正态分布与等方差。如果资料与模型的假设偏离较大，最小二乘估计、假设检验及区间估计则有可能出现问题，最终影响回归方程的解释。对这些条件的检查较为简单有效的方法是进行残差分析。

残差是指因变量的实际观测值 Y_i 与回归估计值 $\hat{Y}_i$ 的差值，即 $\varepsilon_i = Y_i - \hat{Y}_i$，它反映的是方程拟合数据优劣的信息，对残差进行分析可以用来评价实际资料是否符合回归方程的假定条件，识别离群值等。正常情况下残差 $\varepsilon_i \sim N(0, \sigma^2)$，而通常称为标准化残差，其中 $\sqrt{MS_{残}} = \sqrt{SS_{残}/(n-m-1)}$ 为残差标准差，标准化残差 ε_i' 近似服从于均数为 0，方差为 1 的正态分布。

$$\varepsilon_i' = \frac{\varepsilon_i}{\sqrt{MS_{残}}} \tag{8-40}$$

残差分析中一个简单的方法是以标准化残差 ε_i' 为纵坐标，以 $\hat{Y}_i$ 或自变量取值 X_i 为

横坐标作残差图进行分析。如果数据符合模型的基本假定，残差图中的各散点应以 0 为中心，在一恒定区内较均匀地散布在一条直线的上下两侧，不应有任何特殊的结构。

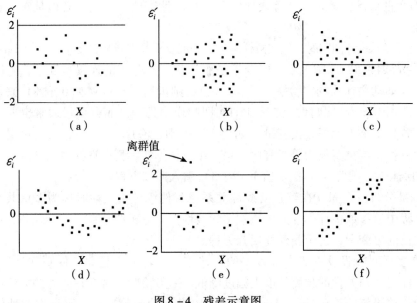

图 8 - 4   残差示意图

图 8 - 4 给出几种以自变量取值为横坐标、以标准化残差为纵坐标的残差图的常见类型。

在图 8 - 4 中，情况（a）是较理想的残差图，因此可以用此数据拟合直线回归方程。情况（b）和情况（c）的残差呈喇叭状，表示残差不满足等方差的条件，应考虑对方差进行稳定化处理（如进行变量变换等）。情况（d）显示残差呈一定的曲线关系变化，则表明 Y 与 X 之间可能呈非线性关系，提示采用非线性或多项式回归分析将有可能改善拟合效果。情况（e）显示有点处于 ± 2 倍标准差以外，实际中一般规定标准化 ε_i' 的绝对值大于 2 为一个异常点，这样的点应引起注意。如果异常点是由于观测错误引起，可将其删除后重新建立新方程；否则不能轻易剔除，以免损失重要信息。情况（f）显示残差非独立的情况，可以看到残差与分析变量间存在较强的相关性，也不适于直接采用直线回归分析。

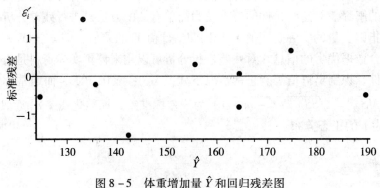

图 8 - 5   体重增加量 $\hat{Y}$ 和回归残差图

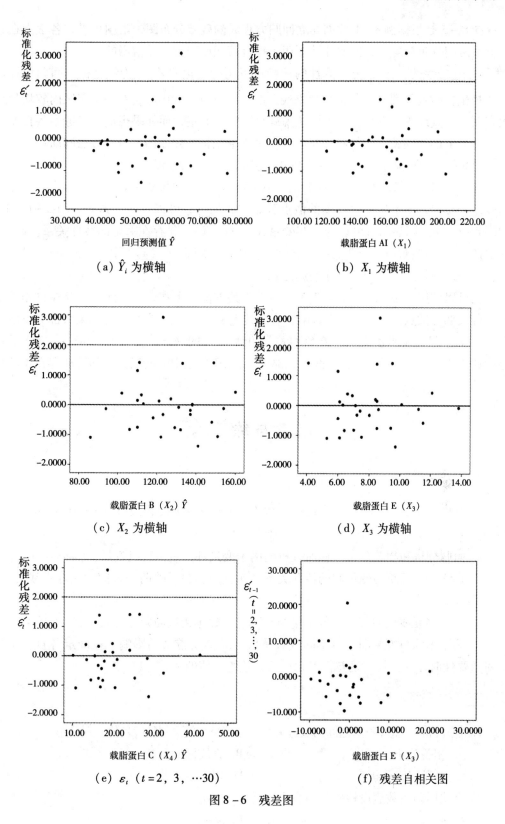

图 8-6 残差图

图 8-5 是根据例 8-1 数据建立回归方程后的残差分布图，由图可见，各散点在直线上下两侧分布较均匀，说明此数据用于拟合直线回归方程是恰当的。

对于多元线性回归，方差齐性的检验可以用标准化残差 ε_i' 为纵坐标，回归估计值 $\hat{Y}_i$ 为横坐标做残差图进行分析，如果残差图上散点以 0 为中心，在一恒定区内较均匀地散布在一条直线的上下两侧，可以认为满足同方差假定。而如果想进一步考察各自变量与因变量 Y 的线性关系，可以作某一自变量为横坐标的残差图，分析方法同前。

图 8-6（a）显示了对例 8-7 建立的多元线性回归方程

$$\hat{Y} = -2.1323 + 0.4833X_1 - 0.0527X_2 - 0.2944X_3 - 0.4150X_4$$

的残差分布图，图中显示散点图的散点分布比较均匀，可以认为方差齐。图 8-6（b）到图 8-6（e）则显示可以认为 Y 与变量 X_1、X_2、X_3、X_4 存在一定的线性关系。此外，一般认为 ε_i' 的绝对值大于 2 为一个异常点，所以从图 8-6（a）到图 8-6（e）可以看出，有一组数据远离其余点，应引起注意。

也可以利用 $(\varepsilon_t, \varepsilon_{t-1})(t = 2,3,\cdots,n)$ 作残差图，考察残差项间是否存在自相关现象，若大部分散点落在第 I、III 象限，表明残差 ε_t 存在正的自相关，如果大部分点落在第 II、IV 象限，表明残差 ε_t 存在负相关。如例 8-7 的 $(\varepsilon_t, \varepsilon_{t-1})(t = 2,3,\cdots,30)$ 的残差图如图 8-6（f）所示，可见散点大部分落在 III 象限中，所以残差间可能存在正的自相关性。

思考与练习八

一、是非题

1. 假设变量 x 与 y 的相关系数 r_1 是 0.7，变量 m 与 n 的相关系数是 -0.8，则 x 与 y 的相关密切程度高。（ ）

2. 回归分析和相关分析一样所分析的两个变量都一定是随机变量。（ ）

3. 直线回归反映两变量间的依存关系，而直线相关反映两变量间的相互直线关系。（ ）

4. 进行多元线性回归时，样本量与自变量个数越接近回归方程效果越好。（ ）

5. 为了消除自变量间量纲不同或数量级的差异所带来的影响，在确定各自变量的相对重要性时往往比较的是各标准化相关系数绝对值的大小。（ ）

二、选择题

1. 若分析肺活量和身高之间的数量关系，拟用身高值预测肺活量值，则采用（ ）

    A. 相关分析   B. 直线回归分析

    C. 多元回归分析   D. 以上都不是

2. 直线回归系数假设检验，其自由度为（ ）

    A. n B. $n - 1$

C. $n - 2$ D. $2n - 1$

3. 同一双变量资料，进行直线相关与回归分析，有（　　）

    A. $r > 0$，$b < 0$ B. $r > 0$，$b > 0$

    C. $r < 0$，$b > 0$ D. r 与 b 的符号毫无关系

4. 用最小二乘法确定直线回归方程的原则是各观察点（　　）

    A. 距直线的纵向距离相等   B. 距直线的纵向距离的平方和最小

    C. 与直线的垂直距离相等   D. 与直线的垂直距离的平方和最小

5. 下列（　　）式可出现负值

    A. $\sum (X - \bar{X})^2$ B. $\sum Y^2 - (\sum Y)^2 / n$

    C. $\sum (Y - \bar{Y})^2$ D. $\sum (X - \bar{X})(Y - \bar{Y})$

6. 回归系数的假设检验（　　）

    A. 可用 r 的检验代替   B. 可用 t 检验

    C. 可用 F 检验   D. 三者均可

7. 多元线性回归分析中对回归方程做方差分析，检验统计量 F 值反映的是（　　）

    A. 所有自变量与因变量间是否存在线性关系

    B. 部分自变量与因变量间是否存在线性关系

    C. 自变量与因变量间存在的线性关系是否较强

    D. 自变量间是否存在有共线性

8. 对同一资料作多变量线性回归分析，若对两个具有不同个数自变量的回归方程进行比较，应选用的指标为（　　）

    A. 决定系数   B. 偏回归平方和   C. 相关系数   D. 校正的决定系数

9. 下列选项中，哪一个不是多元回归分析的前提条件（　　）

    A. 正态性   B. $X_1, X_2, \cdots, X_m$ 间无较强共线性

    C. 自变量和因变量必须为连续型变量   D. 残差项间满足方差齐、无自相关

三、计算题

1. 10 名 20 岁男青年身高与前臂长的数据见表 8 − 9，试检验两者有无相关。

表 8 − 9　10 名 20 岁男青年身高与前臂长

编号	1	2	3	4	5	6	7	8	9	10
身　高（cm）	170	173	160	155	173	188	178	183	180	165
前臂长（cm）	45	42	44	41	47	50	47	46	49	43

2. 某医师为了探讨缺碘地区母婴 TSH（促甲状腺素）水平的关系，应用免疫放射分析测定了 160 名孕妇（15 ~ 17 周）及分娩时脐带血 TSH 水平（mU/L），现随机抽取 10 对数据如下：

表 8-10   母血与新生儿脐带血 TSH 水平

编号	1	2	3	4	5	6	7	8	9	10
母血 TSH 水平 X	1.21	1.30	1.39	1.42	1.47	1.56	1.68	1.72	1.98	2.10
脐带血 TSH 水平 Y	3.90	4.50	4.20	4.83	4.16	4.93	4.32	4.99	4.70	5.20

（1）试求脐带血 TSH 水平 Y 对母血 TSH 水平 X 的直线回归方程并对回归系数作假设检验；

（2）计算当母血 TSH 水平为 $X_0 = 1.5$（mU/L）时，脐带血总体均数 μ_{Y/X_0} 的 95% 可信区间和相应个体 Y 值的 95% 预测区间。

3. 调查 16 所小学六年级学生的平均言语测验分 Y 与家庭社会经济状况综合指标 X_1、教师言语测验 X_2、母亲教育水平 X_3，资料如表 8-11 所示，试建立 Y 对 X_1、X_2、X_3 的完全线性回归方程，并对回归方程和各自变量进行假设检验，并作分析。

表 8-11   16 所小学六年级学生的智力状况调查

Y	27.0	26.5	36.5	40.7	37.1	41.8	33.4	41.0	23.3	34.9	33.1	22.7	39.7	31.8	31.7	43.1
X_1	7.20	11.7	12.3	14.2	6.31	12.7	17.0	9.8	12.8	14.7	19.6	16.0	10.6	12.6	10.9	15.0
X_2	16.6	14.4	18.7	25.7	25.4	24.9	25.1	26.6	13.5	24.5	25.8	15.6	25.0	21.5	20.8	25.5
X_3	6.2	5.2	7.0	17.1	6.1	6.9	5.8	6.5	5.62	15.8	6.2	5.6	6.9	6.3	6.0	7.5

第九章　试验设计方法

在生产实践中，试制新产品、改革工艺、寻求好的生产条件等等，这些都需要先做试验。如果试验安排得好，且试验数据分析得当，就能以较少的试验次数、较短的试验时间、较低的费用，得到较满意的试验方案；反之，则浪费人力、物力、财力，难以达到预期的结果。

试验设计方法主要是研究如何合理而有效地获得数据资料的方法，它的主要内容是讨论如何合理地安排试验，然后对取得的数据进行综合的科学分析，从而达到尽快获得最优方案的目的。

第一节　试验设计的基本要素

一个好的试验应包括三个方面。

（1）试验的设计　这里首先要明确试验的目的，确定要考察的因素以及它们的变动范围，然后根据试验目的制定出合理的试验方案。

（2）试验的实施　按照设计出的试验方案，实地进行试验，取得必要的数据结果。

（3）试验结果的分析　对试验所得数据进行分析，判定所考察的因素中哪些是主要的，从而确定出最好生产条件，即最优方案。

总之，试验设计就是试验的最优化设计。

一、试验指标

衡量试验结果优劣的标准称为**试验指标**，常用 y 表示。在制定试验方案的同时，就应根据试验目的，确定出最能客观反映试验结果优劣的一个或几个考察指标。由于试验研究的内容和对象不同，其指标也各种各样。从评定方法来讲，有定量指标和定性指标之分。凡是靠客观衡器的度量得到的指标称为定量指标，如收率、含量、容量、容积等。而靠人的感觉器官评定的，称为定性指标，如产品的颜色、光泽、气味、结晶粗细等。

二、因素

在试验过程中，影响试验结果的条件或原因称为**因素（因子）**。常用大写字母 A、

B、C…表示。

例如，根据长期实践得知，从元胡中提取生物碱的关键条件是所用酸的种类、渗漉液乙醇的浓度以及乙醇的用量。如果掌握得不好，往往影响生物碱盐的收率和质量。这里，酸的种类、乙醇浓度和用量，就是要考察的因素，可分别表示为 A、B、C。

三、水平

在试验中因素所处状态的不同，往往会导致不同的试验结果。我们把因素在试验中可能处的状态称作因素的水平。常用表示该因素的字母加上足标表示。如表 9 – 1 酸的种类 (A)，是用盐酸好还是硫酸好？盐酸和硫酸就是酸的种类 (A) 的两个水平，分别表示为 A_1 和 A_2，等等。本例因素水平的选择情况，可归纳为因素水平表（表 9 – 1）。

表 9 – 1　因素水平表

水　平	因　　素		
	酸的种类 (A)	乙醇浓度 (B)	乙醇用量 (C)
1	盐酸 (A_1)	60% (B_1)	5 倍量 (C_1)
2	硫酸 (A_2)	45% (B_2)	8 倍量 (C_2)

因素的水平选取当否，将直接影响试验的质量。初次试验，每个因素以 2 ~ 3 个水平为宜。各因素的水平数可以相等，也可以不等。重要因素或特别希望详细了解的因素，水平数可多一些，其余可少一些。对于用数量表示水平的因素（如本例的 B 和 C），各水平间的距离要定得恰当。距离过近，结果差异不显著，试验意义不大；距离过远，有可能漏掉两水平之间的信息。

四、交互作用

在多因素试验中，不仅各因素单独对指标起作用，有时还可能存在因素之间的联合作用，这种联合作用称为交互作用。

例 9 – 1　为提高某中药注射液有效成分的含量，对沉降时是否加乙醇和是否调 pH 进行考察。在其他条件完全相同的情况下，安排了 4 组试验，试验结果（含量）如表 9 – 2。

表 9 – 2　乙醇与 pH 值对有效成分含量的影响（%）

B	A	
	不用醇沉 (A_1)	用醇沉 (A_2)
不调 pH (B_1)	① 5.6	② 7.8
调 pH 至 9 (B_2)	③ 7.4	④ 12.1

由表可见：

① 不调 pH、不用醇沉，含量为 5.6% 。

② 只用醇沉，含量为 7.8%，提高 2.2% 是醇沉的单独作用。

③ 只调 pH，含量为 7.4%，提高 1.8% 是调 pH 的单独作用。

④ 既调 pH 又醇沉，含量为 12.1%，提高 6.5%，从 6.5% 中除去醇沉的单独作用 2.2% 和调 pH 的单独作用 1.8%，还有 2.5%，显然这是醇沉和调 pH 的联合作用，即交互作用。

在医药实践中，人们非常重视交互作用。例如，中医讲究用药的配伍。一个复方的功效应是方中各药的单独作用和药物之间交互作用的叠加。因此，当两个因素间存在交互作用时，其水平搭配非常重要。

第二节 单因素方差分析

在医药学研究中，我们常常要研究试验的不同条件对试验结果的影响情况，推断不同条件对试验结果的影响是否显著。如果我们把其他因素都安排在固定不变的状态，只就某一个因素进行试验，推断该因素对试验结果的影响大小，这种试验方法，统计学称为单因素试验。

一、单因素方差分析的基本原理和步骤

例 9 - 2 为考察工艺对花粉中的氨基酸百分含量的影响，某药厂用四种不同工艺对花粉进行处理，测得氨基酸百分含量如表 9 - 3。试判断四种不同工艺氨基酸百分含量有无显著性差异？

表 9 - 3 氨基酸百分含量

实验号	工 艺			
	（Ⅰ）酸处理	（Ⅱ）碱处理	（Ⅲ）破壁	（Ⅳ）水浸后醇提取
1	4.636	3.581	4.650	3.449
2	4.620	3.651	4.728	3.474
3	4.545	3.507	4.604	3.384
4	4.695	3.538	4.697	3.343

这是一个单因素（工艺）四水平（酸处理，碱处理，破壁，水浸后醇提取）的问题。试验设计是在每一个水平里做 4 次重复试验，以推断该因素对试验结果"花粉中的氨基酸百分含量"的影响是否显著。

我们把上述实际问题概括为如下统计模型：

把要考察的因素 A 分成 k 个水平 A_1，A_2，$\cdots$，A_k，这相当于有 k 个总体 X_1，X_2，$\cdots$，X_k，假定 $X_i \sim N(\mu_i, \sigma^2)$（$i = 1, 2, \cdots, k$），而每个水平，做 n_i 次试验，假定试验都是独立的，于是就可以得到样本观测值 $X_{xj} \sim N(\mu_i, \sigma^2)$（$i = 1, 2, \cdots, k, j = 1, 2, \cdots, n_i$），试验数据常用表 9 - 4 表示：

表 9 – 4   单因素实验安排表

试验号	因素 A					
	A_1	A_2	$\cdots$	A_i	$\cdots$	A_k
1	x_{11}	x_{21}	$\cdots$	x_{i1}	$\cdots$	x_{k1}
2	x_{12}	x_{22}	$\cdots$	x_{i2}	$\cdots$	x_{k2}
$\cdots$	$\cdots$	$\cdots$	$\cdots$	$\cdots$		
n_i	x_{1n}	x_{2n}		x_{in}	$\cdots$	x_{kn}
平均值	$\bar{x}_1$	$\bar{x}_2$	$\cdots$	$\bar{x}_i$	$\cdots$	$\bar{x}_k$

注：x_{ij} 是实验记录的数据，j 是指因素 A 的第 j 个水平，i 是指该水平下的第 i 次试验。

我们的任务是：根据 k 个水平的样本观测值来检验因素的影响是否显著。也就是检验假设 H_0：$\mu_1 = \mu_2 = \cdots = \mu_k$。

实际上就是检验 k 个具有相同方差的正态总体，其均数是否相等的问题，若不能拒绝检验假设 H_0，表明水平的变化对试验指标的影响不明显，由此可推断该因素对试验指标无影响；反之，则可推断该因素对试验指标有显著影响。

根据上述思路，推断单因素对指标影响是否显著的推断方法，称为单因素方差分析。我们可以得到方差分析的方法和步骤：

1. 提出假设

H_0：$\mu_1 = \mu_2 = \cdots = \mu_k$，即因素的不同水平对试验结果无显著影响。

H_1：不是所有的 μ_i 都相等 $(i = 1, 2, \cdots, k)$，即因素的水平变化对试验结果有显著影响。

2. 方差分解

设试验总次数为 N，则 $N = \sum\limits_{i=1}^{k} n_i$。设第 i 个总体的样本均数为 $\bar{x}_i$，则 $\bar{x}_i = \dfrac{1}{n_i} \sum\limits_{j=1}^{n_i} x_{ij}$

于是，全体样本的总均数为

$$\bar{x} = \frac{1}{N} \sum_{i=1}^{k} \sum_{j=1}^{n_i} x_{ij} = \frac{1}{N} \sum_{i=1}^{k} n_i \bar{x}_i$$

所有样本值 x_{ij} 与其总均数 $\bar{x}$ 之差的平方和，称为总离差平方和 SS，它的大小反映了整批数据总体的变异程度。

$$SS = \sum \sum (x_{ij} - \bar{x})^2$$
$$= \sum_{i=1}^{k} \sum_{j=1}^{n_i} \left[(x_{ij} - \bar{x}_i) + (\bar{x}_i - \bar{x}) \right]^2$$

可以证明 $\sum\limits_{i=1}^{k} \sum\limits_{j=1}^{n_i} (x_{ij} - \bar{x}_i)(\bar{x}_i - \bar{x}) = \sum\limits_{i=1}^{k} (\bar{x}_i - \bar{x}) \sum\limits_{j=1}^{n_i} (x_{ij} - \bar{x}_i) = 0$

所以

$$SS = \sum_{i=1}^{k} \sum_{j=1}^{n_i} (x_{ij} - \bar{x}_j)^2 + \sum_{i=1}^{k} n_i (\bar{x}_i - \bar{x})^2 = SS_e + SS_A \qquad (9-1)$$

从上式可以看出，总离差平方和 SS 可以分解为两项之和，其中

$$SS_e = \sum_{i=1}^{k} \sum_{j=1}^{n_i} (x_{ij} - \bar{x}_i)^2 = \sum_{i=1}^{k} \sum_{j=1}^{n_i} x_{ij}^2 - \sum_{i=1}^{k} \frac{(\sum_{j=1}^{n_i} x_{ij})^2}{n_i} \qquad (9-2)$$

称为组内离差平方和，记为 SS_e，它表示各个样本值 x_{ij} 对本组均数 $\bar{x}_i$ 的离差平方和的总和。它的大小反映了重复试验中随机误差的大小。另外

$$SS_A = \sum_{i=1}^{k} n_i (\bar{x}_i - \bar{x})^2 = \sum_{i=1}^{k}$$

$$= \sum_{i=1}^{k} \frac{(\sum_{j=1}^{n_i} x_{ij})^2}{n_i} - \frac{1}{N} (\sum_{i=1}^{k} \sum_{j=1}^{n_i} x_{ij})^2 \qquad (9-3)$$

称为组间离差平方和，它表示各组均数 $\bar{x}_i$ 对总均数 $\bar{x}$ 的离差平方和的总和记为 SS_A。它的大小除了反映误差波动外，主要还反映了因素 A 的不同水平产生的效应大小。

SS_e 的自由度为 $N-k$，SS_A 的自由度为 $k-1$，所以组内方差 S_e^2 和组间方差 S_A^2 分别为

$$S_e^2 = \frac{SS_e}{N-k}, \quad S_A^2 = \frac{SS_A}{k-1} \qquad (9-4)$$

3. F 检验

当 H_0：$\mu_1 = \mu_2 = \cdots = \mu_k$ 成立时，且各水平的试验数据来自于独立同方差的正态总体，由第四章第三节可知

$$SS_e / \sigma^2 \sim \chi^2(N-k)$$
$$SS_A / \sigma^2 \sim \chi^2(k-1)$$

$$F = \frac{\dfrac{SS_A}{\sigma^2} \cdot \dfrac{1}{k-1}}{\dfrac{SS_e}{\sigma^2} \cdot \dfrac{1}{N-k}} = \frac{(N-k)SS_A}{(k-1)SS_e} \sim F(k-1, N-k)$$

即统计量 F 服从自由度为 $(k-1, N-k)$ 的 F 分布。

4. 判断与结论

在假设条件成立时，由组内方差 S_e^2 和组间方差 S_A^2 产生的原因可知，组内方差 S_e^2 必小于组间方差 S_A^2，因而统计量 F 值一般不会小于1，所以，我们总是利用单侧的临界值 $F_\alpha(k-1, N-k)$ 与统计量 F 值比较，作出拒绝或不能拒绝原假设 H_0 的判断，见图9–1。

若 $F > F_\alpha(k-1, N-k)$，则拒绝原假设 H_0，表明均值之间的差异显著，因素 A 对

试验指标有显著影响；

若 $F < F_{\alpha}(k-1, N-k)$，则不能拒绝原假设 H_0，表明均值之间的差异不显著，因素 A 对试验指标没有显著影响。

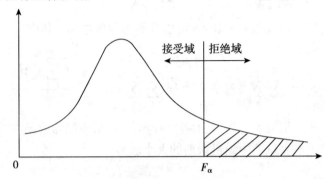

图 9-1 F 检验示意图

上述方差分析的方法可以用一张标准形式的表格来实现，这种表格称为方差分析表（表 9-5）。

表 9-5 方差分析表

方差来源	离差平方和	自由度	方差	F 值	拒绝域（显著水平 α）
组间	$SS_A = \sum_{i=1}^{k} n_i (\bar{x}_i - \bar{x})^2$	$k-1$	$S_A^2 = \dfrac{SS_A}{k-1}$	$\dfrac{S_A^2}{S_e^2}$	$F > F_{\alpha}(k-1, N-k)$
组内	$SS_e = \sum_{i=1}^{k} \sum_{j=1}^{n_i} (x_{ij} - \bar{x}_i)^2$	$N-k$	$S_e^2 = \dfrac{SS_e}{N-k}$		
总和	$SS = \sum_{i=1}^{k} \sum_{j=1}^{n_i} (x_{ij} - \bar{x})^2$				

在实验工作和科学研究中，常用方差分析表来全面表达方差分析的统计结果。

例 9-3 试判断例 9-2 所涉及的四种工艺氨基酸百分含量有无显著性差异？

解

（1）检验假设 H_0：$\mu_1 = \mu_2 = \mu_3 = \mu_4$。

（2）计算离差平方和、方差及统计量 F 值

$$\left(\sum_{i=1}^{4} \sum_{j=1}^{4} x_{ij} \right)^2 = 65.102^2 = 4238.270$$

$$n_1 = n_2 = n_3 = n_4, k = 4, N = 4 \times 4 = 16$$

$$f_A = k - 1 = 4 - 1 = 3, f_e = N - k = 16 - 4 = 12$$

所以

$$SS_A = \sum_{i=1}^{4} \frac{\left(\sum_{j=1}^{4} x_{ij} \right)^2}{4} - \frac{1}{16} \left(\sum_{i=1}^{4} \sum_{j=1}^{4} x_{ij} \right)^2 = \frac{1}{4} \times 1081.161 - \frac{1}{16} \times 4238.270 = 5.398$$

$$S_A^2 = \frac{SS_A}{k-1} = \frac{5.398}{3} = 1.799$$

$$SS_e = \sum_{i=1}^{4} \sum_{j=1}^{4} x_{ij}^2 - \sum_{i=1}^{4} \frac{\left(\sum_{j=1}^{4} x_{ij}\right)^2}{4} = 270.333 - \frac{1}{4} \times 1081.161 = 0.043$$

$$S_e^2 = \frac{SS_e}{N-k} = \frac{0.043}{12} = 0.003580$$

统计量

$$F = \frac{S_A^2}{S_e^2} = \frac{1.799}{0.00358} = 502.514$$

（3）在显著水平 $\alpha = 0.05$，自由度 $f_A = 3$，$f_e = 12$，查统计用表6得临界值 $F_{0.05}(3, 12) = 3.49$，在 $\alpha = 0.01$，自由度 $f_A = 3$，$f_e = 12$，查统计用表6得临界值 $F_{0.01}(3, 12) = 5.95$。

（4）统计结论因 $F = 502.514 > 5.95$，所以拒绝 H_0，$P < 0.01$，认为工艺对花粉中氨基酸百分含量影响极显著。列出方差分析如表 9 - 6。

表9 - 6　氨基酸百分含量的方差分析表

方差来源	离差平方和	自由度	方差	F 值	临界值	结论
组间	$SS_A = 5.398$	3	1.799	502.514	5.95	＊＊
组内	$SS_e = 0.043$	12	0.00358			
总和	$SS = 5.441$	15				

注：在方差分析表中的结论栏内，习惯上作如下规定：如果取 $\alpha = 0.01$ 时，拒绝 H_0，则称因素的影响有极显著性，用双星号"＊＊"表示；如果取 $\alpha = 0.05$ 时，拒绝 H_0，但取 $\alpha = 0.01$ 时不拒绝 H_0，则称因素对试验指标影响有显著性，用单星号"＊"表示。

二、两两间多重比较的检验法

在单因素方差分析时，如果各水平间差异无显著意义，那么不需做进一步统计处理，如果否定了假设 H_0，意味着 μ_1、μ_2、$\cdots$、μ_k 中至少有两个水平差异显著，但是哪些水平间的差异显著，哪些水平间的差异不显著，方差分析不能作结论，这就需要同时在多个水平均数之间两两比较哪些差异是有显著意义，这种比较称为多重比较。

对于推断两个水平差异显著的问题，大家自然会想到可用 t 检验来解决，即在这些水平之间两两用 t 检验判断。事实上，k 个总体中任取两个总体进行比较可以构成 C_k^2 个假设，多个总体均值间的两两比较实际上是对 C_k^2 个假设同时进行检验，如果仍用 t 检验可能增加犯推断错误的概率，以 $k = 5$，显著水平 $\alpha = 0.05$ 为例，经过 10 次检验后犯推断错误的概率为 $1 - (1 - 0.05)^{10} = 0.4013$，这是推断假设不能接受的。因此，我们讨论的两个以上总体间两两比较的假设检验问题，t 检验方法就不再适用了，这需要用方差分析的多重比较方法来解决。

多重比较的方法很多，下面介绍两种主要多重比较的方法。

1. q 检验法（Tukey HSD 法）

由 John Tukey 于 1953 年所提出的"真实显著性差异检验"，简称为 q 检验法。当因素取 k 个水平，而每个水平都做 n 次试验，其组内方差为 S_e^2，自由度为 $f_e = N - k$，方差分析的结果是总体均数间差异有显著意义，我们用 q 检验法进行检验两两均数间是否差异显著。

设 S_e^2 为组内方差，其自由度为 f_e，记极差

$$R = \max_{i,j} | (\bar{x}_i - \bar{x}_j) |$$

统计量
$$T = q_\alpha(k, f_e) \times \frac{S_e}{\sqrt{n}}$$

其中 $q_\alpha(k, f_e)$ 可从统计用表 7 查得。

检验假设 $H_0: \mu_i = \mu_j$

当需要比较任意两个总体的均数 μ_i 和 μ_j 时，只要第 i 组与第 j 组的均值之差的绝对值大于 T 值，即

$$| \bar{x}_i - \bar{x}_j | > T$$

便可以认为 $\mu_i \neq \mu_j$。即拒绝 H。否则判断 μ_i 和 μ_j 差异不显著。

这样，多重比较的 q 检验就十分简单了，归纳步骤如下：

(1) 计算 k 个总体的样本均数 $\bar{x}_1, \bar{x}_2, \cdots, \bar{x}_k$ 和样本的组内方差 S_e^2，其自由度为 f_e。

(2) 给定显著水平 α，根据 k 和 f_e 从统计用表 7 查出临界值 $q_\alpha(k, f_e)$。

(3) 以 $T = q_\alpha(k, f_e) \times \frac{S_e}{\sqrt{n}}$ 为标准衡量所有的 $| \bar{x}_h - \bar{x}_l |$，凡某两个样本均数之差的绝对值超过 T 者，便可以认为相应的两总体均数有显著性差异。反之，两总体均数无显著性差异。

例 9 - 4 对例 9 - 2 中四个水平（工艺）下花粉的氨基酸百分含量作两两多重比较。

解 题中 $\bar{x}_1 = 4.624, \bar{x}_2 = 3.569, \bar{x}_3 = 4.670, \bar{x}_4 = 3.412$，组内方差 $S_e^2 = 0.00358$，$k = 4$，$n = 4, N = 16$，$f_e = 16 - 4 = 12$，查统计用 7 中的 q 临界值，得 $q_{0.05}(4,12) = 4.20, q_{0.01}(4,12) = 5.50$，计算 T 值。

当 $\alpha = 0.05$ 时，$T = q_\alpha(k, f_e) \times \frac{S_e}{\sqrt{n}} = 4.02 \times \frac{\sqrt{0.00358}}{\sqrt{4}} = 0.126$

当 $\alpha = 0.01$ 时，$T = q_\alpha(k, f_e) \times \frac{S_e}{\sqrt{n}} = 5.50 \times \frac{\sqrt{0.00358}}{\sqrt{4}} = 0.165$

现将四个均数两两间差数的绝对值列表如下（表 9 - 7），逐个比较，以免遗漏掉或重复。

表 9 - 7　均值两两之差的绝对值与 T 值比较

$\mid \bar{x}_h - \bar{x}_l \mid$	$\bar{x}_2 = 3.569$	$\bar{x}_3 = 4.670$	$\bar{x}_4 = 3.412$
$\bar{x}_1 = 4.624$	1.055 * *	0.046	1.212 * *
$\bar{x}_2 = 3.569$		1.107 * *	0.157 *
$\bar{x}_3 = 4.670$			1.258 * *

" * * ": 表示相应两工艺间的差异有极显著意义 ($\alpha = 0.01$), " * ": 表示相应两工艺间差异有显著意义 ($\alpha = 0.05$), 没有记号的表示相应两工艺间的差异无统计意义。

2. S 检验法 (Fisher LSD 检验法)

用 q 检验法作两两间多重比较, 要求各水平的重复试验次数必须相等, 才能使用, 对于水平间试验次数不等的情况我们这里介绍由 R. A. Fisher 提出的 "最小显著性差异法", 简称 S 检验法。

令 H_0 : $\mu_i = \mu_j$ 成立, 我们采用统计量

$$S = \frac{\mid \bar{x}_i - \bar{x}_j \mid}{S_e \sqrt{\dfrac{1}{n_i} + \dfrac{1}{n_j}}}$$

在显著水平 α 下, 由多重比较中的统计用表 8 可查得临界值 $S_\alpha(k-1, f_e)$, 使

$$P\{S > S_\alpha(k-1, f_e)\} = \alpha$$

若

$$S = \frac{\max\limits_{i,j} \mid \bar{x}_i - \bar{x}_j \mid}{S_e \sqrt{\dfrac{1}{n_i} + \dfrac{1}{n_j}}} > S_\alpha(k-1, f_e)$$

则以显著水平 α 拒绝 H_0。

类似 q 检验法, 我们将 S 检验法归纳成以下几个步骤:

(1) 计算 k 个总体的样本均数 $\bar{x}_1$, $\bar{x}_2$, $\cdots$, $\bar{x}_k$ 和组内方差 S_e^2, 其自由度为 f_e。

(2) 给定显著水平 α, 从统计用表 8 中查出 $S_\alpha(k-1, f_e)$。

(3) 以 $D_{hl} = S_e \sqrt{\dfrac{1}{n_i} + \dfrac{1}{n_j}} \cdot S_\alpha(k-1, f_e)$ 衡量 $\mid \bar{x}_h - \bar{x}_l \mid$, 如果超出 D_{hl} 者, 便可以认为相应的两个总体均数有显著性差异。具体计算见后面的例 9 - 6。

三、方差齐性检验

在方差分析中, 要保证方差分析结论可靠, 数据来源必须满足两个提条件:

(1) $X_i \sim N(\mu_i, \sigma_i^2)$ ($i = 1, 2, \cdots, k$), 且各总体都是独立的。

(2) $\sigma_1^2 = \sigma_2^2 = \cdots = \sigma_k^2 = \sigma^2$

即数据来源必须是相互独立且等方差正态总体。因此在进行方差分析前应先进行方差齐性检验。下面简单介绍检验多个方差齐性的 Bartlett 检验法。

1. 各样本含量相等时方差齐性检验

(1) $H_0 : \sigma_1^2 = \sigma_2^2 = \cdots = \sigma_k^2$

（2）计算：
$$\chi^2 = 2.3026(n-1)\left(k\lg\overline{S}^2 - \sum_{i=1}^{k}\lg S_i^2\right) \qquad (9-5)$$

式中：n 为各样本含量，k 是样本数，S_i^2 是各样本方差，$\overline{S}^2 = \dfrac{\sum\limits_{i=1}^{k} S_i^2}{k}$。

（3）查统计用表4，求出临界值 $\chi_\alpha^2(k-1)$。若 $\chi^2 < \chi_\alpha^2$，则认为方差是齐性的。

注意：利用上述公式计算得到的 χ^2 值略有一些偏倚（即 χ^2 值稍微偏高）。当 χ^2 值大于临界值 $\chi_\alpha^2(k-1)$ 且二者相差不大时，须计算校正的 χ^2 值，校正公式如下：

校正 $\chi^2 = \dfrac{\chi^2}{C}$，校正数 $C = 1 + \dfrac{k+1}{3k(n-1)}$

2. 各样本含量不等时方差齐性检验

（1）$H_0 : \sigma_1^2 = \sigma_2^2 = \cdots = \sigma_k^2$

（2）计算：
$$\chi^2 = 2.3026\left[\lg\overline{S}^2 \times \sum_{i=1}^{k}(n_i-1) - \sum(n_i-1)\lg S_i^2\right] \qquad (9-6)$$

式中：n_i 为各样本含量，k 是样本数，S_i^2 是各样本方差，$\overline{S}^2 = \dfrac{\sum\limits_{i=1}^{k}\sum\limits_{j=1}^{n_j}(x_{ij}-\bar{x}_i)^2}{\sum\limits_{i=1}^{k}(n_i-1)}$。

（3）查统计用表4，求出临界值 $\chi_\alpha^2(k-1)$。若 $\chi^2 < \chi_\alpha^2$，则认为方差是齐性的。

此时，校正 $\chi^2 = \dfrac{\chi^2}{C}$，校正数

$$C = 1 + \dfrac{1}{3(k-1)}\left(\sum_i\dfrac{1}{n_i-1} - \dfrac{1}{\sum\limits_i(n_i-1)}\right)$$

有关方差齐性检验说明两点：

（1）式（9-6）有等价的公式
$$\chi^2 = \sum_{i=1}^{k}(n_i-1)\ln(S_c^2/S_i^2) \qquad (S_c^2 = \overline{S}^2 \text{ 为合并方差}) \qquad (9-7)$$

（2）关于方差分析前是否先进行方差齐性检验有两种不同意见：一种是先要进行方差齐性检验，如方差不齐，那么不能用方差分析法。如方差齐，则可进行方差分析。如不问是否齐性，就进行方差分析，会得出不切实际的结果；另一种意见是 Bartlett 方差齐性检验法，并不十分理想，所以对方差齐性不必太苛求。我们主张前者。

例9-5 分析例9-2的方差齐性。

解 本题是检验四个水平的总体均数 μ_i 之间差异是否有显著意义。

$$n_1 = n_2 = n_3 = n_4 = 4, \quad k = 4, \quad N = 4 \times 4 = 16$$
$$f_A = k-1 = 4-1 = 3, \quad f_e = N-k = 16-4 = 12$$

先做方差齐性检验。因为各水平的重复试验数相等，按照式（9-5）计算χ^2值。

表9-8 各水平的方差值表

样本	S_i^2	$\lg S_i^2$
1	0.003814	-2.418619311
2	0.003891	-2.409938769
3	0.002950	-2.530177984
4	0.003586	-2.445389715
合计	0.014241	-9.804125779

由表9-8可得 $\overline{S}^2 = \dfrac{\sum\limits_{i=1}^{4} S_i^2}{4} = 0.003560$, $\lg \overline{S}^2 = -2.44855$

$\chi^2 = 2.3026(n-1)(k\lg\overline{S}^2 - \sum\limits_{i=1}^{4}\lg S_i^2) = 2.3026 \times (4-1)[4 \times (-2.44855) - (-9.80413)] = 0.06859$

$\chi^2_{0.05}(4-1) = 7.815 > \chi^2 = 0.06859, P > 0.05$

即各样本方差的差别无显著意义，说明各水平的方差是相等的。所以，例9-2方差分析的结论是可信的。

例9-6 研究单味中药对小白鼠细胞免疫机能的影响，把39只小白鼠随机分为四组，雌雄各半，用药15天后，进行E-玫瑰花结形成率（E-SFC）测定，结果见表9-9。试对各组的E-SFC变异进行分析。若变异显著，试进行两两间多重比较。

表9-9 E-玫瑰花结形成率测定数据（%）

试验号	对照组	淫羊藿组	党参组	黄芪组
1	14	35	21	24
2	10	27	24	20
3	12	33	18	22
4	16	29	17	18
5	13	31	22	17
6	14	40	19	21
7	10	35	18	18
8	13	30	23	22
9	9	28	20	19
10		36	18	23

解 本题是检验四个水平的总体均数μ_i之间差异是否有显著意义。

$n_1 = 9, n_2 = n_3 = n_4 = 10, k = 4, N = 3 \times 10 + 9 = 39, f_A = k - 1 = 4 - 1 = 3,$
$f_e = N - k = 39 - 4 = 35$

（1）先做方差齐性检验。因为对照组与用药组的试验次数不等，所以，按照式

(9 - 6)计算。

表 9 - 10　各水平的方差值

样本	$n_i - 1$	S_i^2	$\sum\limits_{j=1}^{n_i}(x_{ij}-\bar{x}_i)^2$	$\lg S_i^2$	$(n_i-1)\lg S_i^2$
1	8	5. 25000	42. 0	0. 720159	5. 761274
2	9	16. 93333	152. 4	1. 228742	11. 05868
3	9	5. 777778	52. 0	0. 761761	6. 855848
4	9	5. 60000	50. 4	0. 748188	6. 733692
合计	35	33. 56111	296. 8	3. 458851	30. 4095

由表 9 - 10 可得　　$$\bar{S}^2 = \frac{\sum\sum(x_{ij}-\bar{x}_i^2)^2}{\sum(n_i-1)} = \frac{296.8}{35} = 8.48$$

$$\chi^2 = 0.3026 \times \left[\lg\bar{S}^2 \sum(n_i-1) - \sum(n_i-1)(\lg S_i^2) \right]$$

$$= 0.3026 \times \left[\lg(8.48) \times 35 - 30.4095 \right] = 0.630727$$

因为 $\chi^2_{0.05}(3) = 7.815$，故有 $\chi^2_{0.05} > \chi^2$，$P > 0.05$。

即各样本方差的差别无显著意义，说明各水平的方差是相等的。

（2）其次，对各水平的均数做单因素方差分析。

经过计算得到方差分析表 9 - 11。

表 9 - 11　小白鼠细胞免疫机能方差分析表

方差来源	离差平方和	自由度	方差	F 值	临界值	结论
组间	1978. 944	3	659. 6479	77. 78866	4. 40	＊＊
组内	296. 8	35	8. 48			
总和	2275. 744	38				

在显著水平 $\alpha = 0.05$，自由度 $f_A = 3$，$f_e = 35$，查统计用表 6 得临界值 $F_{0.05}(3,35) = 2.87$，在 $\alpha = 0.01$，自由度 $f_A = 3$，$f_e = 35$，查统计用表 6 得临界值 $F_{0.01}(3,35) = 4.40$。

认为不同单味中药对小白鼠细胞免疫机能的影响是极显著的。

（3）最后，对各水平的均数做两两多重比较。

$\bar{x}_1 = 12.33$　　$\bar{x}_2 = 32.4$　　$\bar{x}_3 = 20$　　$\bar{x}_4 = 20.4$

我们取显著水平 $\alpha = 0.05$，查统计用表 8，得 $S_{0.05}(3,35) = 2.94$，所以 $S_e \cdot S_{0.05}(3,35) = 2.912 \times 2.94 = 8.56$，根据本题的实际情况，需计算 6 个 D_{h1}：

$$D_{1,2} = 8.56 \times \sqrt{\frac{1}{9}+\frac{1}{10}} = 3.93 < |\bar{x}_1 - \bar{x}_2| = 20.07, P < 0.05$$

$$D_{1,3} = 8.56 \times \sqrt{\frac{1}{9}+\frac{1}{10}} = 3.93 < |\bar{x}_1 - \bar{x}_3| = 7.67,, P < 0.05$$

$$D_{1,4} = 8.56 \times \sqrt{\frac{1}{9} + \frac{1}{10}} = 3.93 < |\bar{x}_1 - \bar{x}_4| = 8.07, P < 0.05$$

$$D_{2,3} = 8.56 \times \sqrt{\frac{1}{10} + \frac{1}{10}} = 3.83 < |\bar{x}_2 - \bar{x}_3| = 12.4, P < 0.05$$

$$D_{2,4} = 8.56 \times \sqrt{\frac{1}{10} + \frac{1}{10}} = 3.83 < |\bar{x}_2 - \bar{x}_4| = 12, P < 0.05$$

$$D_{3,4} = 8.56 \times \sqrt{\frac{1}{10} + \frac{1}{10}} = 3.83 > |\bar{x}_3 - \bar{x}_4| = 0.4, P < 0.05$$

除党参组与黄芪组无显著差异外，其余各组之间均有显著差异。

第三节 两因素方差分析

进行两因素方差分析的目的，是要检验两个因素及其交互作用（因素之间的联合作用）对试验结果有无影响。若因素间的交互作用可以忽略不计，我们就可考虑无重复试验的情况。

一、无重复试验

这里，将因素 A 分成 r 个水平，因素 B 分成 s 个水平，而对因素 A、B 的每一个水平的两两间组合 (A_i, B_j) $(i = 1, 2, \cdots, r, j = 1, 2, \cdots, s)$，只进行一次试验（无重复试验），则得到了 $r \times s$ 个试验结果 x_{ij}，现将试验结果列成表（表 9 - 12）。

表 9 - 12 两因素无重复实验安排表

因素 A	因素 B					
	B_1	B_2	$\cdots$	B_j	$\cdots$	B_s
A_1	x_{11}	x_{12}	$\cdots$	x_{1j}	$\cdots$	x_{1s}
A_2	x_{21}	x_{22}	$\cdots$	x_{2j}	$\cdots$	x_{2s}
$\vdots$	$\vdots$	$\vdots$		$\vdots$		$\vdots$
A_i	x_{i1}	x_{i2}	$\cdots$	x_{ij}	$\cdots$	x_{is}
$\vdots$	$\vdots$	$\vdots$		$\vdots$		$\vdots$
A_r	x_{r1}	x_{r2}	$\cdots$	x_{rj}	$\cdots$	x_{rs}

注：其中 x_{ij} 表示用因素 A 的第 i 个水平和因素 B 的第 j 个水平进行试验所得到的试验结果。

根据表中情况，可得

$$\bar{x}_{i.} = \frac{1}{s} \sum_{j=1}^{s} x_{ij} \qquad T_{i.} = \sum_{j=1}^{s} x_{ij} \qquad (i = 1, 2, \cdots, r)$$

$$\bar{x}_{.j} = \frac{1}{r} \sum_{i=1}^{r} x_{ij} \qquad T_{.j} = \sum_{i=1}^{r} x_{ij} \qquad (j = 1, 2, \cdots, s)$$

$$\bar{x} = \frac{1}{n} \sum_{i=1}^{r} \sum_{j=1}^{s} x_{ij} \qquad T = \sum_{i=1}^{r} \sum_{j=1}^{s} x_{ij} \qquad 这里\, n = r \times s$$

我们依旧假设因素 A、因素 B 都满足单因素方差分析中的前提条件。

两因素方差分析，如果目的要判断因素 A 的影响是否显著，则要检验假设 H_{0A}：$\mu_{1j} = \mu_{2j} = \cdots = \mu_{ij} = \cdots = \mu_{rj}$ $(j = 1, 2, \cdots, s)$，如果假设成立，则可以认为因素 A 的影响不显著。

类似地，如果要判断因素 B 的影响是否显著，则要检验假设 H_{0B}：$\mu_{i1} = \mu_{i2} = \cdots = \mu_{ij} = \cdots = \mu_{is}$ $(i = 1, 2, \cdots, r)$。

与单因素方差分析的检验方法一样，首先把总的离差平方和 SS 进行分解，分解成三部分，即因素 A、B 水平的差异与随机误差所产生的离差平方和，分别记为 SS_A、SS_B、SS_e，然后进行比较，得到关于假设 H_{0A}、H_{0B} 的检验方法。

下面我们来讨论其方法与步骤，首先计算总离差平方和。

$$SS = \sum_{i=1}^{r} \sum_{j=1}^{s} x_{ij}^2 - \frac{1}{rs} T^2$$

$$SS_A = s \sum_{i=1}^{r} (\bar{x}_{i.} - \bar{x})^2 = \frac{1}{r} \sum_{j=1}^{s} T_{.j}^2 - \frac{1}{rs} T^2$$

$$SS_B = r \sum_{j=1}^{s} (\bar{x}_{.j} - \bar{x})^2 = \frac{1}{s} \sum_{i=1}^{r} T_{i.}^2 - \frac{1}{rs} T^2$$

$$SS_e = \sum_{i=1}^{r} \sum_{j=1}^{s} (x_{ij} - \bar{x}_{i.} - \bar{x}_{.j} - \bar{x})^2 = \sum_{i=1}^{r} \sum_{j=1}^{s} x_{ij}^2 - \frac{1}{s} \sum_{i=1}^{r} T_{i.}^2 - \frac{1}{r} \sum_{j=1}^{s} T_{.j}^2 + \frac{1}{rs} T^2$$

则有

$$SS = SS_e + SS_A + SS_B$$

如果 H_{0A} 和 H_{0B} 都成立，则有 $\mu_{ij} = \mu$，对所有的 $i = 1, 2, \cdots, r$ 及 $j = 1, 2, \cdots, s$ 都成立，也就是说 $r \times s$ 个样本来自同一个总体，与单因素的分析一样，可以得到

$$\frac{SS_A}{\sigma^2} \sim \chi^2(r-1) \qquad \frac{SS_B}{\sigma^2} \sim \chi^2(s-1)$$

$$\frac{SS_e}{\sigma^2} \sim \chi^2(r-1)(s-1) \qquad \frac{SS}{\sigma^2} \sim \chi^2(n-1)$$

而且 SS_e、SS_A、SS_B 相互独立。选取统计量

$$F_A = \frac{SS_A/\sigma^2(r-1)}{SS_e/\sigma^2(r-1)(s-1)} = \frac{(s-1)SS_A}{SS_e}$$

同理可得

$$F_B = \frac{(r-1)SS_B}{SS_e}$$

如果假设 H_{0A} 成立，则

$$F_A \sim F((r-1),(r-1)(s-1))$$

如果假设 H_{0B} 成立，则

$$F_B \sim F((s-1),(r-1)(s-1))$$

对于给定的 α，可以通过统计用表 6 查到 F 临界值，当 $F_A > F_\alpha((r-1),(r-1)(s-1))$ 时，拒绝假设 H_{0A}；当 $F_B > F_\alpha((s-1),(r-1)(s-1))$ 时，拒绝假设 H_{0B}；反之，皆不能否定原假设。上述步骤列表如下（表9-13）。

与单因素方差分析一样，为了便于计算，常采用方差分析表9-13列出计算结果：

表9-13 两因素无重复实验方差分析表

方差来源	离差平方和	自由度	F 的值	F 临界值	结论
因素 A	$SS_A = S\sum\limits_{i=1}^{r}(\bar{x}_{i\cdot}-\bar{x})^2$	$r-1$	$F_A = \dfrac{(s-1)SS_A}{SS_e}$	$F_\alpha((r-1),(r-1)(s-1))$	
因素 B	$SS_B = r\sum\limits_{j=1}^{s}(\bar{x}_{\cdot j}-\bar{x})^2$	$s-1$	$F_B = \dfrac{(r-1)SS_B}{SS_e}$	$F_\alpha((s-1),(r-1)(s-1))$	
误差	$SS_e = \sum\limits_{i=1}^{r}\sum\limits_{j=1}^{s}(x_{ij}-\bar{x}_{i\cdot}-\bar{x}_{\cdot j}+\bar{x})^2$	$(r-1)\times(s-1)$			
总和	$SS_T = \sum\limits_{i=1}^{r}\sum\limits_{j=1}^{s}(x_{ij}-\bar{x})^2$	$rs-1$			

例9-7 据推测，原料的粒度和水分可能影响某片剂的贮存期，现留样考察粗粒和细粒两种规格，含水 5%、3% 和 1% 三种情况，将样品进行加速稳定性实验，测定片剂中剩余的有效成分含量，数据如表9-14，试判断粒度和水分对片剂的贮存期是否有影响？

表9-14 颗粒粒度和水分对药物成分含量影响

含水量（%）0	粒度 粗（1）	粒度 细（2）	$T_{i\cdot}=\sum\limits_{j=1}^{2}x_{ij}$	$\sum\limits_{j=1}^{2}x_{ij}^2$	$T_{i\cdot}^2$
5	86.88	84.83	171.71	14744.2633	29484.324
3	89.86	85.86	175.72	15446.7592	30877.5184
1	89.91	84.83	174.74	15279.9370	30534.0676
$T_{\cdot j}=\sum\limits_{i=1}^{3}x_{ij}$	266.65	255.52	522.17	45470.9595	90895.910
$\sum\limits_{i=1}^{3}x_{ij}^2$	23706.7621	21764.1974			
$T_{\cdot j}^2$	71102.2225	65290.4704	136392.6929		

解 这里 $r = 3$，$s = 2$。根据计算公式，得

$$SS = \sum_{i=1}^{3}\sum_{j=1}^{2} x_{ij}^2 - \frac{T^2}{3 \times 2} = 45470.96 - \frac{(522.17)^2}{6} = 27.38$$

其中，$T = \sum_{i=1}^{3}\sum_{j=1}^{2} x_{ij} = 522.17$

$$SS_A = \frac{1}{2}\sum_{i=1}^{3} T_{i\cdot}^2 - \frac{T^2}{3 \times 2} = \frac{1}{2} \times 90895.910 - \frac{(522.17)^2}{6} = 4.37$$

$$SS_B = \frac{1}{3}\sum_{j=1}^{2} T_{\cdot j}^2 - \frac{T^2}{3 \times 2} = \frac{1}{3} \times 136392.6929 - \frac{(522.17)^2}{6} = 20.65$$

$$SS_e = SS - SS_A - SS_B = 27.38 - 4.38 - 20.65 = 2.36$$

列方差分析表如表 9 - 15：

表 9 - 15　颗粒粒度和水分对药物成分含量影响方差分析表

方差来源	离差平方和	自由度	方差	F 值	F 临界值	结论
含水量 A	$SS_A = 4.37$	2	2.19	$F_A = 1.864$	$F_{0.05}(2,2) = 19.00$	$P > 0.05$
粒度 B	$SS_B = 20.65$	1	20.65	$F_B = 17.574$	$F_{0.05}(1,2) = 18.51$	$P > 0.05$
误差 e	$SS_e = 2.36$	2	1.18			
总和	$SS = 27.37$	5				

结论：含水量和粒度两因素对某片剂的贮存期都没有显著影响。

二、有重复试验

前面介绍的两因素方差的分析，认为两因素 A 与 B 之间的交互作用可以忽略不计，它们相互独立，但在实际中，两因素通常不是独立的，而是相互起作用的。如果要考察两个因素 A、B 之间是否存在交互作用的影响，则需要对两个因素各种水平的组合（A_i，B_j）进行重复试验，比如每个组合都重复试验 t 次（$t > 1$）。现将实验结果列成记录表如下（表 9 - 16）。

表 9 - 16　两因素有重复实验的安排表

因素 A	因素 B				
	B_1	…	B_j	…	B_s
A_1	$x_{111}, \cdots, x_{11t}$	…	$x_{1j1}, \cdots, x_{1jt}$	…	$x_{1s1}, \cdots, x_{1st}$
$\vdots$					
A_i	$x_{i11}, \cdots, x_{i1t}$	…	$x_{ij1}, \cdots, x_{ijt}$	…	$x_{is1}, \cdots, x_{ist}$
$\vdots$					
A_r	$x_{r11}, \cdots, x_{r1t}$	…	$x_{rj1}, \cdots, x_{rjt}$	…	$x_{rs1}, \cdots, x_{rst}$

x_{ijk}表示对因素 A 的第 i 个水平，因素 B 的第 j 个水平的第 k 次试验结果。设

$$\bar{x}_{ij.} = \frac{1}{t}\sum_{k=1}^{t}x_{ijk} \qquad \bar{x}_{i..} = \frac{1}{st}\sum_{j=1}^{s}\sum_{k=1}^{t}x_{ijk} \qquad \bar{x}_{.j.} = \frac{1}{rt}\sum_{i=1}^{r}\sum_{k=1}^{t}x_{ijk} \qquad T = \sum_{i=1}^{r}\sum_{j=1}^{s}\sum_{k=1}^{t}x_{ijk}$$

$$T_{i.} = \sum_{j=1}^{s}\sum_{k=1}^{t}x_{ijk} \quad (i = 1,2,\cdots,r) \qquad T_{.j} = \sum_{i=1}^{r}\sum_{k=1}^{t}x_{ijk} \qquad (j = 1,2,\cdots,s)$$

于是总离差平方和可以分解为

$$SS = \sum_{i=1}^{r}\sum_{j=1}^{s}\sum_{k=1}^{t}(x_{ijk} - \bar{x})^2$$

$$= \sum_{i=1}^{r}\sum_{j=1}^{s}\sum_{k=1}^{t}\left[(\bar{x}_{i..} - \bar{x}) + (\bar{x}_{.j.} - \bar{x}) + (\bar{x}_{ij.} - \bar{x}_{i..} - \bar{x}_{.j.} + \bar{x}) + (x_{ijk} - \bar{x}_{ij.})\right]^2 \quad (9-8)$$

由于式（9-8）中各项交叉乘积的和为零，所以有

$$SS = SS_A + SS_B + SS_I + SS_e$$

其中

$$SS = \sum_{i=1}^{r}\sum_{j=1}^{s}\sum_{k=1}^{t}x_{ijk}^2 - \frac{1}{rsk}T^2 \qquad\qquad f_{总} = rst - 1$$

$$SS_A = st\sum_{i=1}^{r}(\bar{x}_{i..} - \bar{x})^2 = \frac{1}{r}\sum_{j=1}^{s}T_{.j}^2 - \frac{1}{rst}T^2 \qquad f_A = r - 1$$

$$SS_B = rt\sum_{j=1}^{s}(\bar{x}_{.j.} - \bar{x})^2 = \frac{1}{s}\sum_{i=1}^{r}T_{i.}^2 - \frac{1}{rst}T^2 \qquad f_B = s - 1$$

$$SS_I = t\sum_{i=1}^{r}\sum_{j=1}^{s}(\bar{x}_{ij.} - \bar{x}_{i..} - \bar{x}_{.j.} - \bar{x})^2 \qquad\qquad f_I = (r-1)(s-1)$$

$$SS_e = \sum_{i=1}^{r}\sum_{j=1}^{s}\sum(x_{ijk} - \bar{x}_{ij.})^2 \qquad\qquad f_e = rs(t-1)$$

它们分别表示因素 A、B、A 与 B 的交互作用以及随机误差产生的离差平方和，给定显著水平 α，如果考察因素 A 的影响，查统计用表 6 得临界值 $F_{A\alpha}((r-1),rs(t-1))$，若 $F_A > F_{A\alpha}((r-1),rs(t-1))$，则认为因素 A 影响显著，否则认为影响不显著。对因素 B 也类似。

如果考察因素 A 与 B 的交互作用的影响，那么同样方法得临界值 $F_{I\alpha}((r-1)(s-1),rs(t-1))$，若 $F_I > F_{I\alpha}((r-1)(s-1),rs(t-1))$ 则认为因素 A、B 交互作用显著，否则认为交互作用不显著。

相应的重复试验双因素方差分析见表 9-17。

表9-17 两因素有重复试验的方差分析表

方差来源	离差平方和	自由度	方差	F 值	F 临界值
因素 A	SS_A	$r-1$	$\dfrac{SS_A}{r-1}$	$F_A = \dfrac{rs(t-1)SS_A}{(r-1)SS_e}$	$F_{A\alpha}((r-1,rs(t-1)))$
因素 B	SS_B	$s-1$	$\dfrac{SS_B}{s-1}$	$F_B = \dfrac{rs(t-1)SS_B}{(s-1)SS_e}$	$F_{B\alpha}((s-1,rs(t-1)))$
A 与 B 交互作用	SS_I	$(r-1)(s-1)$	$\dfrac{SS_B}{(r-1)(s-1)}$	$F_I = \dfrac{rs(t-1)SS_I}{(t-1)(s-1)SS_e}$	$F_{I\alpha}((r-1)(s-1),\ rs(t-1))$
剩余误差	SS_e	$rs(t-1)$	$\dfrac{SS_e}{rs(t-1)}$		
总和	SS	$rst-1$			

例9-8 为探讨某化学反应中温度和催化剂对收率的影响,有人选了 4 种温度 (A) 和三种不同的催化剂 (B),对所有可能的组合在相同条件下都重复 2 次试验,所得数据如表9-18,试判断温度、催化剂的作用以及它们之间的交互作用对收率是否有显著影响?

表9-18 催化剂与温度对效率的影响

催化剂种类 B	温 度 A			
	70	80	90	100
甲	61, 63	64, 66	65, 66	69, 68
乙	63, 64	66, 67	67, 69	68, 71
丙	75, 67	67, 68	69, 70	72, 74

解 这里 $r=3$,$s=2$,$t=2$。根据计算公式,得方差分析表如表9-19:

表9-19 催化剂与温度对效率影响方差分析表

方差来源	离差平方和	自由度	方差	F 值	F 临界值	结论
温度 A	$SS_A=80.46$	2	52.04167	13.14737	$F_{0.01}(2,12)=6.93$	＊＊
种类 B	$SS_B=104.08$	3	26.81944	6.775439	$F_{0.01}(3,12)=5.95$	＊＊
交互作用 AB	$SS_{AB}=33.92$	6	5.652778	1.42807	$F_{0.1}(6,12)=2.33$	$P>0.1$
误差 e	$SS_e=47.50$	12	3.958333			
u	$SS=265.96$	23				

可以认为因素 A 与 B 对收率有极显著影响,而 A 与 B 的交互作用对其影响不显著。

第四节 正交试验设计

在多因素、多水平试验中,如果对每个因素的每个水平都互相搭配进行全面试验,需要做的试验次数就会很多。比如对三个因素 7 个水平的试验,如果要进行全面试验,就要做 $7^3=343$ 次试验,要花费大量的人力、物力,还要用相当长的时间,显然要进行全面试验是非常困难的。有时，我们应当在不影响试验效果的前提下，尽可能地减少试验次数，正交设计就是解决这个问题的有效方法。正交设计的主要工具是正交表，用正交表安排试验是一种较好的方法，在实践中已得到广泛的应用。

一、正交表

正交表是正交试验中用来安排试验、分析试验结果的有力工具，其符号为：$L_n(s^t)$。每张正交表都有自己的名字，并有其具体内容。现以 $L_4(2^3)$ 为例，说明正交表符号的含义。

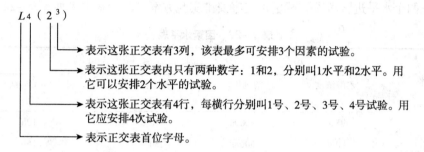

L_4（2^3）

→ 表示这张正交表有3列，该表最多可安排3个因素的试验。

→ 表示这张正交表内只有两种数字：1和2，分别叫1水平和2水平。用它可以安排2个水平的试验。

→ 表示这张正交表有4行，每横行分别叫1号、2号、3号、4号试验。用它应安排4次试验。

→ 表示正交表首位字母。

图 9 - 1 正交表含义

由此看来，$L_4(2^3)$ 是一张安排 3 因素 2 水平做 4 次试验的正交表，见表 9 - 20。又如 $L_9(3^4)$ 是一张 4 因素 3 水平 9 次试验的正交表，见表 9 - 21。

表 9 - 20 $L_4(2^3)$

试验号	列号		
	1	2	3
1	1	1	1
2	1	2	2
3	2	1	2
4	2	2	1

表 9 - 21 $L_9(3^4)$

试验号	列号			
	1	2	3	4
1	1	1	1	1
2	1	2	2	2
3	1	3	3	3
4	2	1	2	3
5	2	2	3	1
6	2	3	1	2
7	3	1	3	2
8	3	2	1	3
9	3	3	2	1

正交表根据水平数的不同，可分为等水评标和不等水平表。统计用表 17 提供了常用的正交表，可根据试验因素水平情况选用。

正交表都具有正交性：

（1）任何一列，各水平出现的次数都相等。例如 $L_4(2^3)$ 中每列的不同数码是 1 和 2，各出现 2 次。说明水平整齐可比。

（2）任意两列的同行数码构成的有序数对包含了该水平下所有可能的搭配，并且每种数对出现的次数一样多。如 $L_4(2^3)$ 中第 1、2 两列构成的有序数对是：(1,1)，(1,2)，

$(2,1)$,$(2,2)$,各出现一次。第 1、3 两列或第 2、3 两列，也是如此。这表明正交表中各因素间水平的搭配非常均衡。

二、用正交表安排试验

对于一项实验研究，首先应根据试验目的拟出要考察的试验因素和水平，确定试验指标。然后进行试验设计。本节将通过一些实例介绍正交试验设计的方法。

1. 交互作用可忽略的多因素试验

例9-9 为提高穿心莲内酯的提取收率，根据实践经验，对影响提取工艺的四个因素各取两个水平进行考察。试用正交表安排实验方案，其因素水平如表9-22。

表9-22 因素水平表

水平	因素			
	乙醇浓度 (A)	溶剂用量 (B)	浸渍温度 (C)	浸渍时间 (D)
1	95%	300ml	70℃	10h
2	80%	500ml	50℃	15h

首先要选用一张合适的正交表，本例是一个二水平的多因素试验，应该从二水平正交表 $L_4(2^3)$、$L_8(2^7)$、$L_{12}(2^{11})$ 等中选一张较合适的表，$L_4(2^3)$ 只能安排三个因素，而该试验中却包含四个因素，$L_4(2^3)$ 不适合。其次要把试验要考察的因素安排在正交表上，即要进行表头设计。本例有四个因素 A、B、C、D 二水平试验，选用正交表 $L_8(2^7)$，随机地将 A、B、C、D 填在正交表 $L_8(2^7)$ 1、2、4、7 列上。见表9-23。

表9-23 用 $L_8(2^7)$ 正交表安排试验

试验号	列号							试验方案	试验结果
	A 1	B 2	3	C 4	5	6	D 7		
1	1(95%)	1(300ml)	1	1(70℃)	1	1	1(10h)	$A_1B_1C_1D_1$	
2	1	1	1	2(50℃)	1	2	2(15h)	$A_1B_1C_2D_2$	
3	1	2(500ml)	2	1	1	2	2	$A_1B_2C_1D_2$	
4	1	2	2	2	1	1	1	$A_1B_2C_2D_1$	
5	2(80%)	1	2	1	2	1	2	$A_2B_1C_1D_2$	
6	2	1	2	2	2	2	1	$A_2B_1C_2D_1$	
7	2	2	1	1	2	2	1	$A_2B_2C_1D_1$	
8	2	2	1	2	2	1	2	$A_2B_2C_2D_2$	

表9-23 中各列的数字"1"、"2"分别代表该列所填因素的相应水平，而每一横行相对应的水平组合就是一种试验方案。如第 1 号试验是 $A_1B_1C_1D_1$，即用 95% 的乙醇 300ml，在 70℃ 下浸渍 10 小时进行试验。再如第 6 号试验是 $A_2B_1C_2D_1$，即用 80% 的乙醇 300ml，

在 50℃ 下浸渍 10 小时，依此类推。表中共 8 行，需做 8 次试验。这 8 次试验代表了全面的 $2^4 = 16$ 次试验结果全貌。

值得指出的是：表 9 - 23 的每个因素列的安排是随机定位的，不同的位置会影响具体的试验方案，所以，应在用正交表安排试验前先确定。

在不考虑交互作用时，三水平的试验设计方法与二水平基本相同。

2. 交互作用存在的多因素试验

例 9 - 10　在例 9 - 9 提取穿心莲内酯的工艺试验中，如果除考察 A、B、C、D 四个因素外，还要考察交互作用 $A \times B$、$A \times C$ 及 $B \times C$，用正交表安排试验方案。

表 9 - 24　$L_8(2^7)$ 的交互作用表

列号	1	2	3	4	5	6	7
1	(1)	3	2	5	4	7	6
2		(2)	1	6	7	4	5
3			(3)	7	6	5	4
4				(4)	1	2	3
5					(5)	3	2
6						(6)	1
7							(7)

表 9 - 25　交互作用存在的试验安排表

试验号	列　　号							试验方案	穿心莲内酯收率%
	A	B	$A \times B$	C	$A \times C$	$B \times C$	D		
	1	2	3	4	5	6	7		
1	1 (95%)	1 (300ml)	1	1 (70°C)	1	1	1 (10h)	$A_1B_1C_1D_1$	72
2	1	1	1	2 (50°C)	2	2	2 (15h)	$A_1B_1C_2D_2$	82
3	1	2 (500ml)	2	1	1	2	2	$A_1B_2C_1D_2$	78
4	1	2	2	2	2	1	1	$A_1B_2C_2D_1$	80
5	2 (80%)	1	2	1	2	1	2	$A_2B_1C_1D_2$	80
6	2	1	2	2	1	2	1	$A_2B_1C_2D_1$	81
7	2	2	1	1	2	2	1	$A_2B_2C_1D_1$	69
8	2	2	1	2	1	1	2	$A_2B_2C_2D_2$	74

对有交互作用的试验，因素不能任意安排在正文表的列上，必须利用交互作用表把因素和要考察的交互作用安放在适当的列上，避免不同的因素或交互作用同处一列，以免造成混杂。表头设计时，一般应先安排涉及交互作用多的因素，然后安排涉及交互作用少的，最后安排不涉及交互作用的。就本例而言，可先把因素 A、B 分别安排在第 1、2 两列，由 $L_8(2^7)$ 的交互作用表（表 9 - 24）查出 1、2 两列的交互作用反映在第 3 列，

所以 $A \times B$ 要放在第 3 列；然后把 C 排在第 4 列，则 1、4 两列的交互作用在第 5 列；而 2、4 两列的交互作用在第 6 列。所以，$A \times C$ 放第 5 列，$B \times C$ 应放第 6 列。D 就放在剩下的第 7 列（见表 9 - 25）。

提取穿心莲内酯的试验最佳工艺条件是 2 号试验，试验方案是 $A_1B_1C_2D_2$，即用 95% 的乙醇 300ml，在 70℃下浸渍 15 小时，穿心莲内酯的得率为 82%。

三、正交试验的数据分析

一旦试验方案确定，就必须按各号试验条件严格进行试验，并记录试验结果。用正文表安排试验，其结果只是全面试验的部分代表性试验，是否还有比正交表已列试验方案更好的方案呢？接下来的工作就是分析试验所得数据以获得最优决策。下面介绍两种分析正交试验数据的方法：直观分析法和方差分析法。前者直观、简单，但过于粗糙；后者能提供更详细的有关结论，但计算量稍大。

1. 试验结果的直观分析

正交试验结果的分析，要解决如下三个问题：一是确定因素各水平的优劣；二是分析因素的主次；三是确定最佳试验方案。现就例 9 - 8 介绍试验结果的直观分析法。

例 9 - 11 按表 9 - 23 提供的试验方案进行试验，把各号试验的结果填在表中最后一列，得到表 9 - 26。

表 9 - 26 穿心莲内酯提取收率

试验号	A	B		C			D	试验方案	穿心莲内酯收率%
	1	2	3	4	5	6	7		
1	1 (95%)	1 (300ml)	1	1 (70℃)	1	1	1 (10h)	$A_1B_1C_1D_1$	72
2	1	1	1	2 (50℃)	2	2	2 (15h)	$A_1B_1C_2D_2$	82
3	1	2 (500ml)	2	1	1	2	2	$A_1B_2C_1D_2$	78
4	1	2	2	2	2	1	1	$A_1B_2C_2D_1$	80
5	2 (80%)	1	2	1	2	1	2	$A_2B_1C_1D_2$	80
6	2	1	2	2	1	2	1	$A_2B_1C_2D_1$	81
7	2	2	1	1	2	2	1	$A_2B_2C_1D_1$	69
8	2	2	1	2	1	1	2	$A_2B_2C_2D_2$	74
I_i	312	315		299			302		
II_i	304	301		317			314		
$\bar{I}_j$	78	78.75		74.75			75.50		
$\bar{II}_j$	76	75.25		79.25			78.50		
R_i	2	3.5		4.5			3		

根据正交表的正交性，用各水平试验结果的平均值分析试验数据，寻求最佳试验条件。

（1）计算各因素水平的综合平均值及极差 以例 9-8 的因素 A 为例，用 I_1 表示包含 A_1 水平的 4 个试验结果之和；用 II_1 表示包含 A_2 水平的 4 个试验结果之和。其平均值：

$$\overline{I_1} = \frac{1}{4}(y_1 + y_2 + y_3 + y_4) = \frac{1}{4}(72 + 82 + 78 + 80) = 78$$

$$\overline{II_1} = \frac{1}{4}(y_5 + y_6 + y_7 + y_8) = \frac{1}{4}(80 + 81 + 69 + 74) = 76$$

称为 A_1 水平 A_2 水平的综合平均值。它们分别反映了 A_1 水平 A_2 水平的试验效果。

因素水平中最大的综合平均值与最小的综合平均值之差称为该因素的极差，用 R_j 表示第 j 列因素的极差。极差的大小反映了因素对试验指标影响的程度。如因素 A 的极差 $R_1 = 78 - 76 = 2$。

同样可得 B、C、D 的各水平综合平均值和极差，结果列于表 9-26 的下半部分。

由于 A 在第 1 列，且 $\overline{I_1} > \overline{II_1}$，表明 A_1 比 A_2 好。同理：

$\overline{I_2} > \overline{II_2}$，表明 B_1 比 B_2 好。

$\overline{I_4} < \overline{II_4}$，表明 C_2 比 C_1 好。

$\overline{I_7} < \overline{II_7}$，表明 D_2 比 D_1 好。

（2）比较极差大小排定因素影响顺序 因素极差越大，说明因素的水平改变对试验结果影响也越大，表明该因素对试验指标的影响越重要。这样，由极差 R_j 的大小，找出因素的主次顺序如下：

$$主 \xrightarrow{C\ B\ D\ A} 次$$

应该注意：因素主次的排序不是固定的，它与因素所考察的范围有关。当试验范围或试验条件改变时，其主次关系有可能随之改变。

（3）确定最佳试验方案 综合平均值越大，水平越优，各因素最优水平组合在一起就是最佳试验方案。如例 9-10 中 C 应取 C_2，B 取 B_1，D 取 D_2，因素 A 原则上可以任取一水平，但取 A_1 要比 A_2 好些，故取 A_1，较佳工艺条件是 $A_1B_1C_2D_2$，即用 95% 的乙醇 300ml，控制温度 50℃浸渍 15 小时。可以证明，如果各因素间交互作用可以忽略不计时，所得到的这个最佳工艺条件就是全面试验中的最佳条件（证明略）。

例 9-12 在例 9-8 提取穿心莲内酯的工艺试验中，如果除考察 A、B、C、D 四个因素外，还要考察交互作用 $A \times B$、$A \times C$ 及 $B \times C$，试用直观分析法寻找最佳工艺条件。

解 对有交互作用的试验，作表头设计，安排试验方案，记录试验结果见表 9-27。用直观分析的方法，计算各列各水平综合平均值和极差，结果列于表 9-27 的下半部分。

　　由表中末行极差看出，$A \times C$ 及 $B \times C$ 的 R 值较小，说明这两个交互作用都很小，可以认为是误差引起的。这里由于 $A \times B$ 的 R 值很大，表明 A 和 B 的交互作用很大，甚至超过 A、B 的单独作用，这时必须考虑 A 和 B 水平的最优搭配。

表 9 – 27　交互作用存在实验数据分析表

试验号	列　　　号							试验方案	穿心莲内酯收率%
	A	B	$A \times B$	C	$A \times C$	$B \times C$	D		
	1	2	3	4	5	6	7		
1	1 (95%)	1 (300ml)	1	1 (70°C)	1	1	1 (10h)	$A_1 B_1 C_1 D_1$	72
2	1	1	1	2 (50°C)	2	2	2 (15h)	$A_1 B_1 C_2 D_2$	82
3	1	2 (500ml)	2	1	1	2	2	$A_1 B_2 C_1 D_2$	78
4	1	2	2	2	2	1	1	$A_1 B_2 C_2 D_1$	80
5	2 (80%)	1	2	1	2	1	2	$A_2 B_1 C_1 D_2$	80
6	2	1	2	2	1	2	1	$A_2 B_1 C_2 D_1$	81
7	2	2	1	1	2	2	1	$A_2 B_2 C_1 D_1$	69
8	2	2	1	2	1	1	2	$A_2 B_2 C_2 D_2$	74
I_j	312	315	297	299	305	306	302		
II_j	304	301	319	317	311	310	314		
$\bar{I}_j$	78	78.75	74.25	74.75	76.25	76.5	75.5		
$\bar{II}_j$	76	75.25	79.75	79.25	77.75	77.5	78.5		
R_j	2	3.5	5.5	4.5	1.5	1	3		

　　为此根据表 9 – 27 实验结果，列出下面二元表（表 9 – 28）。

表 9 – 28　因素 A 与 B 的交互作用分析表

因素 A	因素 B	
	B_1	B_2
A_1	$\dfrac{72 + 82}{2} = 77$	$\dfrac{78 + 80}{2} = 79$
A_2	$\dfrac{70 + 81}{2} = 80.5$	$\dfrac{69 + 74}{2} = 71.5$

　　比较 A、B 各水平的 4 种搭配，以 $A_2 B_1$ 的平均收率最高。于是，当有交互作用 $A \times B$、$A \times C$ 及 $B \times C$ 存在时，最佳试验方案应为 $A_2 B_1 C_2 D_2$。这个试验方案在所安排的 8 次试验中是没有的。这说明用正交表安排试验，虽然只做了全面试验的一部分，但也可能会漏掉好的试验条件。由于这个方案没有做过试验，可安排几次试验加以验证。

2. 试验结果的方差分析

直观分析法简单、直观，计算量较少，便于普及和推广，但它不能区别试验结果的差异是由因素改变所引起的，还是试验的随机波动所引起的。为解决这个问题，需要对试验结果做方差分析。

方差分析法的基本思想是把由于因素（含交互作用）水平变化所引起试验结果的差异与试验随机误差分开，如果某因素水平的变化所引起试验结果的变动与试验随机误差相差不大，则可认为该因素对试验结果的影响不显著；反之，就可判断该因素对试验结果有显著影响。下面结合实例介绍这种方法。

例9-13 复方丹参注射液的试制。临床用复方丹参汤（由丹参、葛根、桑寄生、黄精、首乌和甘草组成）治疗冠心病有明显疗效，为将其改制成注射液，需考虑以下几个问题：①组方是否合理，能否减少几味药？②用水煎煮好，还是用乙醇渗漉好？③用调 pH 除杂好，还是用明胶除杂好？④需不需加吐温-80增溶？为回答这些问题，归纳出如下试验因素水平表（表9-29）。

表9-29 丹参注射液影响因素与水平

水平	因素				
	A	B	C	D	E
1	甘草、桑寄生	丹参	吐温-80	调 pH 除杂	乙醇渗漉
2	0	丹参、黄精、首乌、葛根	0	明胶除杂	水煎煮

根据资料，还需考察交互作用 $C \times E$。试验指标是兼顾冠脉血流量和毒性两项指标评出分数。

本例宜选正交表 $L_8(2^7)$ 安排试验，试验结果如表9-30。

表9-30 试验安排表

试验号	列 号							综合评分值 y_i
	A	B	C	D	E	$C \times E$		
	1	2	3	4	5	6	7	
1	1	1	1	1	1	1	1	4
2	1	1	1	2	2	2	2	8.7
3	1	2	2	1	1	2	2	8.6
4	1	2	2	2	2	1	1	9.9
5	2	1	2	1	2	1	2	0.3
6	2	1	2	2	1	2	1	6.7
7	2	2	1	1	2	2	1	12.7
8	2	2	1	2	1	1	2	10.7
I_j	31.2	19.7	36.1	25.6	30	24.9	33.3	
II_j	30.4	41.9	25.5	36	31.6	36.7	28.3	$\sum_{i=1}^{8} y_i = 61.6$
R_j	0.8	22.2	10.6	10.4	1.6	11.8	5	
$SS_j = R^2/8$	0.08	61.61	14.05	13.52	0.32	17.41	3.13	$CT = 474.32$

由表 9 – 30 看出，8 次试验结果参差不齐。参差不齐的程度可用其离均差平方和来衡量。另一方面，考虑到引起各次试验结果差异的原因，有两种可能：一是由于各因素水平变化造成的，二是试验误差的随即波动。即

$$SS_{总} = \sum SS_{因素} + SS_e$$

其中 SS_e 为随机误差离差平方和。值得注意的是，用正交表安排试验时，应至少留出一列空白列，用来估计试验误差离差平方和 SS_e。

根据方差分析的思想，首先需要计算出这些离差平方和，然后进行显著性检验。具体步骤如下：

（1）计算离差平方和　为不失一般性，假设共做 n 次试验，每次试验结果为 y_i（$i = 1, 2, \cdots, n$）。则总离差平方和为

$$SS_{总} = \sum_{i=1}^{n} (y_i - \bar{y})^2 = \sum_{i=1}^{n} y_i^2 - CT$$

其中

$$CT = \frac{1}{n} \left(\sum_{i=1}^{n} y_i \right)^2$$

自由度

$$f_{总} = n - 1$$

$SS_{总}$ 反映了 n 次试验结果的总差异。

排在第 j 列的因素（含交互作用）共有 k 个水平，每列同水平重复数为 m，可以证明因素 j 各水平变化引起试验结果的离差平方和

$$SS_j = \frac{1}{m} \sum_{i=1}^{k} H_{ij}^2 - CT \tag{9-9}$$

其中，H_{ij} 为第 j 个因素第 i 个水平重复 m 次的实验结果之和。对于两水平试验，把式（9 – 9）稍加运算，可得到两水平更简单的形式

$$SS_j = \frac{(I_{j1} - II_{j2})^2}{8} \tag{9-10}$$

具体到本例

$$CT = \frac{1}{n} \left(\sum_{i=1}^{n} y_i \right)^2 = \frac{61.6^2}{8} = 474.32$$

$$SS_{总} = \sum_{i=1}^{8} y_i^2 - CT = (4^2 + 8.7^2 + \cdots + 10.7^2) - 474.32 = 110.1$$

$$f_{总} = 8 - 1 = 7$$

根据各因素所在列的列号和表 9 – 30 下栏数据，利用式（9 – 10），分别计算出各因素的离均差平方和：

$$SS_1(SS_A) = \frac{(I_{11} - II_{12})^2}{8} = \frac{(31.2 - 30.4)^2}{8} = 0.08$$

$$SS_2(SS_B) = \frac{(I_{21} - II_{22})^2}{8} = \frac{(19.7 - 41.9)^2}{8} = 61.61$$

同理

$$SS_3(SS_C) = 14.05, \quad SS_4(SS_D) = 13.52$$

$$SS_5(SS_E) = 0.32, \quad SS_6(SS_{C\times E}) = 17.41$$

相应自由度

$$f_j = 2 - 1 = 1$$

对于正交表中的空白列，也可用上述方法计算离差平方和。显然，它们不是因素或交互作用水平变化引起的，可以看作试验误差的离差平方和。所以，计算误差离差平方和，只需把所有空白列的离差平方和相加。其自由度也应把这些空白列的自由度相加。

$$SS_e(SS_7) = \frac{(I_{71} - II_{72})^2}{8} = \frac{(33.3 - 28.3)^2}{8} = 3.13$$

$$f_e = 1$$

根据方差分析的原理应有

$$SS_{总} = SS_A + SS_B + SS_C + SS_D + SS_E + SS_{C\times E} + SS_e$$

上式可帮助检查各种离差平方和的计算结果是否正确。

在计算中，有时非空白列的离均差平方和比误差的离均差平方和还要小，这表明该因素或交互作用对试验结果没有影响或影响甚微，可以认为该列的离差平方和主要是试验误差引起的。为了提高分析精度，常把它们合并在误差离差平方和中一起作为试验误差，相应自由度也应合并在一起。如本例

$$SS_e = SS_7 + SS_A + SS_E = 3.13 + 0.08 + 0.32 = 3.53$$

$$f_e = 1 + 1 + 1 = 3$$

（2）显著性检验　因素及交互作用是否显著，可通过 F 检验作结论。各因素及误差的方差等于其离差平方和除以相应的自由度，由此，再分别计算 F 值。

$$F = \frac{SS_{因}/f_{因}}{SS_e/f_e}$$

如对本例

$$F_B = \frac{SS_B/f_B}{SS_e/f_e} = \frac{61.61/1}{3.53/3} = 52.21$$

同理

$$F_C = 11.91, F_D = 11.46, F_{C \times E} = 14.75$$

查统计用表 6 得 $F_{0.05}(1,3) = 10.13, F_{0.01}(1,3) = 34.12$，把上面计算结果列入方差分析表（表 9 - 31）。

表 9 - 31   丹参注射液方差分析表

方差来源	离均差平方和	自由度	方差	F 值	显著性
B	61.61	1	61.61	52.21	＊＊
C	14.05	1	14.05	11.91	＊
D	13.52	1	13.52	11.46	＊
$C \times E$	17.41	1	17.41	14.75	＊
误差 e	3.53	3	1.18		

"＊"为有显著意义，"＊＊"为有极显著意义。

分析表明，因素 B 对试验结果有非常显著的影响，C、D、$C \times E$ 也有显著影响，而 A 和 E 的影响不显著。

从正交试验的观点来看，只选取有显著意义因素的最高水平和交互作用的最优搭配，确定出最佳方案，不显著的因素，原则上可以根据实际条件（如节能降耗、方便生产等）酌情确定一个水平。如本例，B 可取 B_2，C 取 C_1，D 取 D_2，至于 E 取哪个水平，由于 $C \times E$ 有显著意义，从二元表（表 9 - 32）看出，最优搭配是 $C_1 E_2$。因素 A 不显著，表明处方中用不用甘草、桑寄生并不影响方剂的疗效和质量，故取 A_2。

表 9 - 32   因素 C 与 E 的交互作用表

因素 C	因素 E	
	E_1	E_2
C_1	$\dfrac{4 + 10.7}{2} = 7.35$	$\dfrac{8.7 + 12.7}{2} = 10.7$
C_2	$\dfrac{8.6 + 6.7}{2} = 7.65$	$\dfrac{9.9 + 0.3}{2} = 5.1$

综合上述分析，得到最佳方案为 $A_2 B_2 C_1 D_2 E_2$，这个方案表明：丹参、首乌、黄精、葛根为复方丹参注射液的最佳配方。在生产中，用水煎煮比乙醇渗漉好，应该用明胶除杂，加吐温 - 80 增溶。

*第五节   均匀试验设计

均匀设计是在正交试验设计的基础上，构造出一种新的适用于多因素、多水平试验的试验设计方法。用正交设计安排试验，其试验次数至少为水平数平方的整数倍。当试验需要考虑水平数较大时，用正交设计安排的试验次数也随之平方倍增加，有时在实际中难以实现。例如，对于 6 水平的多因素试验，试验次数至少为 36 的整数倍。1980 年，我国数学工作者方开泰将数论理论用于试验设计，舍去正交设计的"整齐可比性"，让试验点在其试验范围内充分地"均匀分散"，这样每个试验点就可以有更好的代表性，试验次数大幅度减少。这种单纯地从均匀分散性出发的试验设计称为均匀设计。它特别适合需要考察因素较多，且每个因素变化范围较大的试验设计问题。

一、均匀设计及均匀表的使用

均匀设计的基本思想就是抛开正交设计的"整齐可比"性的特点而只考虑试验点的"均匀分散"性，让试验点在所考察的试验范围内尽量均匀地分布，为了达到均匀布点目的，与正交设计类似，可以使用均匀设计表（简称均匀表，统计用表 18）安排试验。

均匀表具有以下特点：

1. 任何一列，各水平仅出现一次。

2. 任何两列的同行数码构成的有序数对仅出现一次。

3. 均匀表中任两列组成的试验方案并不等价，试验点散布并不均匀，因此，每个均匀表都附加了使用表，告诉我们如何挑选相应的列安排试验。

4. 当因素的水平数增加时，试验按水平数的增加量在增加，由于这个特点，使均匀设计更便于使用。

在均匀设计表 $U_n(t^s)$ 中 n 体现了实验组数（次数），t 体现了水平数，s 表示最大可安排的因素数。但均匀设计表只是按均匀原则，选择布点的基础，尚不能直接使用，因为均匀表的各列是不平等的，当水平数相同而因素个数不同时，挑选的列也不相同，需要查找使用表。使用表最多可安排的因素数都比均匀表列数少。故用均匀设计表安排试验时，不是有多少列就能安排多少因素。如 $U_5(5^4)$ 表最多可安排 3 个因素，$U_7(7^6)$ 表最多可安排 4 个因素。这是因为均匀设计是数论和多元统计相结合的产物，在数据分析时，依照最小二乘法原理进行回归分析。通常要求均匀满秩。故均匀设计表只能安排 $(s/2+1)$ 个因素 [s 为 $U_n(t^s)$ 表中的列的个数]。例如 $U_5(5^4)$ 表最多安排 $s/2+1=3$ 个因素，$U_{11}(11^{10})$ 均匀表最多可安排 $s/2+1=6$ 个因素。

如何选择均匀表呢？根据试验设计中要考察的因素数决定。若考察的因素数为 6，根据 $s/2+1=6$ 求出 $s=10$ 或 11，应选择均匀表 $U_{11}(11^{10})$ 可使实验次数最少，再查与之配套的使用表，选择其中的 1、2、3、5、7、10 六列组成 $U_{11}(11^6)$ 均匀表安排试验。若因素数为 5，则 $s/2+1=5$ 求出 $s=8$ 或 9，因无 $U_9(9^8)$ 均匀表，只有 $U_9(9^6)$ 表，而 $U_9(9^6)$ 均匀表最多只能安排 4 个因素，故仍选择 $U_{11}(11^{10})$ 表。再根据使用表，选择 1、2、3、5、7 列组成 $U_{11}(11^5)$ 均匀表安排试验。然后根据各因素的考察范围确定水平数。为了使考察因素不疏漏最佳试验条件，可以多做些实验点，如三因素试验可用 $U_5(5^4)$ 表，也可用 $U_7(7^6)$ 表，甚至可用 $U_{11}(11^{10})$ 表，一般来说实验点划分得愈细，均匀性愈好选到最佳试验方案的可能性就越大。

二、用均匀表安排试验

利用均匀设计表安排试验，其步骤与正交设计很相似，通常有如下步骤：

1. 根据试验的目的，确定考察的指标。

2. 选择合适的因素和因素的考察范围。

3. 选择适合该项试验的均匀表，然后根据该表的使用表从中选出列号，将因素分别安排到相应的列号上。

4. 确定各因素的水平，并将这些因素的水平按所在列的指示分别对号入座。安排试验计划，记录实验结果。

5. 对实验结果进行分析，确定最佳的试验方案。

三、例题分析

现用实例说明均匀设计的试验安排。

例 9 - 14　在阿魏酸的合成工艺考察中，选取原料配比、吡啶量、反应时间三个因素进行考察，试验的考察指标是阿魏酸的收率。因素的变化范围如下：

原料配比 A：1.0 ~ 3.4

吡啶量 B：10 ~ 28（ml）

反应时间 C：0.5 ~ 3.5（h）

试用均匀设计安排试验。

解　对于三个因素，$s/2 + 1 = 3$，求出 $s = 4$ 或 5，考虑试验的承受程度，选用 $U_7(7^6)$ 均匀表安排试验，根据各因素的变化范围，划分因素水平表（表9 - 33）。

表9 - 33　因素与水平表

因素＼水平	1	2	3	4	5	6	7
A	1.0	1.4	1.8	2.2	2.6	3.0	3.4
B	10	13	16	19	22	25	28
C	0.5	1.0	1.5	2.0	2.5	3.0	3.5

由 $U_7(7^6)$ 均匀表的配套使用表可知，应选1、2、3列，因而得到下面的试验设计表（表9 - 34）。

表9 - 34　$U_7(7^3)$ 均匀表

试验号＼列号	1	2	3
1	1	2	3
2	2	4	6
3	3	6	2
4	4	1	5
5	5	3	1
6	6	5	4
7	7	7	7

将各因素所对应的水平值填入表中，得试验表（表9-35）。

表9-35 阿魏酸合成工艺考察实验数据

试验号 \ 因素	原料配比 A	吡啶量 B（ml）	反应时间 C（h）	收率
1	1.0	13	1.5	0.330
2	1.4	19	3.0	0.366
3	1.8	25	1.0	0.294
4	2.2	10	2.5	0.476
5	2.6	16	0.5	0.209
6	3.0	22	2.0	0.451
7	3.4	28	3.5	0.482

按试验表中每个试验方案安排试验，将所得结果填入表最右列。

直观上看，试验收率最高为0.482，如果对试验数据不进行统计分析处理，可以认为最优试验方案就是第7号试验，即配比为3.4，吡啶量28ml，反应时间3.5h。由于均匀设计保证所设计的试验点均匀分布，水平数取得又多，间隔不大，因此，真正的最优条件肯定与此相差不大。如果用正交设计安排这样一个七水平试验，则至少要做49次试验，全面考察试验点则要 $7^3=343$ 次试验，而均匀设计仅用7次试验就初步完成了考察工作。

均匀设计的特点之一是水平数要大于等于因素个数。因此，如果影响试验的因素较多，水平就应取得多些，而某些试验受条件的限制不可以取那么多的水平，这时可采用拟水平法，就是某一因素的各水平重复使用几次。

例9-15 用石墨炉原子吸收法测定铂，选取灰化温度、灰化时间、原子化温度、原子化时间四个因素进行考察，试验的考察指标是测定物质的吸光度。因素的变化范围如下：

灰化温度 A：100~1900（℃）

灰化时间 B：10~60（s）

原子化温度 C：2500~3000（℃）

原子化时间 D：4~9（s）

试用均匀设计安排试验，寻求测定铂吸光度的最佳测定方案。

解 根据 $s/2+1=4$ 求得 $s=6$ 或7，为使试验点多些，结果更可靠，选用4因素12水平，根据试验条件，除灰化温度外，其他各因素采用拟水平法，将各因素模拟为12个水平，得下表（表9-36）。

表9-36 均匀设计的拟水平安排表

因素 \ 水平	1	2	3	4	5	6	7	8	9	10	11	12
A	100	300	500	700	900	1000	1200	1400	1500	1600	1700	1900
B	10	10	20	20	30	30	40	40	50	50	60	60
C	2500	2500	2600	2600	2700	2700	2800	2800	2900	2900	3000	3000
D	4	4	5	5	6	6	7	7	8	8	9	9

用均匀表 $U_{12}(12^{13})$ 安排试验，根据使用表选择 1、6、8、10 列组成 $U_{12}(12^4)$，试验安排表如下（表9–37）。

表9–37 U_{12}（12^4）均匀表

试验号 \ 列号	1	2	3	4
1	1	6	8	10
2	2	12	3	7
3	3	5	11	4
4	4	11	6	1
5	5	4	1	11
6	6	10	9	8
7	7	3	4	5
8	8	9	12	2
9	9	2	7	12
10	10	8	2	9
11	11	1	10	6
12	12	7	5	3

将各因素所对应的水平值填入表中，按试验表中每个试验的条件安排试验，将所得结果填入表（表9–38）最后一列。

表9–38 原子吸收测定铂的实验数据

试验号 \ 因素	灰化温度 A	灰化时间 B	原子化温度 C	原子化时间 D	吸光度
1	100	30	2700	8	0.029
2	300	60	2900	7	0.047
3	500	30	2500	5	0.007
4	700	60	2800	4	0.007
5	900	20	3000	9	0.048
6	1000	50	2600	7	0.009
7	1200	20	2900	6	0.04
8	1400	50	2500	4	0.009
9	1500	10	2700	9	0.022
10	1600	40	3000	8	0.047
11	1700	10	2600	6	0.011
12	1900	40	2800	5	0.027

直观上看，试验吸光度最高为 0.048，如果对试验数据不进行统计分析处理，可以认为最优测定方案就是第 5 号试验。

四、实验数据的统计分析

前面已经提到，如果从已做过的均匀设计试验中挑选结果最好的试验作为最优方案，一般会得到满意的结果，但对试验数据进行统计处理则有希望得到更为有用的信息。均匀设计由于每个因素水平较多，而试验次数又较少，且均匀设计不再具有"整齐可比"的特点，因而不能采用一般的方差分析法进行统计分析。

利用均匀设计多因素多水平的特点，我们常用多元回归分析建立实验结果与多因素之间的回归方程，结合实践经验及专业知识，分析各因素对试验结果的影响。若需要考察因素间交互作用时，一般地可建立二次回归方程，分析实验结果。

例 9 - 16 试对例 9 - 15 均匀设计的实验数据进行分析，推断测定物质铂吸光度的最优试验方案。

解 由于实验结果与多因素之间的因果关系复杂，我们尝试建立多元线性回归方程。在本例中样本数 $n = 12$，自变量数 $m = 4$，通过统计软件计算可建立多元线性回归方程为：

$$\hat{Y} = -0.186 - 1.97 \times 10^{-6} X_1 - 3.87 \times 10^{-5} X_2 + 7.31 \times 10^{-5} X_3 + 0.0021 X_4$$

考察各因素（自变量）从整体上对实验结果（随机变量 Y）是否有明显的影响。即对多元线性回归方程进行显著性检验，得方差分析表（表 9 - 39），查统计用表 6，$F_{0.05}(4, 7) = 4.12$。

表 9 - 39 方差分析表

变异来源	平方和	自由度	均方	F 值	P 值
回归	0.00257372	4	0.0006434	8.4577	<0.05
残差	0.00053253	7	0.00007608		
总变异	0.00310625	11			

方差分析表显示：各因素（自变量）从整体上对实验结果（随机变量 Y）有显著的影响。即多元线性回归方程显著反映试验结果与多因素之间的因果关系。

表 9 - 40 回归系数表

变量	回归系数	标准回归系数	t 值	P 值	显著性
常数项	-0.186		-4.441	0.003	<0.05
X_1	-1.97×10^{-6}	-0.068	-0.385	0.712	>0.05
X_2	-3.87×10^{-5}	-0.041	-0.199	0.848	>0.05
X_3	7.31×10^{-5}	0.776	4.104	0.005	<0.05
X_4	0.0021	0.228	1.028	0.338	>0.05

回归系数表 9 - 40 显示：变量 X_3（原子化温度）对实验结果（随机变量 Y）有显著的影响，且是正线性关系。根据多元线性回归方程回归系数的符号取值，可推断测定物质铂吸光度的最优试验方案 $X_1 = 100$，$X_2 = 10$，$X_3 = 3000$，$X_4 = 9$，理论上，推断测定物质铂吸光度 $Y = 0.0516$。

用均匀设计得到的最佳条件进行实验，测定了铂水溶液的检出限 Pt 为 2.25×10^{-10}（g），所得到的检出限的结果，接近于文献值 Pt 为 2×10^{-10}（g）。

*第六节　病因学研究与评价

中医学对病因病机的研究，历代都十分重视。《黄帝内经》、《诸病源候论》和《三因极一病证方论》等早就有关于病因的论述，其中包括外感六淫、内伤七情、饥饱、劳倦、虫兽所伤、疫疠之害及气、血、痰、食之郁等等。关于病机，《素问·至真要大论》的病机十九条对历代医家有着深远的影响，然而这些古代经典著作大都属于现象的描述、归纳与推理。因此在继承和借鉴的基础上，运用现代科学技术和方法来研究与评价中医病因病机问题，对于正确认识中医传统的病因病机理论无疑是十分必要的。本节仅介绍病因学的常用研究与评价方法。

一、病因病机的概念与范畴

病因学中公认的概念是：疾病发生是由于致病因子、环境与宿主三者综合作用的结果。促进疾病发生或加重疾病发展的环境与宿主因素，称为危险因素.

1. 致病因子

（1）生物因素　细菌、病毒、衣原体、支原体、立克次体、螺旋体、真菌、原虫等直接传染与感染性疾病。有毒动植物如河豚鱼、毒蛇、毒蘑、狼毒、鱼藤等。

（2）物理因素　气温、湿度、气压、振动、辐射波、声波超限度致病，机械性损伤等。

（3）化学因素　无机物如汞、铅、镉、锰、铍，有机物如有机磷、苯、酚、醇、氯化物、亚硝胺，以及环境多种公害引起的致癌、致畸、致突变等化学毒物。

2. 环境因素

不良因素可成为致病的直接因素或间接因素（或称危险因素）。

（1）自然环境　丘陵地区缺碘可直接造成地方性甲状腺肿及克汀病。水中氟过高可造成氟中毒斑釉齿及氟骨症，酷热可引起中暑日射病，工业生产造成 SO_2、NO_2 增多形成酸雨等均可引发各种相应的疾病。

（2）社会环境　如因生产环境条件恶劣造成的汞中毒、铅中毒、尘肺等各类职业病；经济条件、生活、工作环境差造成的风湿病、结核病；不良嗜好如吸烟、酗酒、吸毒、嫖娼均可造成一个地区、一个国家人群的损害；精神创伤可能诱发精神病等。

3. 宿主因素

宿主系指在一定条件下接受致病因素作用的生物体（个体及人群）。当致病因子存在时，疾病不一定发生，其发病率、痊愈率、死亡率的高低，除环境因素外，均与宿主的生物特性有关。

（1）宿主的种类　宿主从传染病学、寄生虫学角度多指储存病原体的机体，包括保病宿主、中间宿主、终宿主。其宿主种类可分为传染性宿主、易感宿主和免疫宿主三种宿主。

（2）宿主特性　宿主特性中，其机体的体质、生理、心理、年龄、性别、职业、民族、习俗、行为、生活方式、饮食结构、文化等因素对传染性与非传染性疾病的发生、发展、转归有很大的影响。如女性易患胆系疾病、甲状腺功能亢进；男性易患胃癌、食管癌；儿童易患传染性疾病，如麻疹、百日咳、脊髓灰质炎；老年人易感心脑血管功能障碍，如冠心病、动脉硬化、脑萎缩、老年痴呆等。

普遍认为宿主特性还与宿主的特异性免疫水平、非特异性免疫水平、遗传因素有着重要的关系。特异性免疫水平对人群传染性疾患可起到制约作用，非特异性免疫可增强体质、提高抗病能力，对流感、肝炎、中毒、肿瘤均有抵抗作用。遗传因素越来越受到人们的重视，单基因遗传病如血友病、先天性耳聋、色盲等；多基因遗传病如糖尿病、高血压病、精神病、肿瘤等。人们对疾病易感性差异实质上与有关基因的多态性有关。

二、病因的确定

1. 病因确定的条件

在找出多个可能的病因后，还须判断哪些联系是表面现象，哪些是偶然的，哪些联系是因果关系。确定病因必须具备如下条件。

（1）联系强度大　如 18 世纪，英国清扫烟囱工人的阴囊癌发病率比正常人高出 200 倍，故判别烟尘中有强致癌物质。此后证实其中的苯丙芘为致癌物质。因此得出联系强度越大，因果关系的可能性越大。

（2）联系特异性强　如孕妇在孕后 3 个月内感染风疹，该病毒阻滞了未成熟儿正常细胞生理的分裂，妨碍了组织分化过程，造成先天性耳聋、白内障或先天性心脏病，证实风疹病毒与畸形儿的发生有显著的特异性。

（3）时间顺序合理　时间上因前于果，如事前进食污染食物，事后出现食物中毒，可得到科学验证、解释。

（4）联系的一致性　如地方性甲状腺肿与居住地域及时间长短、疫区缺碘状况相关联。

（5）宿主反应　如肿瘤癌细胞阳性，食物中毒病原菌阳性；特异性实验的阳性率与发病率同步上升或减退，宿主的反应谱符合生物学梯度。

（6）剂量 - 反应　如肺癌，吸烟量越大，时间越长，死亡率越高。即联系的强度随着暴露水平呈正相关的因果关系。

（7）可重复性　可由他人、它地、它时以同等联系得到重复。

（8）符合医学共识的科学解释　要讲得清，说得明，合理，科学，他人认可。

2. 因果分析注意事项

在未确立某病的特异性致病因素前，必须全面寻查该病与某因素的相关或因果关系，以此正确判别病因的所在。特别应注意以下两点：

（1）原始资料与整理资料的可靠性。

（2）若存在统计学相关，应在排除无病因相关与间接病因相关之后，才考虑直接病因相关。

三、病例对照研究

病例对照研究是选择一组患所研究疾病的病人与一组无此病的人对照，调查其发病前对某个（些）因素的暴露状况，比较两组中暴露率和暴露水平的差异，以研究该疾病与这个（些）因素的关系。

本方法属于观察性研究方法；须设立不患所研究疾病的对照人群以作比较；在疾病与暴露关系的探寻顺序上是，先确定病人，再追溯可能与疾病有关系的因素，即由"果"到"因"，但必须确认暴露是发生在疾病之前；本方法能判定暴露与疾病是否有关联，但不能证明暴露与疾病的因果联系。

例9－15　吸烟与肺癌的关系。

英国流行病学家 A. B. Doll 与 R. Hill 于 1948～1952 年进行过一项病例对照研究。他们从伦敦 20 所医院及其他几个地区选取确诊的肺癌 1465 例。每一病例按性别、年龄组、种族、职业、社会阶层等条件匹配一个对照；对照系胃癌、肠癌及其他非癌症住院病人，也是 1465 例。由调查员根据调查表询问调查。

经分析数据，得到的主要结果有：①肺癌病人中不吸烟者的比例远小于对照组，男性占 0.3%，女性占 31.7%；而对照组中男性不吸烟者占 4.2%，女性占 53.3%，差别均很显著。②肺癌病人在病前 10 年内大量吸烟者（≥25 支/日）显著多于对照组。③随着每日吸烟量的增加，肺癌的预期死亡率（推算出的年死亡率）也升高，例如男性 45～64 岁组日吸烟 25～49 支者与不吸烟者死亡率之比为 2.94：0.14，即前者为后者的 21 倍。④肺癌病人与对照组比较，开始吸烟的年龄较早，持续的年数较多，而病例中已戒烟者的停吸年数也少于对照组中已戒烟者。

后来，Hill，Doll，Peto 等又用前瞻性队列研究法深入研究，经长达 20 年（女性经 22 年）的观察，更加令人信服地提示出，吸烟为肺癌的主要病因以及吸烟对健康的其他多种危害。他们的结论已为其他许多研究所证实，成为许多国家提倡不吸烟、限制吸烟及限制卷烟销售政策的科学基础。

病例对照研究是病因学研究一个得心应手的工具，因其需要的调查对象数目较少，人力、物力都较节省，获得结果较快，并且可由临床医生在医院内进行。对于少见病的病因研究，常为唯一可行的方法。但这些优点都是与前瞻性队列研究相对而言的，实际上倘与同等规模的临床研究或实验室研究比较，病例对照研究所费的时间与精力可能更多。

四、队列研究

队列研究是将人群按是否暴露于某种可疑因素及其暴露程度分为不同的亚组，追踪其各自的结局，比较不同亚组之间结局频率的差异，从而判定暴露因子与结局之间有无因果关联及关联大小的一种观察性研究方法。

大多数慢性病都是历时多年的一个过程所形成。在此期间发生的许多事件都可能起致病作用。对一群人在某种病尚未明显发生前，对某个（或某些）可能起病因作用或保护作用的事件的后果进行随访监测，是一种从因到果的研究方法。

例9－16 二硫化碳长期低剂量的暴露与冠心病的关系。

二硫化碳是神经系统毒物，抑制酶的活性，影响脂蛋白代谢，造成心血管疾病。长期接触低浓度二硫化碳可引起慢性中毒，引起精神病、多发性神经炎、动脉粥样硬化等。短时间接触高浓度的二硫化碳蒸气可急性中毒。20世纪60年代芬兰职业卫生研究所Hernberg和Tolonen教授所做的5年前瞻性队列研究确定了二硫化碳长期低剂量暴露与冠心病因果关系。

暴露组：1942～1967年间某黏纤厂25～64岁，至少有5年CS_2暴露史的所有工人（343名，全为男性）。

对照组：年龄相差不超过3岁，出生地区相同，工种的体力消耗相当，在同一城市的造纸厂随机选择的343名男性工人。

关联强度的指标是相对危险度（RR），即暴露组的发病率与非暴露组的发病率之比。

$$RR = \frac{I_e}{I_0} = \frac{\dfrac{a}{n_1}}{\dfrac{c}{n_0}}$$

其中，I_e为暴露组率，I_0为非暴露组率。

归因危险度AR　$AR = I_e - I_0 = \dfrac{a}{n_1} - \dfrac{c}{n_0}$，它表示危险特异地归因于暴露因素的程度。

AR值越大，暴露因素消除后所减少的疾病数量越大。

表9－41　暴露组和对照组的心肌梗死发生率及相对危险度

		发病数	5年累积发病率（%）	RR	RR 95%的区间估计
暴露组 （343人）	致死性	14	4.08	4.69	1.34 ~ 16.47
	非致死性	11	3.21	2.74	0.86 ~ 8.69
	合计	25	7.29	3.57	1.52 ~ 8.37
对照组 （343人）	致死性	3	0.87		
	非致死性	4	1.17		
	合计	7	2.04		

表9－42　CS_2与不同临床类型冠心病的RR与AR比较

临床类型	RR	AR
心肌梗死	3.57	5.25
致死性心肌梗死	4.69	3.21
非致死性心肌梗死	2.74	2.04
心绞痛	1.89	11.6
心电图冠心样改变	1.4	6.1

表 9 - 42 说明：CS_2 暴露组发生心肌梗死的相对危险度为 3.57，两组致死性心肌梗死发生率和总的心肌梗死发生率差异有显著性。

表 9 - 42 说明：CS_2 在不同临床类型冠心病的发生中作用程度不同。

结论：长期低剂量（20～30ppm）CS_2 暴露与冠心病的发病和死亡存在因果关系；CS_2 所致的冠心病，以致死性心肌梗死表现突出，其他类型也有不同程度的表现。

措施：芬兰当局已于 1972 年把 CS_2 的车间最高容许浓度从 20ppm 降至 10ppm。

队列研究所观察的结局是可疑病因引起的效应（发病或死亡），除了所研究的一种病，还可能与其他多种疾病也有联系，这样就可观察一个因素的多种效应，而这正是队列法不可取代的用途。

队列研究从方法上来说并不比病例对照法复杂，但实际进行起来却问题较多，因为观察人数多，期限长，组织工作复杂，开支庞大。但是，队列法是一种重要的医学观察方法，已经为解决现代医学的一些迫切问题（例如癌症和心血管病）作出重要贡献，所以作为临床医生也应该对其原理有所了解，而且这对于科学思维能力和批判地阅读能力的培养，也是大有裨益的。

*第七节　诊断试验设计与资料分析

确定或排除疾病的试验方法称为诊断试验，它包括各种临床实验室检验和器械检查。新的试验必须经过充分评价才能推广使用。一项好的诊断试验应该是真实可靠，快速安全，收费低廉，利于早期诊断。本节着重介绍评价诊断试验真实性和可靠性的基本方法、指标和注意事项。该方法也适用于评价从病史和体检得到的临床资料的诊断评价。

一、评价的基本方法

在诊断试验中，研究样本的采集主要采用临床横断面研究的策略。先确定一个样本入选标准（主要是需要进行鉴别的症状等），如对某一时段内，某专科门诊，以某方面为主诉的全部病人。分别双盲地作新的试验和标准的诊断，然后按新试验的阳性和阴性及标准诊断的某病和非某病，划出四格表（表 9 - 43）进行统计学的运算。这样"非某病"组的病种分布才是客观的。

依标准诊断方法，不论是研究新的诊断标准，还是实验室指标对疾病的诊断价值，或是对预后的诊断，均涉及标准诊断试验的真阳性与真阴性、假阳性与假阴性的四种情况，因此用四格表进行表示和运算（表 9 - 43）：

表 9 - 43　诊断试验的运算四格表

新试验	某病	非某病	合计
阳性	a（真阳性）	b（假阳性）	$a+b$
阴性	c（假阴性）	d（真阴性）	$c+d$
合计	$a+c$	$b+d$	$a+b+c+d$

二、评价指标

（一）灵敏度和特异度

1. 灵敏度（真阳性率）

灵敏度表示真阳性者占病人总数的百分比，即

$$灵敏度 = \frac{a}{a+c}$$

它反映该试验正确判断病人的能力，c 为漏诊者人数，灵敏度值愈高，漏诊可能性愈小。

2. 特异度（真阴性率）

特异度是真阴性者占无该病总人数的百分比，即

$$特异度 = \frac{d}{b+d}$$

它反映正确排除某病的能力，b 为误诊者人数，特异度值愈大，误诊可能性愈小。

3. 准确度（总符合率）

它是真阳性与真阴性之和占总检查人数的百分比，即

$$准确度 = \frac{a+d}{a+b+c+d}$$

其值愈大，试验愈真实。

4. 预告值

预告值分阳性预告值和阴性预告值。

单有敏感性和特异性，还不能满足临床的需要。临床医生更想要知道，当一个检验指标或一个诊断标准提示该疾病时，有多大的把握确定真的是该病；否定该病时，又有多大的把握排除该病。前者称为阳性预告（预测）值，后者称为阴性预测值。

（1）阳性预告（预测）值　也称预测阳性结果的正确率。它预示一个试验结果阳性人的患病概率。它是真阳性者占阳性总数的百分比，即

$$阳性预告值 = \frac{a}{a+b}$$

该值愈大，试验阳性者患病可能性愈大。

（2）阴性预告（预测）值　也称预测阴性结果的正确率。预示一个试验结果阴性的人排除该病的概率。它是真阴性者占阴性总数的百分比，即

$$阴性预告值 = \frac{d}{c+d}$$

该值愈大，试验阴性者排除该病的可能性愈大。

预告值是临床实践中医生和病人最关心的指标，但它是不稳定指标，它受患病率的影响很大。

灵敏度和特异度是纵向的比较，它们不受患病率的影响。而预告值是横向的比较，如果患病率很低，则 b 和 d 会比 a 和 c 高很多，这样阳性预告值就会很低（接近0），而阴性预告值会很高（近1）。如果患病率很高，情况则相反。这提示：①用病例对照研究策略所做的诊断试验，只能计算灵敏度和特异度，不能计算预告值；②预告值只能用在与诊断试验研究相似的条件时，社区的标准不能被盲目地用于临床，大医院的标准也可能不适合于小医院。

5. 似然比

似然比是试验结果的某一特定水平在患某病者中出现的可能性与在未患该病者中出现的可能性之比。由于诊断试验的预测值是横向比较，受患病率的影响，我们在临床循证时，不能盲目套用文献中的预测值来作临床决策。似然比是纵向计算的，比较稳定。似然比是综合敏感性和特异性来判断是否患病及其可靠程度的指标。在四格表中，阳性（结果）似然比即为真阳性率与假阳性率之比，

$$阳性似然比 = \frac{a/(a+c)}{1 - d/(b+d)}$$

它表示当该项诊断试验获得阳性结果时，其正确诊断为有病的可能性是错误地将无病诊断为有病的可能性（误诊率）的多少倍。它反映了判断正确的可能程度，因此其值愈大，该诊断试验的价值就愈大。

阴性似然比为假阴性率与真阴性率之比

$$阴性似然比 = \frac{1 - a/(a+c)}{d/(b+d)}$$

它表示当该项诊断试验获得阴性结果时，其错误地将有病诊断为无病的可能性（漏诊率）是正确地诊断为无病的可能性的多少倍。它反映了判断错误的可能程度，因此其值愈小，该诊断试验的价值就愈大。

似然比已是率比，不受患病率的影响，是稳定指标。而且利用似然比尚可按不同检测水平得出更多的诊断信息，因此它是值得深入研究和推广的评价真实性的主要综合指标。

例 9-17   美国乳腺癌发病率随年龄增长而增加且病死率高，其早期诊断与治疗对疾病预后十分关键。一般人们可以通过定期健康体检进行早期筛查，如物理检查（乳房扪诊）；乳腺 X 线照相，当有可疑肿块触及或 X 线片上出现肿块阴影时，均提示需做进一步临床检查，如 FNA（湿细针穿刺细胞学检查）诊断试验等，已知乳腺 X 线检查异常但乳腺扪诊正常人群的乳腺癌的患病率为21%，乳腺 X 线检查和乳腺扪诊检查均异常人群的乳腺癌的患病率为37%。目前公认的乳腺组织病理检查为诊断标准，对 FNA 诊断试验进行评价，结果见表9-44。

表 9 – 44　FNA 诊断试验评价数据

FNA 试验	X 线检查异常					
	A 组：乳腺扪诊正常			B 组：乳腺扪诊异常		
	患病组	非患病组	合　计	患病组	非患病组	合　计
阳性	26	9	35	123	17	140
阴性	2	98	100	9	207	216
合计	28	107	135	132	224	356

$$灵敏度\ A = \frac{a}{a+c} = \frac{26}{28} = 93\% \qquad 灵敏度\ B = \frac{a}{a+c} = \frac{123}{132} = 93\%$$

$$特异度\ A = \frac{d}{b+d} = \frac{98}{107} = 92\% \qquad 特异度\ B = \frac{d}{b+d} = \frac{207}{224} = 92\%$$

$$阳性预告值\ A = \frac{a}{a+b} = \frac{26}{35} = 74\% \qquad 阳性预告值\ B = \frac{a}{a+b} = \frac{123}{140} = 88\%$$

$$阴性预告值\ A = \frac{d}{c+d} = \frac{98}{100} = 98\% \qquad 阴性预告值\ B = \frac{d}{c+d} = \frac{207}{216} = 96\%$$

$$阳性似然比\ A = \frac{a/(a+c)}{1 - d/(b+d)} = 11.63 \qquad 阳性似然比\ B = \frac{a/(a+c)}{1 - d/(b+d)} = 11.63$$

$$阴性似然比\ A = \frac{1 - a/(a+c)}{d/(b+d)} = 0.08 \qquad 阴性似然比\ B = \frac{1 - a/(a+c)}{d/(b+d)} = 0.08$$

由计算结果可知，FNA 的灵敏度为 0.93，特异度为 0.92，这些指标均提示 FNA 的真实性较好。A 组的阳性预告值为 0.76，说明即使 FNA 检查阳性，也只有 76% 的人真正患有乳腺癌；A 组的阴性预告值为 0.98，则说明当 FNA 试验为阴性时，预计有 98% 的人真正未患乳腺癌。阳性似然比说明乳腺癌 FNA 检查阳性结果为非乳腺癌的 11.63 倍；而阴性似然比说明乳腺癌 FNA 阴性结果为非乳腺癌的 8%。

三、受试者运算特征（ROC）曲线

新试验的结果往往不只是阳性和阴性那样"全或无"，而常是连续性的数值。纵坐标是敏感性，横坐标是特异性。按诊断试验的数值，由低至高计算出不同点的一系列敏感性与特异性，在坐标中描出一条曲线，这就是 ROC 曲线（受试者工作特征曲线）。

如果要比较两个或多个诊断试验的优劣，将几条 ROC 曲线画在一个坐标上，靠左上方的优于右下方的。如果曲线出现交叉，交叉点之上靠上方的说明敏感性高，适合于诊断性筛查；交叉点之下靠左侧的说明特异性高，适合于诊断疾病。

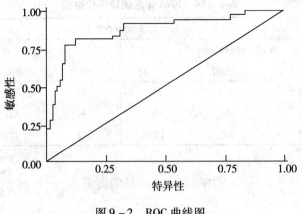

图 9 – 2　ROC 曲线图

四、注意事项

1. 必须同标准诊断方法进行盲法比较，否则可能得出似是而非的结论，甚而会贻误诊断的后果。当缺乏标准诊断法，而与现行方法比较时，其真实性指标宜采用准确度。

2. 被检查的病例要有代表性，应包括各临床型（轻、中、重型，治疗、未治疗）病例。病例的代表性愈好，试验方法推广的意义愈大。

3. 患某病与未患某病的两组被检查对象应该有较好的可比性，除了患病与否不同之外，其他因素（年龄、性别、职业、生理状况如空腹等）应完全相同或大致相同。

未患某病组应代表目标人群，应包含具有该病某些特征在诊断上易于混淆，但预后和治疗却截然不同的疾病患者，诊断试验的真正价值在于此。病例来源要交待清楚。病例来自一般人群、特殊人群、普通门诊或专科门诊，其患病率是不同的。而患病率对某些评价指标（如预告值）影响很大，务须注意。

4. 截断点（或分界值）要选择得当。诊断试验的结果填入评价用四格表中时只分阳性、阴性，属定性的计数资料。当试验的实测结果是计量资料时，可选定一个数值（截断点）作为划分阳性和阴性的界线，把定量资料转换成计数资料。对于诊断试验来说，这个截断点一般就是正常值的界值。

由于诊断试验的测量结果在病例组和对照组及健康人中常有重叠，截断点的选择直接影响到敏感度和特异度等评价指标。因此，诊断试验不仅要有区分健康或非某病与某病的界值，最好还要有需要治疗与判断预后的界值。截断点取得是否合理，无疑会影响到试验的灵放度和特异度，截断点的选择取决于诊断试验的目的与权衡漏诊和误诊的利弊。如果是为了防止漏诊，应选用敏感度高而特异度稍低的水平作为界值；如果是为了防止误诊，应选择特异度高而敏感度稍低的水平作为界值。有时还要根据研究对象中不同年龄组、不同临床特征时截断点的差异对诊断试验准确性的影响等多种临床实际情况，分别选用多个截断点。采用 ROC 曲线法确定诊断试验截断点是目前较为理想的方法。一般来说，ROC 曲线取最靠近左上方的点作为截断点比较合适。当然如果诊断试验的目的是用于流行病学的筛查，要求高敏感性则以靠近上方的点更合适；如果诊断试验的目的是用于确诊某病，要求低误诊率，即高特异性，则以靠近左侧的点较好。

5. 只测定真实性是不够的，还应该测定试验的可靠性。因为真实性与可靠性不是必定相关的，真实不一定可靠，可靠不一定真实。可靠性，又称可重复性，是某项诊断试验在完全相同的条件下，进行重复性试验获得相同结果的稳定程度。计量资料一般采用标准差、变异系数，计数资料采用符合率。总而言之，最后应经过效用分析，证实确有临床意义和实用性方能推广使用。

第八节　实例分析：香附不同饮片规格的药理实验比较

香附为妇科常用药，有调经、止痛等功效。对肝气郁结所致月经不调、痛经、腹痛等症最为适宜。本实验的目的是：通过实验数据比较不同炮制方法对香附主要药理作用的影响，为香附炮制的规范化研究，制定其饮片规格标准提供科学依据。（文献来源：中药材. 2007 年第 30 卷第 10 期）

一、方法与结果

1. 供试液的制备

取生香附、醋香附、酒香附饮片各 1000g，分别加 8 倍量水浸泡 0.5 小时，煎煮 1 小时，滤过，药渣再加 6 倍量水，煎煮 1 小时，滤过，合并两次滤液，浓缩至约 2000ml，离心（3000r/分钟）20 分钟，取上清液，调 pH 7.0，并浓缩至 500ml，即得香附 3 种供试液（1ml 供试液相当于原饮片 2g）。

2. 洛氏液的配制

称取氯化钠 9g，氯化钾 0.4g，无水氯化钙 0.1g，碳酸氢钠 0.2g，葡萄糖 1g，先将无水氯化钙用蒸馏水溶解完全，再溶解其他 4 种物质，转移至容量瓶中，用蒸馏水定容至 1000ml。

3. 对在体大鼠子宫平滑肌的作用

选用 180 ~ 220g 健康雌性未孕大鼠 40 只，随机均分为 4 组，即洛氏液组、生香附组、醋香附组、酒香附组。按在体子宫实验法，腹腔注射戊巴比妥钠 30mg/kg。麻醉后打开腹腔，找一侧子宫角，在其中点用连有棉线的蛙心夹轻轻夹住，棉线穿过特制的玻璃筒与描记装置相连。待描记曲线稳定后，分别将供试液直接加入玻璃筒内，记录子宫的收缩强度和频率。更换供试液时，用吸引法吸出筒内供试液，并用洛氏液冲洗 2 ~ 3 次。实验数据以 $\bar{x} \pm S$ 表示，对实验数据进行方差分析，并作组间比较。实验数据和分析结果见表 9 - 45、表 9 - 46、表 9 - 47。

表9-45 香附不同炮制品对在体大鼠子宫平滑肌收缩的影响

试验号	洛氏液	生香附	醋香附	酒香附
1	2.97	3.57	2.03	5
2	2.9	3.07	2.23	2.63
3	2.33	2.37	1.8	2.3
4	2.87	2.7	2.3	2.3
5	5.07	2.43	2.03	2.07
6	2.6	2.4	2.23	2.83
7	2.67	2.33	1.93	3
8	2.73	3.83	2.27	3.03
9	2.63	2.37	2.37	2.63
10	2.5	3.13	2.23	2.17
$\bar{x} \pm S$	2.93 ± 0.78	2.82 ± 0.55	2.14 ± 0.18	2.80 ± 0.84
RSD（%）	26.55	19.53	8.57	30.21

表9-46 方差分析表

方差来源	离差平方和	自由度	方差	F 值	临界值	结论
组间	3.832	3	1.277	3.088	2.866	*
组内	14.891	36	0.414			
总和	18.723	39				

表9-47 香附不同饮片规格的药理实验两两间的比较

$|\bar{x}_i - \bar{x}_j|$	生香附	醋香附	酒香附
洛氏液	0.107	0.785 *	0.131
生香附		0.67 *	0.024
醋香附			0.654 *

* $\alpha = 0.05$

统计结果表明：香附不同炮制方法，对在体大鼠子宫平滑肌的收缩程度有显著影响。醋香附与生香附和酒香附对在体大鼠子宫平滑肌的收缩程度有显著不同，醋香附对在体大鼠子宫平滑肌的收缩程度最弱，生香附和酒香附对在体大鼠子宫平滑肌的收缩程度最强，且两者作用强度无显著差异。

4. 对缩宫素所致大鼠痛经模型的影响

选用120~150g健康雌性大鼠40只，随机均分为4组，即对照组（0.5% CMC-Na）、生香附组、醋香附组、酒香附组。各组大鼠皮下注射己烯雌酚0.4mg/只（第1、5天加倍），每天1次，连续5天，给药组于第2天开始灌胃供试液，连续4天。末次注射己烯雌酚24小时、给药40分钟后，腹腔内注射缩宫素2μl/只，记录30分钟内大鼠痛经扭体反应发生的次数。实验数据进行方差分析，并作组间比较。实验数据和分析结果见表9-48、表9-49、表9-50。

表9-48 香附不同炮制品对缩宫素所致大鼠扭体影响结果

试验号	洛氏液	生香附	醋香附	酒香附
1	7	6	4	5
2	8	5	2	9
3	9	6	6	6
4	7	5	2	7
5	8	5	5	6
6	8	7	2	8
7	7	7	5	8
8	9	5	5	6
9	10	7	6	7
10	8	5	3	7
$\bar{x} \pm S$	8.1 ± 0.99	5.8 ± 0.92	4.0 ± 1.63	6.9 ± 1.20
RSD（%）	12.28	15.84	40.82	17.35

表9-49 方差分析表

方差来源	离差平方和	自由度	方差	F 值	临界值	结论
组间	91.000	3	30.333	20.449	4.377	＊＊
组内	53.400	36	1.483			
总和	144.400	39				

＊＊$x = 0.01$

表9-50 对缩宫素所致大鼠扭体药理实验两两间的比较

$|\bar{x}_i - \bar{x}_j|$	生香附	醋香附	酒香附
洛氏液	2.30＊	4.10＊＊	1.20＊
生香附		1.80＊	1.10
醋香附			2.90＊

＊$\alpha = 0.05$, ＊＊$\alpha = 0.01$。

统计结果表明：香附不同炮制方法，对缩宫素所致大鼠扭体有极显著影响。三种炮制方法与对照组有显著差异；醋香附与生香附和酒香附对缩宫素所致大鼠扭体有显著不同；醋香附对缩宫素所致大鼠扭体最小，生香附和酒香附对缩宫素所致大鼠扭体稍强，且两者作用强度无显著差异。

二、小结与讨论

1. 本实验对醋香附、酒香附、生香附和洛氏液进行比较实验，结果以醋炙香附对在体大鼠子宫平滑肌的收缩抑制作用和对缩宫素所致大鼠痛经模型的抑制作用最强。醋炙香附使子宫肌张力降低，收缩力减弱，且作用快，持续时间较长，与其他组有显著性差异。这不仅证实了香附传统醋制理论的正确性，为制定香附饮片规格标准提供了科学依据，也为临床上调经、止痛多选用醋香附提供了科学依据。

2. 在"对在体大鼠子宫平滑肌的作用"的实验中，将生香附、醋炙香附、酒炙香附的水提液适当浓缩后，离心，除去药液中大颗粒物质，调 pH 7.0，并置水浴（37℃）中保温，以减少药液的颗粒物、酸碱性、温度对组织细胞的直接刺激影响。

* 第九节　常见问题的辨析

一、正交试验方案的合理性解释

我们看到，用正交表安排试验大大减少多因素试验次数，那么，自然要问：用正交表设计的一小部分试验能否代表全面试验（如例 9-1 的试验方案仅安排 8 次试验来代表全面的 16 次试验）？或者说由这一小部分试验的试验结果所得的分析结论能否反映由全面试验的试验结果所做的分析结论？结论是肯定的。这是因为试验设计就是以概率论和数理统计为理论基础，科学地安排多因素试验的一种数学方法，其研究的主要内容就是如何合理地安排及因素试验，以使试验次数尽可能少，并能正确分析试验数据。

正交表都具有正交性，体现了试验点具有均匀分散和整齐可比的特点，因此，由正交表设计的试验具有很强的代表性，能够比较全面地反映各因素各水平对指标影响的大致情况。更详细的论述，要涉及较多的代数和概率统计知识，在此从略。

用正交试验设计的一般步骤：

1. 明确试验目的，确定考核指标。

2. 挑因素，选水平，制定因素水平表。

3. 根据水平数确定正交表的类型，确定各因素之间是否存在交互作用，进行表头设计。

4. 根据因素数、交互作用、试验成本及选表的要求（$f_表 \geq \sum f_{因素} + \sum f_{交互作用}$），确定正交表的大小（正交表的自由度 $f_表 = n-1$，因素的自由度 $f_{因素} =$ 水平数 -1，交互作用的自由度 $f_{A \times B} = f_A \times f_B$）。

5. 选定正交表，确定试验方案（计划），记录实验结果。

6. 对试验结果进行统计分析。

7. 选出最佳试验方案。

二、均匀设计注意事项

1. 当所研究的因素和水平数目较多时，均匀设计试验法比正交试验设计方法所需的试验次数更少，但不可过分追求少的试验次数，除非有很好的前期工作基础和丰富的经验，否则不要企图通过做很少的试验就可达到试验目的，因为试验结果的处理一般需要采用回归分析方法完成，过少的试验次数很可能无法建立有效的模型，也就不能对问题进行深入的分析和研究。一般情况下，建议试验的次数取因素数的 3~5 倍为好。

2. 对于所确定的优化试验条件的评价，一方面要看此条件下指标结果的好坏，另一方面要考虑试验条件是否合理可行，要权衡利弊，力求达到用最小的付出获取最大收益的效果。

三、诊断试验真实性指标和预测性指标与受检人群的患病率的关系

1. 诊断试验真实性指标不受患病率影响。如表 9-44 中 B 组人群的乳腺癌患病率明显高于 A 组，但 FNA 试验的真实性指标（如灵敏度、特异度、阳性似然比、阴性似然比）在两组间相同。出现这一现象的原因是，计算灵敏度仅与乳腺癌的患者样本有关，而计算特异度仅与非乳腺癌患者样本有关，故它们不随患病率的改变而改变。

尽管诊断试验的灵敏度与特异度不受患病率影响，但它们有时受疾病频谱（疾病的早、晚期或解剖部位）的影响。如早期肿瘤患者较晚期患者难以被发现，表现为灵敏度降低。大而明显的乳腺癌比小而稀疏的乳腺癌更容易观察，从而使乳腺 X 线摄像有更高的灵敏度。正确理解患病率和疾病频谱对灵敏度、特异度的不同影响，对正确应用和合理解释诊断试验真实性指标具有重要意义。

2. 诊断试验预测性不仅依赖于试验的真实性，而且依赖于患病率。一般而言，越是灵敏的试验，阴性预测值越高，反之特异性越高的试验，阳性预测值越高，但患病率对预测值的影响更为重要。表 9-44 结果显示，尽管两组 FNA 试验有着有着相同的灵敏度和特异度，但由于 B 组试验人群有较高的患病率，其 FNA 试验阳性预测值远高于 A 组。一般地，人群患病率越高，阳性预测值越高，而对罕见疾病，阳性预测值可显著降低。这也就解释了为什么一项诊断试验在临床应用时诊断价值较高，而用于普查（患病率明显降低）时效果就不满意了，因此在应用诊断试验时必须考虑人群的患病水平。

思考与练习九

1. 研究雌螺产卵的最优条件，在 20cm×2cm 的泥盒里饲养同龄雌螺 10 只，试验条件有 4 个因素（见表 9-51），每个因素 2 个水平。试在考虑温度与含氧量对雌螺产卵有交互作用的情况下安排正交试验。

表 9-51 雌螺产卵条件因素与水平

水平	A 温度（℃）	B 含氧量（%）	C 含水量（%）	D pH 值
1	5	0.5	10	6.0
2	25	5.0	30	8.0

2. 乙醇胺苯磺化反应试验，试验目的在于提高乙醇胺苯的收率，试验的因素和水平如下：

表 9 – 52 乙醇胺苯反应试验的因素与水平

水平	反应温度 A	反应时间 B	硫酸浓度 C	操作方法 D
1	5℃	1 小时	17%	搅拌
2	7℃	1 小时	27%	不搅拌

选用正交表 $L_8(2^7)$，试验安排表与试验结果如下，试进行实验数据分析，找出提高乙醇胺苯收率的最佳工艺。

表 9 – 53 试验安排表与试验结果

	1 (A)	2 (B)	3 ($A \times B$)	4 (C)	5 ($A \times C$)	6 (空白)	7 (D)	产率 (%)
1	1	1	1	1	1	1	1	65
2	1	1	1	2	2	2	2	74
3	1	2	2	1	1	2	2	71
4	1	2	2	2	2	1	1	73
5	2	1	2	1	2	1	2	70
6	2	1	2	2	1	2	1	73
7	2	2	1	1	2	2	1	62
8	2	2	1	2	1	1	2	67

3. 运用正交试验优选 PVP – 碘固体分散物的制备工艺。

选用的因素和水平见下表。

表 9 – 54 优选 PVP 试验的因素与水平

水平	溶剂 A	PVP 用量 B (g)	碘用量 C (g)
1	三氧甲烷	15	2.5
2	95% 乙醇	20	3.0
3	50% 乙醇	25	4.0

实验的考核指标是有效碘的百分含量。选用正交表 $L_9(3^4)$。试验的安排及结果如下：

表 9 – 55 试验安排及实验数据

水平	1 (A)	2 (B)	3 (C)	有效碘含量 (%)
1	1	3	1	4.56
2	2	2	2	6.82
3	3	1	3	11.00
4	1	1	2	6.33
5	2	1	3	9.04
6	3	3	1	6.39
7	1	1	1	5.32
8	2	3	3	8.99
9	3	2	2	9.29

试用方差分析法对实验结果进行统计分析，确定因素的主次及最优组合。

4. 为了提高紫草油的质量，用正交试验优化制备工艺，选用的因素和水平如下。

表 9 - 56　紫草油提取优化的因素与水平

水平	植物油种类 (A)	浸渍温度 (B)	紫草种类 (C)	紫草粉碎度 (D)	浸渍时间 (E)	搅拌情况 (F)	投料比 (G)
1	大豆油	70℃	新疆	枝	0.5 小时	搅拌	1:10
2	芝麻油	120℃	内蒙古	小段	1 小时	不搅拌	1:6.6
3	花生油	150℃	辽宁	粗粉	2 小时	纱布包扎	1:4

浸渍时间与浸渍温度存在交互作用，问选用哪份正交表合适？并用正交表安排试验。

5. 影响阿克拉霉素聚氰基丙烯酸异丁酯毫微粒制备工艺的主要因素及范围如下：

A：聚氰基丙烯酸异丁酯浓度（%）0.4~2.0

B：阿克拉霉素（ACM）浓度（%）0.04~0.20

C：聚醚 F68 浓度（%）0.50~2.50

D：稳定剂Ⅰ浓度（%）0.02~0.18

E：稳定剂Ⅱ浓度（%）0.2~1

F：无水硫酸铜浓度（%）0.80~3.20

G：溶液 pH 值 1.5~3.5

将各因素的范围等分为 5 个水平，并将各水平循环两次成 15 水平（拟水平处理）试：

（1）画出因素和水平表。

（2）画出试验方案表，并说明选择均匀设计表的依据及因素安排的列号。

6. 苯达唑透皮吸收制剂配方的优化，根据文献及预先实验结果，确定下列因素及考察范围：

A：DMSO 的用量（ml）2.0~4.5

B：聚乙二醇酯的用量（g）0.1~0.6

C：聚山梨酯 80 的用量（滴）3~8

将各因素等分成 6 个水平，试选择均匀设计表，列出试验方案。

7. 以肥达反应作为诊断伤寒感染的血清学依据，沿用已近百年，但对其评价仍有争议。为明确该项检测的临床意义，某医院对其进行了诊断试验评价研究，结果见表 9 - 57。

表 9 - 57　肥达反应诊断伤寒检测结果

肥达反应	伤寒	非伤寒	合计
阳性	38	45	83
阴性	4	343	347
合计	42	388	430

请从诊断试验的各项指标对肥达反应进行诊断试验评价。

第十章　Excel 软件常见的统计分析

Excel 是 Microsoft 公司开发的 office 办公软件中最重要的组件之一，由于其采用电子表格技术，从诞生起便与数据统计有着必然的联系。随着 Excel 版本的逐渐提高，统计分析功能也逐渐强大，其中专为统计设计的各类函数简化了计算。而且通过加载宏添加的数据分析工具更使复杂的统计分析过程变得快捷和易于实现。

Excel 软件的最大优点是普及率高，容易得到，其次是使用简单，不用记忆许多指令，同时它也能覆盖常用的统计方法，可满足一般工作的需要。另一方面，与许多著名的统计软件（如 SPSS，SAS 等）相比，他也有一些明显的缺点，如自动化程度不高，需要掌握一些基本统计公式，功能也不够强大，有些统计计算不能直接计算完成等。

本章使用 Excel 2003，并假设读者对 Excel 有一定的了解，因此不再介绍 Excel 的基本用法，主要介绍几种常用的统计计算。

第一节　用 Excel 进行数据整理与统计作图

描述统计是对数据的最简单的汇总，也是对数据的最初始的认识。由于其应用的广泛，Excel 在分析工具中专门编写了"描述统计"宏来实现快捷和智能化的计算。

一、调用 Excel 软件【数据分析】加载宏

单击【工具】／【加载宏】，出现【加载宏】对话框，选择【分析工具库】【分析

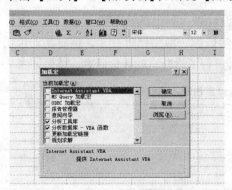
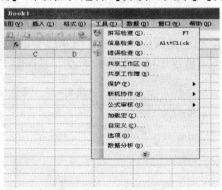

图 10 - 1　加载数据分析功能的示意图

数据库 - VBA 函数】，单击【确定】。再重新单击【工具】菜单，出现【数据分析】子菜单，表示如【数据分析】宏功能成功。如图 10 - 1 所示。

二、数据的描述性统计

例 10 - 1　某班 20 名学生考试成绩单如表 10 - 1 所示，试用分析工具中的描述统计对班级成绩进行分析汇总，并给出相关统计指标。

表 10 - 1　某班学生成绩

学号	成绩	学号	成绩	学号	成绩	学号	成绩
308101	85	308106	83	308111	83	308116	78
308102	88	308107	69	308112	84	308117	79
308103	92	308108	84	308113	90	308118	86
308104	90	308109	84	308114	91	308119	84
308105	78	308110	87	308115	95	308120	83

具体操作步骤如下：

（1）新建一个工作表，输入表 10 - 1 中的学生的学号和成绩。

（2）单击【工具】／【数据分析】，出现【数据分析】对话框，选择【描述统计】，单击【确定】，如图 10 - 2 所示，出现【描述性统计】对话框。

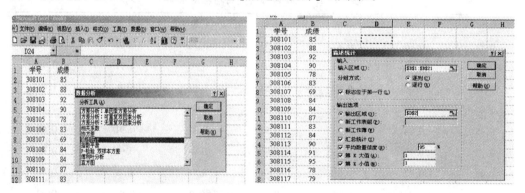

图 10 - 2　描述统计功能示意图　　　　图 10 - 3　描述统计对话框

（3）单击【描述统计】对话框中【输入区域】后的折叠按钮，选择 "成绩" 对应的单元格区域 B2: B21，单击打开折叠按钮返回【描述统计】对话框，单击选中【输出区域】单按钮，单击【输出区域】后的折叠按钮，选择 D3 单元格，单击打开折叠按钮，返回【描述统计】对话框，选中【汇总统计】，选中【平均数置信度】，采用默认给出的 95%，如图 10 - 3 所示，完成后单击【确定】按钮。

（4）最终结果如图 10 - 4 所示。

从图 10 - 4 可以看出，采用分析工具中的描述统计功能，不必利用统计函数或者公式去求解一个统计量，而能直接将平均数、标准差、偏度、峰度等特征数一次给出，使得对数据的统计特性了解得全面而明了，大大提高了统计分析的效率。

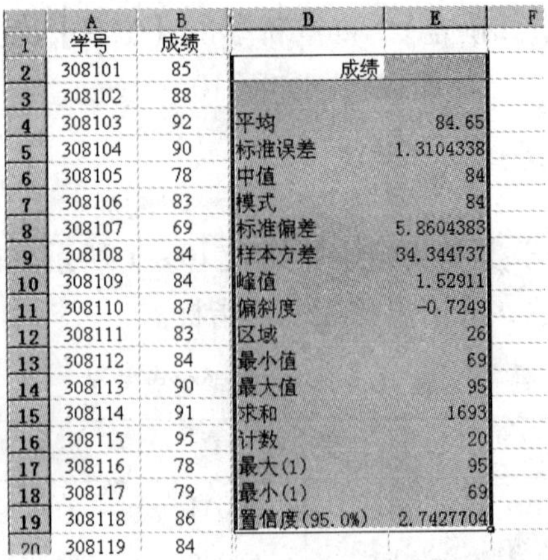

	A	B	D	E
1	学号	成绩		
2	308101	85	成绩	
3	308102	88		
4	308103	92	平均	84.65
5	308104	90	标准误差	1.3104338
6	308105	78	中值	84
7	308106	83	模式	84
8	308107	69	标准偏差	5.8604383
9	308108	84	样本方差	34.344737
10	308109	84	峰值	1.52911
11	308110	87	偏斜度	-0.7249
12	308111	83	区域	26
13	308112	84	最小值	69
14	308113	90	最大值	95
15	308114	91	求和	1693
16	308115	95	计数	20
17	308116	78	最大(1)	95
18	308117	79	最小(1)	69
19	308118	86	置信度(95.0%)	2.7427704
20	308119	84		

图 10-4 描述统计结果显示图

三、样本直方图

在实际问题中，总体的分布情况往往是不清楚的，利用样本资料通过作出适当的统计图作直观观察，当总体的数量指标是连续型随机变量时，可作出样本频率分布密度的直方图，作为总体概率密度函数的近似。

例 10-2 100 包颗粒剂每包称重的数据如下，试推断颗粒剂重量的概率分布情况。

表 10-2 100 包颗粒剂每包称重数据

0.89	0.92	0.98	0.91	0.85	0.93	0.89
0.89	0.86	0.87	0.93	0.88	0.82	0.95
0.86	0.85	0.82	0.93	0.96	0.91	0.98
0.95	0.9	0.87	0.88	0.86	0.9	1.00
0.9	0.95	0.95	0.87	0.87	0.87	0.92
0.95	0.84	0.94	0.92	0.87	0.91	0.86
0.97	0.92	0.89	0.87	0.91	0.92	0.93
0.92	0.92	0.88	0.94	0.78	0.8	0.89
0.88	0.94	0.96	0.89	0.9	0.92	0.92
0.87	0.87	0.89	0.94	0.87	0.87	0.9
0.86	0.92	0.89	0.95	0.92	0.9	0.94
0.97	0.92	0.9	0.91	0.91	0.84	0.93
0.99	0.89	1.03	0.81	0.92	0.86	0.98
0.92	0.84	0.98	0.85	0.91	0.86	0.84
1.06	0.92					

我们可以按照下列步骤作出样本方差图。

（1）找出样本数据的最大值和最小值，这里是 0.78 和 1.06

（2）确定分组的组距和组数，一般按等距分组，当样本容量小于 50 时分为 5～7

组，当样本容量为 100 左右时，分为 7 ~ 10 组，当样本容量很大时可分为 10 ~ 15 组，本例分为 10 组，$R = 1.06 - 0.78 = 0.28$，由于分 10 组，组距为 0.028，自 0.78 至 1.06 止，共分为 10 个小区间。

（3）新建一个工作表，输入表 10 - 2 数据，建立组距的起点数据组，如图 10 - 5 所示。

（4）单击【工具】／【数据分析】，出现【数据分析】对话框，选择【直方图】，单击【直方图】，单击【确定】按钮，出现如图 10 - 5 中所示深色的对话框。

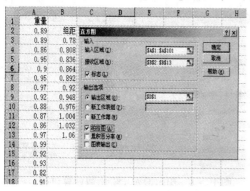
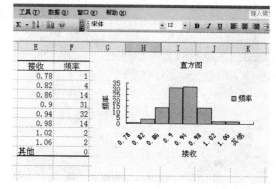

图 10 - 5 直方图对话框   图 10 - 6 直方图结果显示图

（5）在【直方图】对话框中，单击【输入区域】的折叠按钮，选择"重量"对应的单元格区域，A1：A102，单击打开的折叠按钮，返回【直方图】对话框。同样，将"组距"对应的单元格区域 B2：B13，选入【接收区域】中，选中【标志】，单击选中【输出区域】单按钮，单击【输出区域】后折叠按钮，选择 D2 单元格，单击打开折叠按钮返回【直方图】对话框，选定"图表输出"选项。完成后单击【确定】按钮。

（6）最终结果如图 10 - 6 所示。

第二节　用 Excel 进行常用分布的概率计算

Excel 可以进行各种常用分布的概率计算，本节介绍二项分布、泊松分布、正态分布等三种常用分布的概率计算。

一、二项分布

Excel 提供了 BINNOMDIST 函数，可以计算二项分布的概率密度函数和累积分布函数。

函数 BINNOMDIST（number_ s，trials，probability_ s，cumulative）各参数的意义是：

Number_ s 为试验成功的次数。

Trials 为独立试验的次数。

Probability_ s 为每次试验中成功的概率。

Cumulative 为逻辑值，决定函数的形式。如果为 TRUE，函数 BINNOMDIST 给出累计分布函数,即至多 number_ s 次成功的概率;如果为 FALSE,返回概率密度函数,即 number_ s 次成功的概率。

例 10 - 3 在正常情况下,实验用老鼠受某种病毒感染的概率为 20%,现有 25 只健康老鼠,试分别求有 0 ~ 25 只老鼠受感染的概率是多少?

这就转化为计算二项分布概率的问题。

可以采用以下步骤进行计算:

(1) 建立受感染的老鼠只数 (0 ~ 25) 的列数据,如图 10 - 7。

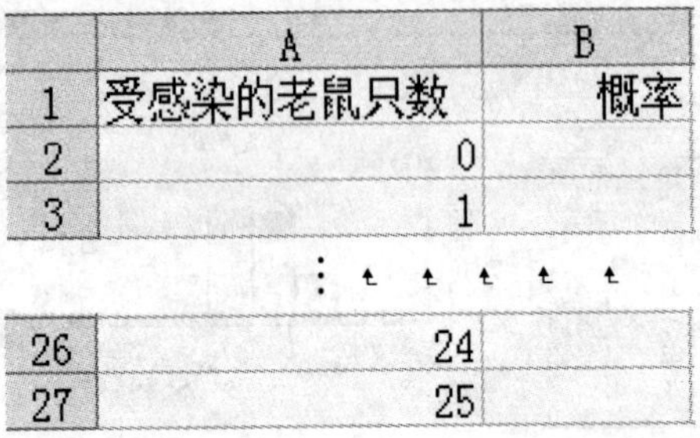

	A	B
1	受感染的老鼠只数	概率
2	0	
3	1	
	⋮	
26	24	
27	25	

图 10 - 7 例 10 - 3 数据录入格

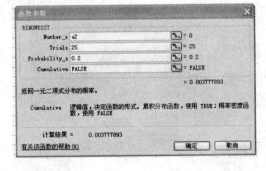

图 10 - 8 BINNOMDIST 函数计算过程

(2) 将鼠标放在"概率"列"0"的右侧,计算有 0 只老鼠受感染的概率。单击【插入】/【函数】/【统计】,选择 BINNOMDIST,出现函数计算对话框,如图 10 - 8。Number_ s 为 0,Trials 为 25,Probability_ s 为 0.20,Cumulative 为 FALSE,可以计算出有 0 只老鼠受感染的概率为:0.003777893。依次可以计算出 1 ~ 25 只老鼠对应的概率,见表 10 - 3 (概率保留三位小数)。从表 10 - 3 可以看出,正常情况下,按照 20% 的感染率,最可能受感染的只数是 5,概率为 0.196。

表 10 - 3　25 只老鼠受感染的二项分布概率

受感染的老鼠只数	概率
0	0.004
1	0.024
2	0.071
3	0.136
4	0.187
5	0.196
6	0.163
7	0.111
8	0.062
9	0.029
10	0.012
11	0.004

续表

受感染的老鼠只数	概率
12	0.001
13	0.000
14	0.000
15	0.000
16	0.000
17	0.000
18	0.000
19	0.000
20	0.000
21	0.000
22	0.000
23	0.000
24	0.000
25	0.000

二、泊松分布

Excel 提供了 POISSON 函数，可以计算泊松累积分布概率和概率密度函数。

函数 POISSON（x, mean, cumulative）各参数的意义是：

x 为发生事件数。

Mean 为期望值（泊松分布的均数 $\lambda = np$）。

Cumulative 为逻辑值，确定计算的概率分布形式。如果 cumulative 为 TRUE，函数 POISSON 返回泊松累积分布概率，即随机事件发生的次数在 0 到 x 之间（包含 0 和 x）的概率之和；如果为 FALSE，则返回泊松概率密度函数，即随机事件发生的次数为 x 的概率。

例 10 - 4　某种彩票每周开奖一次，每次中大奖的概率为十万分之一，若你每周买一张彩票，坚持买了十年（一年 52 周），试求你从未中过大奖的概率？

采用 Excel 计算步骤如下：

（1）在 sheet 中输入事件数（x）、买彩票次数（n）及每次中大奖的概率（P），利用 np 计算期望值 λ，如图 10 - 9。

（2）将鼠标放在"概率"列下的单元格，单击【插入】／【函数】／【统计】，选择 POISSON，出现 POISSON 函数对话框，如图 10 - 10。填入 x = 0、mean = 0.0052 或者依次选择 a2、d4，填入 FALSE（因为计算的是概率密度函数），结果为从未中大奖的概率为 0.9948。

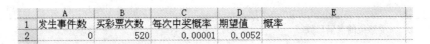

	A	B	C	D	E
1	发生事件数	买彩票次数	每次中奖概率	期望值	概率
2	0	520	0.00001	0.0052	

图 10 – 9　POISSON 分布概率计算所需参数

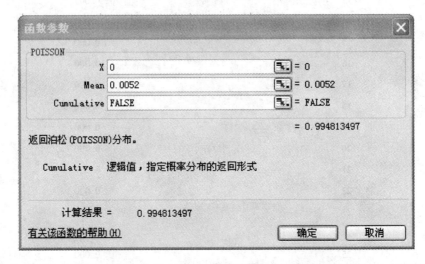

图 10 – 10　POISSON 函数的概率计算过程

三、正态分布

Excel 中提供了 NORMDIST 和 NORMSDIST 两个函数，分别计算正态分布和标准正态分布的概率；NORMINV 和 NORMSINV 分别对应计算 NORMDIST 和 NORMSDIST 的反函数，即 x 的取值。

函数 NORMDIST（x，mean，standard_ dev，cumulative）和 NORMINV（probability，mean，standard_ dev）各参数的意义是：

x 为需要计算其分布的数值。

Mean 为正态分布的均数。

Standard_ dev 为正态分布的标准差。

Cumulative 为逻辑值，决定函数的形式。如果为 TRUE，则计算累计分布函数；如果为 FALSE，则计算概率密度函数。

Probability 为正态分布的概率值。

函数 NORMSDIST（z）和 NORMSINV（probability）的参数的意义是：

z 为需要计算其分布的数值，即从 $-\infty$ 到 z 值的累积概率。

Probability 为标准正态分布的概率值。

例 10 – 5　某高校高考采用标准化计分方法，并认为考生成绩近似服从正态分布 N（500，10^2），如果该省的本科生录取率为 42.5%，问：（1）该省本科生录取分数线应该划定在多少分数线上？（2）600 以上的学生占的百分比为多少？

本题问题（1）是求正态分布概率分布对应的界值，因为 42.5% 是正态分布的右侧面积，1 – 42.5% = 57.5% 对应的界值即是所求的分数线；问题（2）是求界值对应的累积概率分布。用 Excel 可以非常简单地计算出来。

具体计算步骤如下：

（1）将光标放在 Excel 任一空白单元格上，单击【插入】/【函数】/【统计】，选择 NORMINV，出现的 NORMINV 对话框如图 10 – 11。依次填入 0.575、500、10。计算结果为 518.9，即该省本科生分数线应划定在 518 分以上。

（2）将光标放在 Excel 任一空白单元格上，单击【插入】/【函数】/【统计】，选择 NORMDIST，出现的 NORMDIST 对话框如图 10 – 12。依次填入 600、500、10、TRUE（计算的累积概率）。计算结果为 0.8413，即该省本科生分数在 600 分以下的学生比例，那么 600 分以上的学生比例为 1 – 0.8413 = 0.1587，即 15.87%。

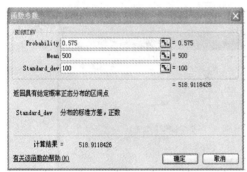
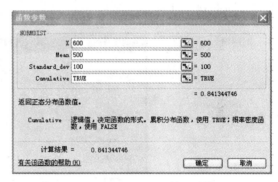

图 10 – 11　NORMINV 函数的计算过程　　　图 10 – 12　NORMDIST 函数的计算过程

第三节　用 Excel 进行 χ^2 分布、F 分布的计算

χ^2 分布和 F 分布是常见的抽样分布。Excel 提供了 CHIDIST 和 CHIINV 分别计算 χ^2 分布的单尾概率及其反函数，并且提供了 CHITEST，进行简单的 χ^2 检验，提供了 FDIST 和 FINV 分别计算 F 分布的概率及其反函数。

一、χ^2 分布及 χ^2 检验

χ^2 分布是一种基于正态分布的抽样分布，其基本思想是实际频数与理论频数的吻合程度。Excel 提供的函数 CHIDIS 和 CHIINV，在已知自由度情况下，计算 χ^2 分布的概率或者计算与概率相对应的界值；提供的函数 CHITEST，可以进行简单的 χ^2 检验。先简单介绍一下这三个函数参数的意义：

CHIDIST（x, degrees_ freedom）和 CHIINV（probability, degrees_ freedom）中的 x 是用来计算分布的数值，Probability 为与 χ^2 分布相关的概率，Degrees_ freedom 为自由度的数值。

CHITEST（actual_ range, expected_ range）中的 Actual_ range 为包含实际观察值（实际频数）的数据区域。

Expected_ range 为与实际频数对应的理论频数的数据区域。

1. χ^2 分布界值与概率的计算

例 10 – 6 举一个在学习 χ^2 分布时经常遇到的问题：（1）试求自由度为 1 时 $\chi^2 \geqslant$ 3.84 对应的右侧尾部的面积（概率）。（2）试求自由度为 1，χ^2 分布右侧尾部面积（概率）为 0.05 时对应的 χ^2 值。具体计算步骤如下：

（1）首先把光标放在任一空白的单元格内，点击【插入】/【函数】/【统计】，选择 CHIDIST，在跳出的对话框中：x 中填入 3.84，Deg_ freedom 中填入 1。计算结果 = 0.05。见图 10 – 13。

（2）首先把光标放在任一空白的单元格内，点击【插入】/【函数】/【统计】，选择 CHIINV，在跳出的对话框中：Probability 中填入 0.05，Deg_ freedom 中填入 1。计算结果 = 3.84。见图 10 – 14。

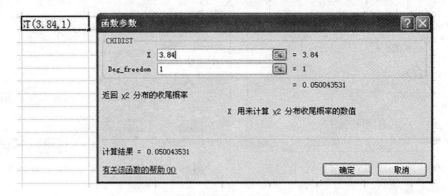

图 10 – 13 CHIDIST 函数的计算过程

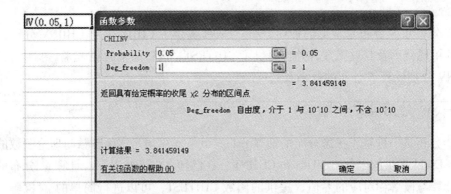

图 10 – 14 CHIINV 函数的计算过程

2. χ^2 检验

从函数 CHITEST 的参数可以看出，Excel 提供的检验功能比较简单，而且比较单一，仅适用于独立性检验，如四格表资料、行×列表中两个或多个构成比/率的比较等。

例 10 – 7 某医师研究物理疗法、药物疗法和外用膏药三种疗法治疗周围性面神经麻痹的疗效，资料见表 10 – 4。问三种疗法的有效率是否有差别？

表 10 − 4 三种疗法治疗周围性面神经麻痹的疗效

疗法	有效	无效	合计
物理疗法	199	7	206
药物疗法	164	18	182
外用膏药	118	26	144
合计	481	51	532

Excel 进行 χ^2 检验步骤如下：

（1）在 Excel 中将表 10 − 4 的数据录入，见图 10 − 15。并计算每个格子的理论频数，如把光标放在 B6 单元格，输入" = E2 * B4/E4"，回车。

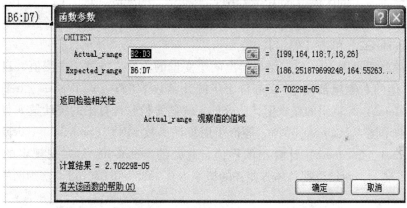

图 10 − 15 χ^2 检验的数据录入格式及过程

（2）首先把光标放在任一空白的单元格内，点击【插入】/【函数】/【统计】，选择 CHITEST，在跳出的对话框中："Actual_ range"输入 B2：D3，"Expected_ range"输入 B6：D7，点击【确定】。

（3）最后的计算结果为三种疗法的有效率相同的概率为 0.000027 < 0.05，故尚不能认为三种疗法的有效率相同。

二、F 分布及 F 检验

F 分布是一种基于正态分布的抽样分布，是由英国统计学家 R. A. Fisher 最先提出的，故称为 F 分布，用于方差齐性检验、方差分析、协方差分析及回归分析等。Excel 提供了 FDIST 和 FINV 两个统计函数分别计算 F 分布的概率及其反函数，在宏工具中也提供了【F − 检验 双样本方差】用于双样本方差齐性检验。

在进行两样本均数比较的 t 检验前，要先进行方差齐性检验，也称为 F 检验。

例 10 - 8 测定功能性子宫出血症中实热组与虚寒组的免疫功能，其淋巴细胞转化率如表 10 - 5。比较实热组与虚寒组的淋巴细胞转化率两组是否方差齐？

表 10 - 5 实热组与虚寒组的免疫功能淋巴细胞转化率

分组	n	编号									
		1	2	3	4	5	6	7	8	9	10
实热组	10	0.709	0.755	0.655	0.705	0.723	0.694	0.617	0.672	0.689	0.795
虚寒组	10	0.617	0.608	0.623	0.635	0.593	0.684	0.695	0.718	0.606	0.618

具体步骤如下：

1. 首先，新建一个工作表 sheet1，输入表 10 - 5 中的数据，建立 3 列 11 行的数据表，第一行为变量名，分别是 code、实热组、虚寒组，见图 10 - 16。

2. 单击【工具】/【数据分析】，出现【数据分析】对话框，选择【F - 检验 双样本方差】，单击【确定】，出现【F - 检验 双样本方差】对话框，如图 10 - 16 所示。

3. 在 "变量 1 的区域" 选中 B2：B11，"变量 2 的区域" 选中 C2：C11。选中 "标志"。在输出选项中，可以选择其一，这里选新工作表组，即在同一个 Excel 文件中的 sheet，比如 sheet2。单击【确定】。

4. 最终结果见图 10 - 17。结果给出两个变量的均数、方差、观测值、自由度 f、F 值、P（F 值的右侧尾部概率），等价于用统计函数 FDIST（x，degrees_ freedom1，degrees_ freedom2）计算出的概率值，此处的 x 就是 F 检验计算出的统计量 F 值。）、F 单尾临界（即单尾 $F_{0.05}(9.9)$ 界值，等价于用统计函数 FINV（probability，degrees_ freedom1，degrees_ freedom2）计算出的界值，此处的 probability 是实现规定的检验水准 0.05。结果显示，两组数据总体方差齐的概率为 $0.3335 > 0.05$，可以认为两组方差齐。

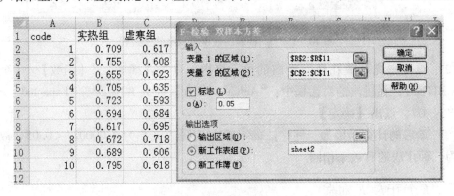

图 10 - 16 F - 检验的数据录入格式及过程

	A	B	C
1	F-检验 双样本方差分析		
2			
3		变量 1	变量 2
4	平均	0.7014	0.6397
5	方差	0.002502	0.001862
6	观测值	10	10
7	df	9	9
8	F	1.343691	
9	P(F<=f) 单尾	0.333504	
10	F 单尾临界	3.178893	

图 10-17　*F*-检验的结果

第四节　假设检验

假设检验主要分为两种类型，双侧检验和单侧检验。

当需要检验 $H_0:\sigma = \sigma_0$, $H_1:\sigma \neq \sigma_0$ 时就必须使用双侧检验，双侧检验的目的是观察在给定的显著水平下所抽取的样本统计量是否显著异于总体参数。而单侧检验又可分为左侧检验和右侧检验两种，左侧检验用于检测样本统计量是否显著高于总体参数，

$$H_0:\sigma = \sigma_0 , H_1:\sigma < \sigma_0$$

右侧检验用于检测样本统计量是否显著低于总体参数，

$$H_0:\sigma = \sigma_0 , H_1:\sigma > \sigma_0$$

下面将详细介绍如何在Excel中实现不同参数类型的假设检验。

一、两正态总体方差的假设检验

对于来自两个正态总体的样本，其总体方差分别为 σ_1^2 和 σ_2^2 ，从两个总体中独立地抽取容量为 n_1 和 n_2 的样本，对应的样本方差分别为 S_1 和 S_2 ，若需要检验 $\sigma_1^2 = \sigma_2^2$ ，则可利用Excel分析工具的 *F* 检验。

例10-9　合成车间某中间体生产的工艺条件改革后，收率似有提高，但工人师傅反映新工艺的条件不易控制，收率波动较大，为此，对新老工艺分别抽取若干批，结果如表10-6。

试检验推断老师傅反映得问题是否属实。

表10-6　新老工艺中间体得率情况

老工艺得率	84.0	83.3	82.5	82.0	84.5	83.1	84.1	82.1	83.4	
新工艺得率	86.5	87.7	88.0	87.5	85.6	84.2	86.0	83.2	87.0	86.1

这是一个右侧单尾检验，$H_0:\sigma_1^2 = \sigma_2^2$, $H_1:\sigma_1^2 > \sigma_2^2$ 。具体操作步骤如下：

（1）新建工作表，录入表10-6“新工艺”和“老工艺”的数据，如图10-18：

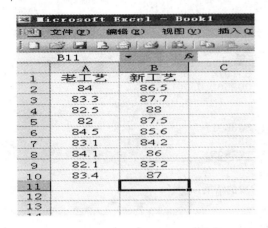
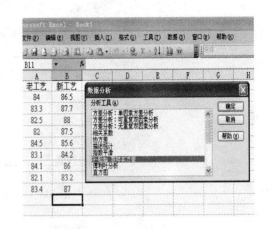

图 10 – 18   F 检验的数据录入与功能菜单

（2）单击【工具】/【数据分析】，出现【数据分析】对话框，选择【F 检验 – 双样本方差】，单击【F 检验 – 双样本方差】，单击【确定】按钮。

（3）在出现【F 检验 – 双样本方差】对话框中，单击【变量 1 的区域】的折叠按钮，选择"老工艺得率"对应的单元格区域，A1：A10，单击打开的折叠按钮，返回【F 检验 – 双样本方差】对话框。同样，将"新工艺得率"对应的单元格区域 B1：B11，选入【变量 2 的区域】中，选中【标志】，默认显著水平 α 为 0.05，单击选中【输出区域】单按钮，单击【输出区域】后折叠按钮，选择 D2 单元格，单击打开折叠按钮返回【F 检验 – 双样本方差】对话框，如图 10 – 19 所示，完成后单击【确定】按钮。

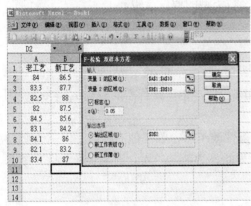
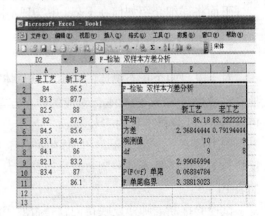

图 10 – 19   F 检验对话框   图 10 – 20   F 检验显示结果

（4）最终结果如图 10 – 19 所示。

由图 10 – 20 显示的统计数据知道，样本统计量 $F = 2.99066994$，其对应的概率 $P = 0.06884784 > 0.05$，说明抽样的结果不是小概率事件，所以接受 $H_0: \sigma_1^2 = \sigma_2^2$，拒绝 $H_1: \sigma_1^2 > \sigma_2^2$，说明工人师傅反映的问题显著有误。

二、两正态总体均数的假设检验

1. 配对比较

例 10 – 10　某中药研究所研究中药青兰在改变兔脑血流图方面所起的作用，测得用药前后的数据如表 10 – 7：

表 10 – 7　用中药青兰前后的数据

编号	1	2	3	4	5
给药前	2.0	5.0	4.0	5.0	6.0
给药后	3.0	6.0	4.5	5.5	8

说明青兰究竟有没有改变兔脑血流图的作用。

具体操作如下：

（1）新建工作表，录入表 10 –7 "给药前"和 "给药后"的数据。

（2）单击【工具】/【数据分析】，出现【数据分析】对话框，选择【t 检验 – 平均值的成对二样本分析】，单击【t 检验 – 平均值的成对二样本分析】，单击【确定】按钮。

（3）在出现【t 检验 – 平均值的成对二样本分析】对话框中，单击【变量 1 的区域】的折叠按钮，选择 "给药前"对应的单元格区域，返回【t 检验 – 平均值的成对二样本分析】对话框。同样，选择 "给药后"对应的单元格区域中，选中【标志】，默认显著水平为 0. 05，单击选中【输出区域】单按钮，单击【输出区域】后折叠按钮，【t 检验 – 平均值的成对二样本分析】对话框，完成后单击【确定】按钮。

（4）最终结果如图 10 – 21 所示。

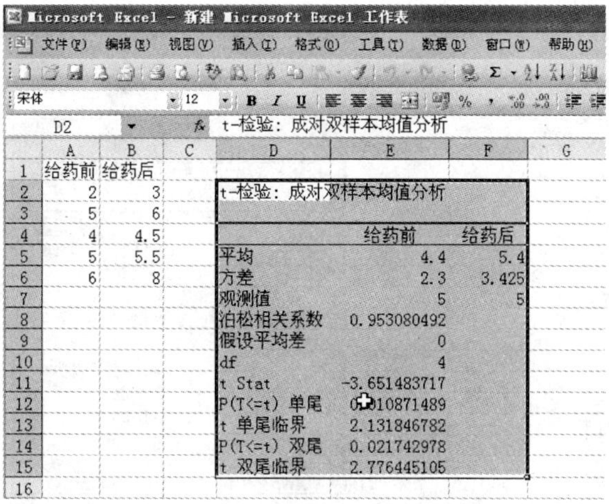

图 10 –21　配对比较 t 检验显示结果

由图 10 –21 显示的统计数据知道，样本统计量 t = – 3. 651483717，其对应的概率 P = 0. 021742978 < 0. 05，说明抽样的结果是小概率事件，所以拒绝 $H_0 : \mu_1 - \mu_2 = 0$ ，说

明该中药在改变兔脑血流图方面有极显著作用。

2. 成组比较

（a）已知 $\sigma_1^2 = \sigma_2^2$

例 10 – 11 合成车间某中间体生产的工艺条件改革后，收率似有提高，为此，对新老工艺分别抽取若干批，结果如表 10 – 8。

表 10 – 8 新老工艺中间体得率情况

老工艺得率	84.0	83.3	82.5	82.0	84.5	83.1	84.1	82.1	83.4	
新工艺得率	86.5	87.7	88.0	87.5	85.6	84.2	86.0	83.2	87.0	86.1

试检验推断新、老工艺的收率是否有显著差异？

由例 10 – 9 知道 $\sigma_1^2 = \sigma_2^2$，说明新、老工艺收率的波动性（方差）是显著地相等，下一步检验 $H_0 : \mu_1 = \mu_2$。

具体操作如下：

（1）新建工作表，录入表 10 – 8 "新工艺"和"老工艺"的数据。

（2）单击【工具】/【数据分析】，出现【数据分析】对话框，选择【t 检验 – 双样本等方差假设】，单击【t 检验 – 双样本等方差假设】，单击【确定】按钮。

（3）在出现【t 检验 – 双样本等方差假设】对话框中，单击【变量 1 的区域】的折叠按钮，选择"新工艺"对应的单元格区域，返回【t 检验 – 双样本等方差假设】对话框。同样，在"老工艺"对应的单元格区域中，选中【标志】，默认显著水平为 0.05，单击选中【输出区域】单按钮，单击【输出区域】后折叠按钮，【t 检验 – 双样本等方差假设】对话框，完成后单击【确定】按钮。

（4）最终结果如图 10 – 22 所示。

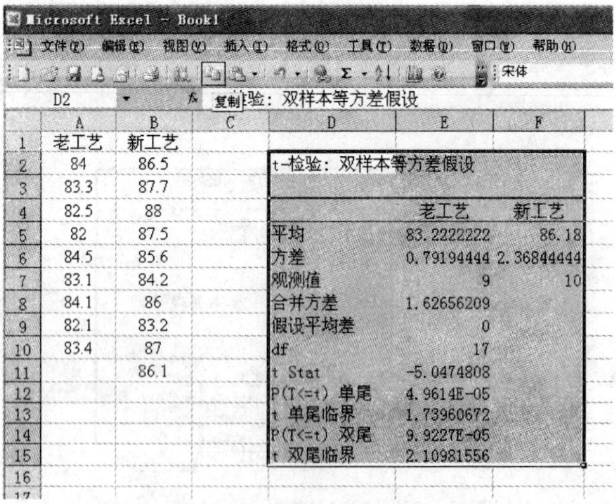

图 10 – 22 成组比较 t 检验显示结果

由图 10 – 22 显示的统计数据知道，样本统计量 $t = -5.0474808$，其对应的概率 $P = 0.000099227 < 0.01$，说明抽样的结果是小概率事件，所以拒绝 $H_0 : \mu_1 = \mu_2$，说明新、

老工艺的收率有极显著差异。

（b）已知 $\sigma_1^2 \neq \sigma_2^2$

例 10 - 12　为了检验某一新镇痛药有效性，采用两组大鼠进行比较，对第一组动物给予生理盐水，而对第二组动物给予新的镇痛药，镇痛的测试指标为每一动物耐受一定疼痛刺激时间（秒），两组动物的结果数据如下，试推断新镇痛药有无镇痛效果。

表10 - 9　动物耐受一定疼痛刺激时间（秒）

生理盐水组	18	14	16	13	21	24	19	20	24	20
药物组	22	18	31	38	26	28	29	40		

首先检验 $H_0:\sigma_1^2 = \sigma_2^2$

仿例 10 - 9 操作方法，最终结果如图 10 - 23 所示。

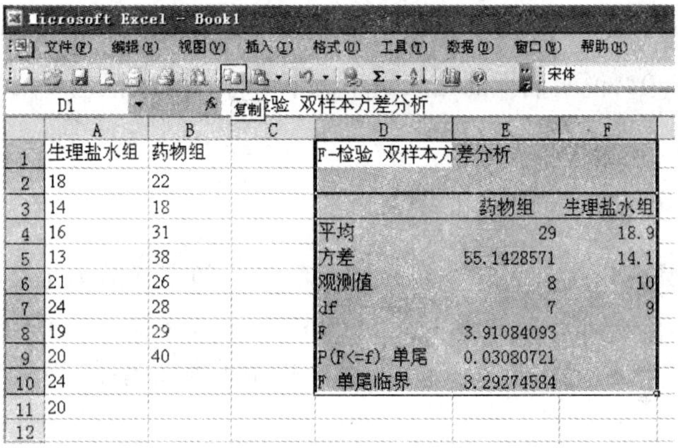

图 10 - 23　F 检验方差齐性显示结果

说明生理盐水组、药物组镇痛时间的波动性（方差）是显著地不相等，下一步检验 $H_0:\mu_1 = \mu_2$。

具体操作如下：

（1）新建工作表，录入表 10 - 9 "生理盐水组" 和 "药物组" 的数据。

（2）单击【工具】/【数据分析】，出现【数据分析】对话框，选择【t 检验 - 双样本异方差假设】，单击【t 检验 - 双样本异方差假设】，单击【确定】按钮。

（3）在出现【t 检验 - 双样本异方差假设】对话框中，单击【变量 1 的区域】的折叠按钮，在 "新工艺" 对应的单元格区域，返回【t 检验 - 双样本异方差假设】对话框。同样，在 "老工艺" 对应的单元格区域中，选中【标志】，默认显著水平为 0.05，单击选中【输出区域】单按钮，单击【输出区域】后折叠按钮，【t 检验 - 双样本异方差假设】对话框，完成后单击【确定】按钮。

（4）最终结果如图 10 - 24 所示。

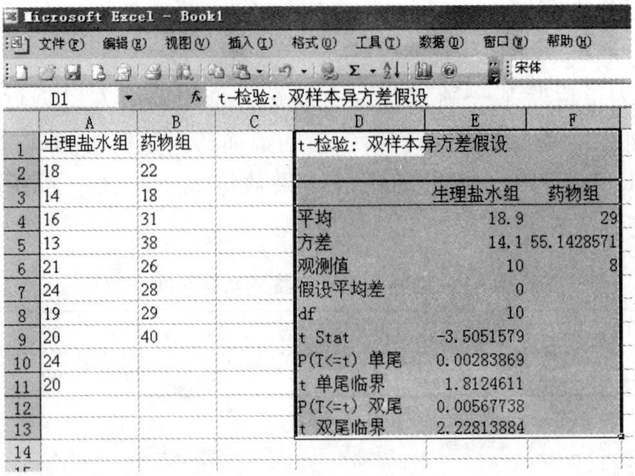
Microsoft Excel - Book1

文件(F) 编辑(E) 视图(V) 插入(I) 格式(O) 工具(T) 数据(D) 窗口(W) 帮助(H)

D1 t-检验：双样本异方差假设

	A	B	C	D	E	F
1	生理盐水组	药物组		t-检验：双样本异方差假设		
2	18	22				
3	14	18			生理盐水组	药物组
4	16	31		平均	18.9	29
5	13	38		方差	14.1	55.1428571
6	21	26		观测值	10	8
7	24	28		假设平均差	0	
8	19	29		df	10	
9	20	40		t Stat	-3.5051579	
10	24			P(T<=t) 单尾	0.00283869	
11	20			t 单尾临界	1.8124611	
12				P(T<=t) 双尾	0.00567738	
13				t 双尾临界	2.22813884	
14						

图 10－24 异方差或相比较检验显示结果

由图 10－24 显示的统计数据知道，样本统计量 $t = -3.5051579$，其对应的概率 $P = 0.00567738 < 0.01$，说明抽样的结果是小概率事件，所以拒绝 $H_0: \mu_1 = \mu_2$，说明新镇痛药有极显著镇痛效果。

三、单个正态总体的假设检验

例 10－13 某药厂用一台包装机包装硼酸粉，额定标准为每袋净重 0.5kg，设每袋硼酸粉重服从正态分布，且根据长期的经验知其标准差 $\sigma = 0.014$（kg）。某天开工后，为检验包装机的工作是否正常，随机抽取它所包装的硼酸粉 10 袋，称得净重为

0.496　0.510　0.515　0.506　0.518　0.512　0.524　0.497　0.488　0.511

问这一天包装机的工作是否正常？

解：我们假设包装机工作正常，即 $H_0: \mu = 0.5$ kg

选择统计量 $u = \dfrac{\bar{x} - \mu}{\sigma / \sqrt{n}}$，计算一次抽样的统计值，操作如下：

（1）新建工作表，录入“净重”的数据。确定一个单元格，例如，单元格 A12。

（2）单击【插入】/【函数】，出现【插入函数】对话框，打开“选择类别”项点击【统计】，在“选择函数”项单击【AVERAGE】(计算平均值)，单击【确定】按钮。

（3）在出现【函数参数】对话框中，单击【Number1】的折叠按钮，选择“净重”对应的单元格区域，返回【函数参数】对话框，完成后单击【确定】按钮。如图 10－25 所示，类似操作可计算标准差值，并存储于另外的单元格，例如，单元格 A13。

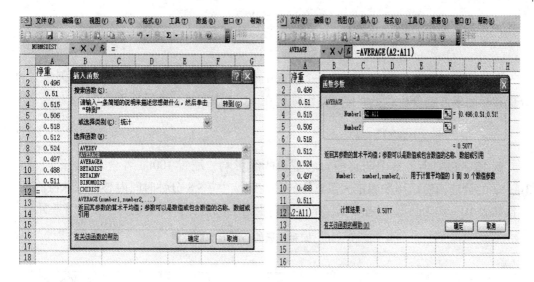

图 10 – 25　单个总体 t 检验统计过程

（4）选定一个单元格，例如，单元格 A15，利用计算公式算出一次抽样的统计量 u 值，如图 10 – 26 所示：

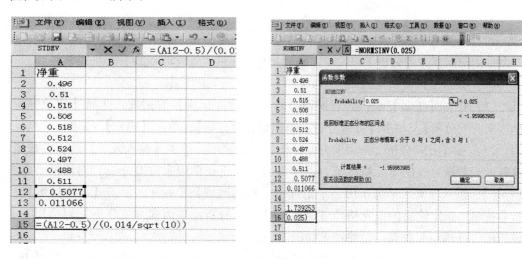

图 10 – 26　单个总体 t 检验统计推断过程

（5）确定小概率临界值，单击【插入】／【函数】，出现【插入函数】对话框，在"选择函数"项单击【NORMSINV】（计算标准正态分布指定概率的临界值），单击【确定】按钮。

（6）比较一次抽样的统计量 u 值与小概率临界值的大小，做出结论。这里，$u = 1.739253 < 1.959963985$，不能拒绝 H_0，说明这一天包装机的工作是正常的。

第五节 方差分析

方差分析按照总体的均值仅受一个因素影响还是两个因素影响，可分为单因素方差分析和双因素方差分析，下面详细介绍如何在 Excel 中实现这两种方差分析。

一、单因素方差分析

例 10 – 14 为考察中药葛根对心脏功能的影响，配置 100ml 各含葛根 1g、1.5g、3g、5g 的药液四份，用来测定大鼠离体心脏在药液中 7 ~ 8 分钟时间内心脏冠脉血流量，数据如表 10 – 10 所示。试考察不同剂量的葛根对心脏冠脉血流量是否存在显著差异。

表 10 – 10 四种剂量的心脏冠脉血流量

编号	1	2	3	4	5	6	7
1g	6.2	6.0	6.8	1.0	6.0	6.4	12.0
1.5g	6.4	5.4	0.8	0.8	1.1	0.3	1.0
3g	2.0	1.2	1.7	3.2	0.5	1.1	0.5
5g	0.2	0.2	0.5	0.5	0.4	0.3	70

采用单因素方差分析予以检验，具体操作如下：

（1）新建工作表，录入表 10 – 10 "1g" 至 "5g" 的数据。

（2）单击【工具】／【数据分析】，出现【数据分析】对话框，选择【方差分析：单因素方差分析】，单击【方差分析：单因素方差分析】，单击【确定】按钮。

（3）在【方差分析：单因素方差分析】对话框中，单击【输入区域】的折叠按钮，选择试验数据对应的单元格区域，返回【方差分析：单因素方差分析】对话框。选中【标志】，默认显著水平为 0.05，单击选中【输出区域】单按钮，单击【输出区域】后折叠按钮，选定输出的单元格位置，返回【方差分析：单因素方差分析】对话框，完成后单击【确定】按钮。最终结果如图 10 – 27 所示。

（4）根据方差分析表显示，做出结论。这里，$F = 10.13319 > 3.027998$，拒绝 H_0，说明四种剂量的葛根对心脏冠脉血流量存在显著差异。

二、双因素方差分析

根据双因素分析中的两因素之间是否存在交互作用可分为无重复双因素方差分析和有重复的双因素方差分析。下面分别讨论如何在 Excel 中实现这两种类型的双因素方差分析。

1. 无重复双因素方差分析

若两因素的交互作用可以忽略不计，实验的结果主要受两个因素的影响，可利用无重复的双因素方差分析判断两因素对实验结果影响的显著性。

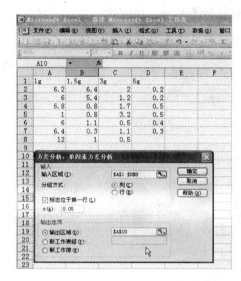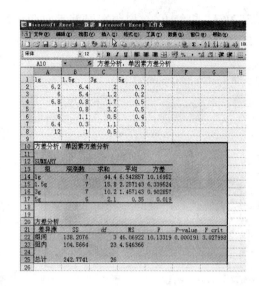

图10-27 单因素方差分析对话框及显示结果

例10-15 某农科所实验在水溶液中种植西红柿,采用了三种施肥方法和四种不同的水温,三种施肥方式是:A_1一开始就给以全部可溶性肥料,A_2每两月给一次1/2的可溶性肥料,A_3每月给一次1/4的可溶性肥料,水温是4℃、10℃、16℃、20℃,实验结果的亩产量如表10-11,说明施肥方式和水温各自对产量是否有显著影响。

表10-11 西红柿的亩产量

水温℃	施肥方式		
	A_1	A_2	A_3
4	20	19	21
10	16	15	14
16	9	10	11
20	8	7	6

具体操作步骤如下:

(1)新建工作表,录入表10-11的数据。

(2)单击【工具】/【数据分析】,出现【数据分析】对话框,选择【方差分析:无重复因素方差分析】,单击【方差分析:无重复因素方差分析】,单击【确定】按钮。

(3)在出现【方差分析:无重复因素方差分析】对话框中,单击【输入区域】的折叠按钮,选择试验数据对应的单元格区域,返回【方差分析:无重复因素方差分析】对话框。选中【标志】,默认显著水平为0.05,单击选中【输出区域】单按钮,单击【输出区域】后折叠按钮,选定输出的单元格位置,返回【方差分析:无重复因素方差分析】对话框,完成后单击【确定】按钮。最终结果如图10-28所示。

(4)根据方差分析表显示,做出结论。这里,行因素(水温)$F = 78.4 >$

4.757063，拒绝 H_0，说明水温差异对产量影响有显著差异；列因素（施肥方法）$F = 0.2 < 5.143253$，不能拒绝 H_0，说明施肥方法对产量影响无显著差异。

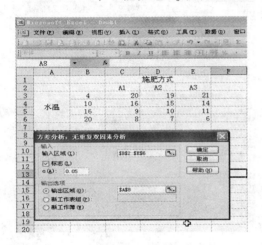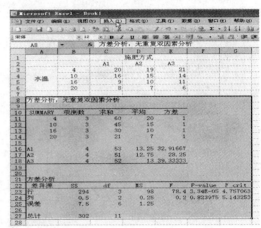

图 10 – 28 双因素方差分析的对话框及显示结果

2. 有重复双因素方差分析

如果影响实验结果除了两个因素以外，两个因素之间的交互作用也对实验结果有重要影响，则这类问题为有重复的双因素方差分析。

例 10 – 16 为了探讨某化学反应中温度和催化剂对收率的影响，选了 4 种温度（A）和三种不同催化剂（B）对所有可能的组合在相同条件下都重复 2 次试验，得数据如下，试判断温度、催化剂的作用及他们之间的交互作用对收率是否有显著影响。

表 10 – 12 不同温度不同催化剂作用对收率的实验数据

催化剂种类 B	温　　度 A			
	70	80	90	100
甲	61, 63	64, 66	65, 66	69, 68
乙	63, 64	66, 67	67, 69	68, 71
丙	75, 67	67, 67	69, 70	72, 74

具体操作步骤如下：

（1）新建工作表，录入表 10 – 12 的数据。

（2）单击【工具】／【数据分析】，出现【数据分析】对话框，选择【方差分析：有重复因素方差分析】，单击【方差分析：有重复因素方差分析】，单击【确定】按钮。

（3）在出现【方差分析：有重复因素方差分析】对话框中，单击【输入区域】的折叠按钮，选择试验数据对应的单元格区域，返回【方差分析：有重复因素方差分析】对话框。选中【标志】，默认显著水平为 0.05，单击选中【输出区域】单按钮，单击【输出区域】后折叠按钮，选定输出的单元格位置，返回【方差分析：有重复因素方差分析】对话框，完成后单击【确定】按钮。最终结果如图 10 – 29 所示。

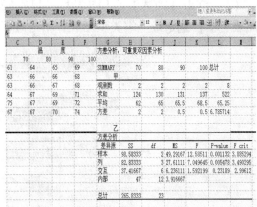

图 10 – 29　交互作用存在的双因素方差分析

（4）根据方差分析表显示，做出结论。这里，样本因素（催化剂）$F = 12.58511 > 3.885294$，拒绝 H_0，说明催化剂的不同对得率的影响有显著差异；列因素（温度）$F = 7.049645 > 3.490295$，拒绝 H_0，说明温度的变化对得率的影响有显著差异，两因素之间的交互作用 $F = 1.592199 < 2.99612$，不能拒绝 H_0，说明交互作用对得率的影响无显著差异。

第六节　相关与回归分析

相关分析按照讨论的相关变量多少可分为简单相关和多元相关（又称复相关），简单相关是指一个因变量与一个自变量的相关关系，而多元相关则是一个因变量与两个或两个以上自变量的相关关系

这里着重讨论如何应用 Excel 确定和度量变量间的相关与回归分析。

一、散点图

对于简单相关的两变量相关关系的确定，可以采用散点图法，通过在 Excel 绘出两变量的散点图，根据散点的分布确定两变量的相关关系，当然散点图仅能定性地确定出相关关系，不能给出定量的度量。

例 10 – 17　用光电比色计检验尿汞，得尿汞含量 x（mg/L）与消光系数读数 y 的数据如表 10 – 13，试作出尿汞含量 x 与消光系数读数 y 的散点图

表 10 – 13　尿汞含量测定的数据

含量 x（mg/L）	2	4	6	8	10
读数 y	64	138	205	285	320

具体操作步骤如下；

（1）新建工作表，录入表 10-13 的数据。

（2）单击【插入】／【图表】，出现【图表】对话框，选择【XY-散点图】，在【图表类型】选定最上端类型图表，单击【下一步】按钮。如图 10-30 所示。

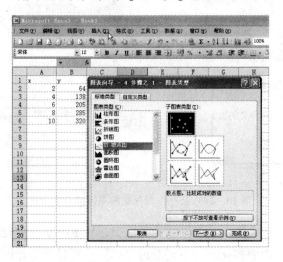

图 10-30　散点图对话框

（3）在出现【源数据】对话框中，单击【数据区域】的折叠按钮，选择试验数据对应的单元格区域，返回【源数据】对话框。选中【列】，完成后单击【下一步】按钮。

（4）在出现【图表向导-4 步骤之 3-图表选项】对话框中，在各文档中填入相关信息，单击【网格线】标签，删去【数值 Y 轴】"主要网格线"选项，完成后单击【下一步】按钮。如图 10-31 所示。

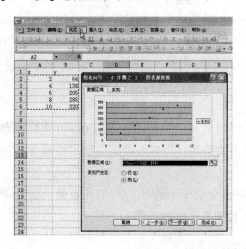
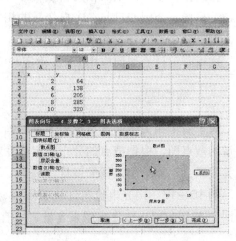

图 10-31　散点图的操作过程图

（5）在出现【图表向导-4 步骤之 4-图表选项】对话框中，单击【完成】按钮。最终结果如图 10-32 所示。

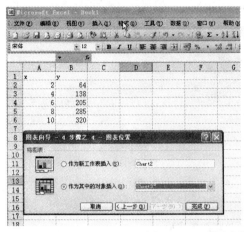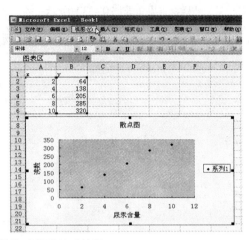

图 10 - 32　散点图的操作过程及显示结果

二、相关系数

采用散点图法仅给出了两变量大致的相关关系，无法准确量出两变量相关程度的大小，也不便于对不同变量间的相关程度进行比较。而此时便可以采用相关系数法来度量变量间的相关关系。Excel 给出了 CORREL 函数来计算两变量的相关系数。

例 10 - 18　利用例 10 - 17 光电比色计检验尿汞测定的数据计算相关系数。

具体操作步骤如下：

（1）新建一个工作表，输入表 10 - 13 中的数据。选取任一空白单元格，如 A8。

（2）单击【插入】/【函数】，出现【插入函数】对话框，在"选择函数"项单击【统计】，在"选择函数"项单击【CORREL】（计算两组数据的相关系数），单击【确定】按钮。

（3）在出现【函数参数】对话框中，单击【Array1】的折叠按钮，选择"x"对应的单元格区域，单击【Array2】的折叠按钮，选择"y"对应的单元格区域，返回【函数参数】对话框，完成后单击【确定】按钮。如图 10 - 33 所示：

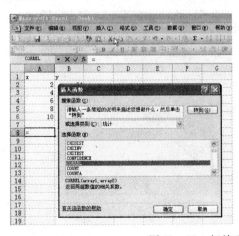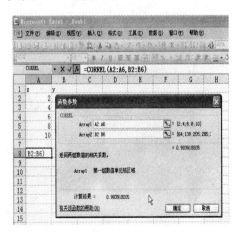

图 10 - 33　相关系数计算菜单及对话框

（4）最终结果如图 10 – 34 所示。

图 10 – 34　相关系数计算结果显示

三、回归方程

在 Excel 中，实现回归分析主要有三种方法：应用散点图和趋势线实现回归分析、应用回归函数实现回归分析、应用回归分析工具实现回归分析。这里主要介绍应用散点图和回归分析工具实现回归分析。

例 10 – 19　利用例 10 – 17 光电比色计检验尿汞测定的数据，应用散点图计算尿汞含量 x 与读数 y 的回归方程。

具体操作步骤如下；

（1）新建工作表，录入表 10 – 13 的数据，得到散点图。

（2）对应散点单击鼠标右键，出现如图 10 – 35 所示菜单，选定【添加趋势线】，单击【添加趋势线】，在出现【添加趋势线】对话框中，单击【类型】标签，选取"线性类型"，单击【选项】标签，选取"显示公式"和"显示 R 平方值"选项，完成后单击【确定】按钮。

（3）最终结果如图 10 – 35 所示。

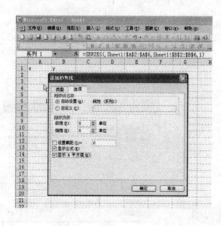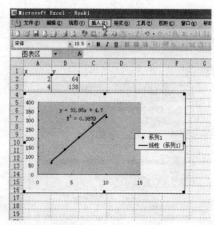

图 10 – 35　散点图建立回归方程示意图

例 10 - 20　利用例 10 - 17 光电比色计检验尿汞测定的数据，应用回归分析工具计算尿汞含量 x 与读数 y 的回归方程。

具体操作步骤如下：

（1）新建工作表，录入表 10 - 13 的数据。

（2）单击【工具】／【数据分析】，出现【数据分析】对话框，选择【回归】，单击【确定】按钮。

（3）在出现【回归】对话框中，单击【Y 值输入区域】的折叠按钮，选择试验数据对应的单元格区域，返回【回归】对话框。单击【X 值输入区域】的折叠按钮，选择试验数据对应的单元格区域，返回【回归】对话框。选中【标志】，默认显著水平为 0.05，单击选中【输出区域】单按钮，单击【输出区域】后折叠按钮，选定输出的单元格位置，返回【回归】对话框，完成后单击【确定】按钮。如图 10 - 36（a）所示。

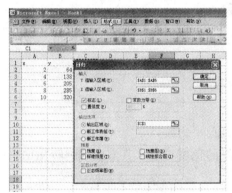

图 10 - 36　回归分析对话框

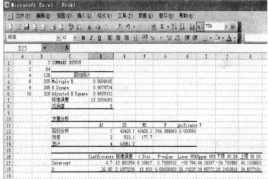

图 10 - 36　回归分析显示结果

（4）最终结果如图 10 - 36（b）所示，可得回归方程 $y = 32.95x + 4.7$。

思考与练习十

1. 某市对 102 名 7 岁女孩的身高数据测定见表 10 - 14，试用 Excel 统计软件绘出表 10 - 14 的直方图。

表 10 - 14　7 岁女孩身高数据

分组编号 No.	身高分组范围（cm）	频数 f_i
1	100 -	1
2	104 -	4
3	108 -	10
4	112 -	20
5	116 -	22
6	120 -	20

续表

分组编号 No.	身高分组范围（cm）	频数 f_i
7	124 –	14
8	128 –	6
9	132 –	4
10	136 – 140	1

2. 18～24 岁非心脏病疾患死亡的 20 个男子心脏重量（g）如下：

350 320 260 380 270 235 285 300 300 200 275 280 290 310 300 280 300 310 310 320

使用的 Excel 统计软件计算 20 个男子心脏的算术平均重量及绝对偏差。

3. 求下表中麻疹病毒特异性 lgG 荧光抗体的平均滴度。

表 10 – 15　IgG 荧光抗体的平均滴度

lgG 滴度倒数	例数	lgG 滴度倒数	例数
40	3	320	9
80	22	640	3
180	17	1280	1

使用的 Excel 统计软件计算 lgG 滴度倒数的几何平均数。

4. 测定功能性子宫出血症中实热组与虚寒组的免疫功能，其淋巴细胞转化比率如表 10 – 16，试比较两组的差别（$\alpha = 0.05$）。

表 10 – 16　子宫出血症淋巴细胞转化比率

实热组	0.709	0.755	0.655	0.705	0.723					
虚寒组	0.617	0.608	0.623	0.635	0.593	0.684	0.695	0.718	0.606	0.618

5. 用某一方案治疗婴幼儿贫血 5 例，测得治疗前后血红蛋白含量（g/L）的数据如表 10 – 17，试用 Excel 统计软件推断该方案是否有效？

表 10 – 17　婴幼儿治疗前后血红蛋白含量（g/L）

治疗后含量	103	105	108	105	104
治疗前含量	91	92	93	94	90

6. 为了解不同工艺和不同原料对某药得率的影响，对四种不同原料 A1、A2、A3、A4，三种不同工艺 B1、B2、B3 安排试验如下：

表 10 – 18　工艺与原料对得率的影响

	A1	A2	A3	A4
B1	78	84	87	85
B2	81	89	93	89
B3	78	90	89	79

利用 Excel 统计软件说明不同原料和工艺对该药的得率是否有显著影响。

7. 用显微镜定量法，测定二陈丸中茯苓浓度 X 与镜检菌丝数目 Y，数据如表10 – 19。

表 10 – 19 二陈丸茯苓浓度对应的菌丝数

浓度 X（mg/ml）	2.07	4.14	6.21	8.28	10.34
镜检数 Y	60	142	203	269	309

（1）试用 Excel 统计软件求 X 与 Y 的相关系数 r，并绘出 X 与 Y 的散点图。

（2）试用 Excel 统计软件求 X 与 Y 的回归方程。

附录一　统计用表

1. 标准正态密度函数 $\varphi(x)$ 值表

x	0	0.01	0.02	0.03	0.04	0.05	0.06	0.07	0.08	0.09
0	0.3989	0.3989	0.3989	0.3988	0.3986	0.3984	0.3982	0.3980	0.3977	0.3973
0.1	0.3970	0.3965	0.3961	0.3956	0.3951	0.3945	0.3939	0.3932	0.3925	0.3918
0.2	0.3910	0.3902	0.3894	0.3885	0.3876	0.3867	0.3857	0.3847	0.3836	0.3825
0.3	0.3814	0.3802	0.3790	0.3778	0.3765	0.3752	0.3739	0.3725	0.3712	0.3697
0.4	0.3683	0.3668	0.3653	0.3637	0.3621	0.3605	0.3589	0.3572	0.3555	0.3538
0.5	0.3521	0.3503	0.3485	0.3467	0.3448	0.3429	0.3410	0.3391	0.3372	0.3352
0.6	0.3332	0.3312	0.3292	0.3271	0.3251	0.3230	0.3209	0.3187	0.3166	0.3144
0.7	0.3123	0.3101	0.3079	0.3056	0.3034	0.3011	0.2989	0.2966	0.2943	0.2920
0.8	0.2897	0.2874	0.2850	0.2827	0.2803	0.2780	0.2756	0.2732	0.2709	0.2685
0.9	0.2661	0.2637	0.2613	0.2589	0.2565	0.2541	0.2516	0.2492	0.2468	0.2444
1	0.2420	0.2396	0.2371	0.2347	0.2323	0.2299	0.2275	0.2251	0.2227	0.2203
1.1	0.2179	0.2155	0.2131	0.2107	0.2083	0.2059	0.2036	0.2012	0.1989	0.1965
1.2	0.1942	0.1919	0.1895	0.1872	0.1849	0.1826	0.1804	0.1781	0.1758	0.1736
1.3	0.1714	0.1691	0.1669	0.1647	0.1626	0.1604	0.1582	0.1561	0.1539	0.1518
1.4	0.1497	0.1476	0.1456	0.1435	0.1415	0.1394	0.1374	0.1354	0.1334	0.1315
1.5	0.1295	0.1276	0.1257	0.1238	0.1219	0.1200	0.1182	0.1163	0.1145	0.1127
1.6	0.1109	0.1092	0.1074	0.1057	0.1040	0.1023	0.1006	0.0989	0.0973	0.0957
1.7	0.0940	0.0925	0.0909	0.0893	0.0878	0.0863	0.0848	0.0833	0.0818	0.0804
1.8	0.0790	0.0775	0.0761	0.0748	0.0734	0.0721	0.0707	0.0694	0.0681	0.0669
1.9	0.0656	0.0644	0.0632	0.0620	0.0608	0.0596	0.0584	0.0573	0.0562	0.0551
2	0.0540	0.0529	0.0519	0.0508	0.0498	0.0488	0.0478	0.0468	0.0459	0.0449
2.1	0.0440	0.0431	0.0422	0.0413	0.0404	0.0396	0.0387	0.0379	0.0371	0.0363
2.2	0.0355	0.0347	0.0339	0.0332	0.0325	0.0317	0.0310	0.0303	0.0297	0.0290
2.3	0.0283	0.0277	0.0270	0.0264	0.0258	0.0252	0.0246	0.0241	0.0235	0.0229
2.4	0.0224	0.0219	0.0213	0.0208	0.0203	0.0198	0.0194	0.0189	0.0184	0.0180

x	0	0.01	0.02	0.03	0.04	0.05	0.06	0.07	0.08	0.09
2.5	0.0175	0.0171	0.0167	0.0163	0.0158	0.0154	0.0151	0.0147	0.0143	0.0139
2.6	0.0136	0.0132	0.0129	0.0126	0.0122	0.0119	0.0116	0.0113	0.0110	0.0107
2.7	0.0104	0.0101	0.0099	0.0096	0.0093	0.0091	0.0088	0.0086	0.0084	0.0081
2.8	0.0079	0.0077	0.0075	0.0073	0.0071	0.0069	0.0067	0.0065	0.0063	0.0061
2.9	0.0060	0.0058	0.0056	0.0055	0.0053	0.0051	0.0050	0.0048	0.0047	0.0046
3	0.0044	0.0043	0.0042	0.0040	0.0039	0.0038	0.0037	0.0036	0.0035	0.0034
3.1	0.0033	0.0032	0.0031	0.0030	0.0029	0.0028	0.0027	0.0026	0.0025	0.0025
3.2	0.0024	0.0023	0.0022	0.0022	0.0021	0.0020	0.0020	0.0019	0.0018	0.0018
3.3	0.0017	0.0017	0.0016	0.0016	0.0015	0.0015	0.0014	0.0014	0.0013	0.0013
3.4	0.0012	0.0012	0.0012	0.0011	0.0011	0.0010	0.0010	0.0010	0.0009	0.0009
3.5	0.0009	0.0008	0.0008	0.0008	0.0008	0.0007	0.0007	0.0007	0.0007	0.0006
3.6	0.0006	0.0006	0.0006	0.0005	0.0005	0.0005	0.0005	0.0005	0.0005	0.0004
3.7	0.0004	0.0004	0.0004	0.0004	0.0004	0.0004	0.0003	0.0003	0.0003	0.0003
3.8	0.0003	0.0003	0.0003	0.0003	0.0003	0.0002	0.0002	0.0002	0.0002	0.0002
3.9	0.0002	0.0002	0.0002	0.0002	0.0002	0.0002	0.0002	0.0002	0.0001	0.0001
4	0.0001	0.0001	0.0001	0.0001	0.0001	0.0001	0.0001	0.0001	0.0001	0.0001
4.1	0.0001	0.0001	0.0001	0.0001	0.0001	0.0001	0.0001	0.0001	0.0001	0.0001
4.2	0.0001	0.0001	0.0001	0.0001	0.0000	0.0000	0.0000	0.0000	0.0000	0.0000
4.3	0.0000	0.0000	0.0000	0.0000	0.0000	0.0000	0.0000	0.0000	0.0000	0.0000
4.4	0.0000	0.0000	0.0000	0.0000	0.0000	0.0000	0.0000	0.0000	0.0000	0.0000
4.5	0.0000	0.0000	0.0000	0.0000	0.0000	0.0000	0.0000	0.0000	0.0000	0.0000
4.6	0.0000	0.0000	0.0000	0.0000	0.0000	0.0000	0.0000	0.0000	0.0000	0.0000
4.7	0.0000	0.0000	0.0000	0.0000	0.0000	0.0000	0.0000	0.0000	0.0000	0.0000
4.8	0.0000	0.0000	0.0000	0.0000	0.0000	0.0000	0.0000	0.0000	0.0000	0.0000
4.9	0.0000	0.0000	0.0000	0.0000	0.0000	0.0000	0.0000	0.0000	0.0000	0.0000

2. 标准正态分布函数 $\Phi(x)$ 值表

x	0	0.01	0.02	0.03	0.04	0.05	0.06	0.07	0.08	0.09
0	0.500000	0.503989	0.507978	0.511966	0.515953	0.519939	0.523922	0.527903	0.531881	0.535856
0.1	0.539828	0.543795	0.547758	0.551717	0.555670	0.559618	0.563559	0.567495	0.571424	0.575345
0.2	0.579260	0.583166	0.587064	0.590954	0.594835	0.598706	0.602568	0.606420	0.610261	0.614092
0.3	0.617911	0.621720	0.625516	0.629300	0.633072	0.636831	0.640576	0.644309	0.648027	0.651732
0.4	0.655422	0.659097	0.662757	0.666402	0.670031	0.673645	0.677242	0.680822	0.684386	0.687933
0.5	0.691462	0.694974	0.698468	0.701944	0.705401	0.708840	0.712260	0.715661	0.719043	0.722405

续表

x	0	0.01	0.02	0.03	0.04	0.05	0.06	0.07	0.08	0.09
0.6	0.725747	0.729069	0.732371	0.735653	0.738914	0.742154	0.745373	0.748571	0.751748	0.754903
0.7	0.758036	0.761148	0.764238	0.767305	0.770350	0.773373	0.776373	0.779350	0.782305	0.785236
0.8	0.788145	0.791030	0.793892	0.796731	0.799546	0.802337	0.805105	0.807850	0.810570	0.813267
0.9	0.815940	0.818589	0.821214	0.823814	0.826391	0.828944	0.831472	0.833977	0.836457	0.838913
1	0.841345	0.843752	0.846136	0.848495	0.850830	0.853141	0.855428	0.857690	0.859929	0.862143
1.1	0.864334	0.866500	0.868643	0.870762	0.872857	0.874928	0.876976	0.879000	0.881000	0.882977
1.2	0.884930	0.886861	0.888768	0.890651	0.892512	0.894350	0.896165	0.897958	0.899727	0.901475
1.3	0.903200	0.904902	0.906582	0.908241	0.909877	0.911492	0.913085	0.914657	0.916207	0.917736
1.4	0.919243	0.920730	0.922196	0.923641	0.925066	0.926471	0.927855	0.929219	0.930563	0.931888
1.5	0.933193	0.934478	0.935745	0.936992	0.938220	0.939429	0.940620	0.941792	0.942947	0.944083
1.6	0.945201	0.946301	0.947384	0.948449	0.949497	0.950529	0.951543	0.952540	0.953521	0.954486
1.7	0.955435	0.956367	0.957284	0.958185	0.959070	0.959941	0.960796	0.961636	0.962462	0.963273
1.8	0.964070	0.964852	0.965620	0.966375	0.967116	0.967843	0.968557	0.969258	0.969946	0.970621
1.9	0.971283	0.971933	0.972571	0.973197	0.973810	0.974412	0.975002	0.975581	0.976148	0.976705
2	0.977250	0.977784	0.978308	0.978822	0.979325	0.979818	0.980301	0.980774	0.981237	0.981691
2.1	0.982136	0.982571	0.982997	0.983414	0.983823	0.984222	0.984614	0.984997	0.985371	0.985738
2.2	0.986097	0.986447	0.986791	0.987126	0.987455	0.987776	0.988089	0.988396	0.988696	0.988989
2.3	0.989276	0.989556	0.989830	0.990097	0.990358	0.990613	0.990863	0.991106	0.991344	0.991576
2.4	0.991802	0.992024	0.992240	0.992451	0.992656	0.992857	0.993053	0.993244	0.993431	0.993613
2.5	0.993790	0.993963	0.994132	0.994297	0.994457	0.994614	0.994766	0.994915	0.995060	0.995201
2.6	0.995339	0.995473	0.995604	0.995731	0.995855	0.995975	0.996093	0.996207	0.996319	0.996427
2.7	0.996533	0.996636	0.996736	0.996833	0.996928	0.997020	0.997110	0.997197	0.997282	0.997365
2.8	0.997445	0.997523	0.997599	0.997673	0.997744	0.997814	0.997882	0.997948	0.998012	0.998074
2.9	0.998134	0.998193	0.998250	0.998305	0.998359	0.998411	0.998462	0.998511	0.998559	0.998605
3	0.998650	0.998694	0.998736	0.998777	0.998817	0.998856	0.998893	0.998930	0.998965	0.998999
3.1	0.999032	0.999065	0.999096	0.999126	0.999155	0.999184	0.999211	0.999238	0.999264	0.999289
3.2	0.999313	0.999336	0.999359	0.999381	0.999402	0.999423	0.999443	0.999462	0.999481	0.999499
3.3	0.999517	0.999534	0.999550	0.999566	0.999581	0.999596	0.999610	0.999624	0.999638	0.999651
3.4	0.999663	0.999675	0.999687	0.999698	0.999709	0.999720	0.999730	0.999740	0.999749	0.999758
3.5	0.999767	0.999776	0.999784	0.999792	0.999800	0.999807	0.999815	0.999822	0.999828	0.999835
3.6	0.999841	0.999847	0.999853	0.999858	0.999864	0.999869	0.999874	0.999879	0.999883	0.999888
3.7	0.999892	0.999896	0.999900	0.999904	0.999908	0.999912	0.999915	0.999918	0.999922	0.999925
3.8	0.999928	0.999931	0.999933	0.999936	0.999938	0.999941	0.999943	0.999946	0.999948	0.999950
3.9	0.999952	0.999954	0.999956	0.999958	0.999959	0.999961	0.999963	0.999964	0.999966	0.999967
4	0.999968	0.999970	0.999971	0.999972	0.999973	0.999974	0.999975	0.999976	0.999977	0.999978

x	0	0.01	0.02	0.03	0.04	0.05	0.06	0.07	0.08	0.09
4.1	0.999979	0.999980	0.999981	0.999982	0.999983	0.999983	0.999984	0.999985	0.999985	0.999986
4.2	0.999987	0.999987	0.999988	0.999988	0.999989	0.999989	0.999990	0.999990	0.999991	0.999991
4.3	0.999991	0.999992	0.999992	0.999993	0.999993	0.999993	0.999993	0.999994	0.999994	0.999994
4.4	0.999995	0.999995	0.999995	0.999995	0.999996	0.999996	0.999996	0.999996	0.999996	0.999996
4.5	0.999997	0.999997	0.999997	0.999997	0.999997	0.999997	0.999997	0.999998	0.999998	0.999998
4.6	0.999998	0.999998	0.999998	0.999998	0.999998	0.999998	0.999998	0.999998	0.999999	0.999999
4.7	0.999999	0.999999	0.999999	0.999999	0.999999	0.999999	0.999999	0.999999	0.999999	0.999999
4.8	0.999999	0.999999	0.999999	0.999999	0.999999	0.999999	0.999999	0.999999	0.999999	0.999999
4.9	1.000000	1.000000	1.000000	1.000000	1.000000	1.000000	1.000000	1.000000	1.000000	1.000000
5	1.000000	1.000000	1.000000	1.000000	1.000000	1.000000	1.000000	1.000000	1.000000	1.000000

3. 标准正态分布临界值表 $p(|u| \geqslant u_{\frac{\alpha}{2}}) = \alpha$

u	0	0.01	0.02	0.03	0.04	0.05	0.06	0.07	0.08	0.09
0	∞	2.5758	2.3263	2.1701	2.0537	1.9600	1.8808	1.8119	1.7507	1.6954
0.1	1.6449	1.5982	1.5548	1.5141	1.4758	1.4395	1.4051	1.3722	1.3408	1.3106
0.2	1.2816	1.2536	1.2265	1.2004	1.1750	1.1503	1.1264	1.1031	1.0803	1.0581
0.3	1.0364	1.0152	0.9945	0.9741	0.9542	0.9346	0.9154	0.8965	0.8779	0.8596
0.4	0.8416	0.8239	0.8064	0.7892	0.7722	0.7554	0.7388	0.7225	0.7063	0.6903
0.5	0.6745	0.6588	0.6433	0.6280	0.6128	0.5978	0.5828	0.5681	0.5534	0.5388
0.6	0.5244	0.5101	0.4959	0.4817	0.4677	0.4538	0.4399	0.4261	0.4125	0.3989
0.7	0.3853	0.3719	0.3585	0.3451	0.3319	0.3186	0.3055	0.2924	0.2793	0.2663
0.8	0.2533	0.2404	0.2275	0.2147	0.2019	0.1891	0.1764	0.1637	0.1510	0.1383
0.9	0.1257	0.1130	0.1004	0.0878	0.0753	0.0627	0.0502	0.0376	0.0251	0.0125

4. x^2 分布临界值表 $P\{x^2(f) > x_\alpha^2(f)\} = \alpha$

f	α											
	0.995	0.99	0.975	0.95	0.9	0.75	0.25	0.1	0.05	0.025	0.01	0.005
1	——	——	0.001	0.004	0.016	0.102	1.323	2.706	3.841	5.024	6.635	7.879
2	0.010	0.020	0.051	0.103	0.211	0.575	2.773	4.605	5.991	7.378	9.210	10.597
3	0.072	0.115	0.216	0.352	0.584	1.213	4.108	6.251	7.815	9.348	11.345	12.838
4	0.207	0.297	0.484	0.711	1.064	1.923	5.385	7.779	9.488	11.143	13.277	14.860
5	0.412	0.554	0.831	1.145	1.610	2.675	6.626	9.236	11.070	12.833	15.086	16.750
6	0.676	0.872	1.237	1.635	2.204	3.455	7.841	10.645	12.592	14.449	16.812	18.548
7	0.989	1.239	1.690	2.167	2.833	4.255	9.037	12.017	14.067	16.013	18.475	20.278
8	1.344	1.646	2.180	2.733	3.490	5.071	10.219	13.362	15.507	17.535	20.090	21.955
9	1.735	2.088	2.700	3.325	4.168	5.899	11.389	14.684	16.919	19.023	21.666	23.589
10	2.156	2.558	3.247	3.940	4.865	6.737	12.549	15.987	18.307	20.483	23.209	25.188

续表

f	α											
	0.995	0.99	0.975	0.95	0.9	0.75	0.25	0.1	0.05	0.025	0.01	0.005
11	2.603	3.053	3.816	4.575	5.578	7.584	13.701	17.275	19.675	21.920	24.725	26.757
12	3.074	3.571	4.404	5.226	6.304	8.438	14.845	18.549	21.026	23.337	26.217	28.300
13	3.565	4.107	5.009	5.892	7.042	9.299	15.984	19.812	22.362	24.736	27.688	29.819
14	4.075	4.660	5.629	6.571	7.790	10.165	17.117	21.064	23.685	26.119	29.141	31.319
15	4.601	5.229	6.262	7.261	8.547	11.037	18.245	22.307	24.996	27.488	30.578	32.801
16	5.142	5.812	6.908	7.962	9.312	11.912	19.369	23.542	26.296	28.845	32.000	34.267
17	5.697	6.408	7.564	8.672	10.085	12.792	20.489	24.769	27.587	30.191	33.409	35.718
18	6.265	7.015	8.231	9.390	10.865	13.675	21.605	25.989	28.869	31.526	34.805	37.156
19	6.844	7.633	8.907	10.117	11.651	14.562	22.718	27.204	30.144	32.852	36.191	38.582
20	7.434	8.260	9.591	10.851	12.443	15.452	23.828	28.412	31.410	34.170	37.566	39.997
21	8.034	8.897	10.283	11.591	13.240	16.344	24.935	29.615	32.671	35.479	38.932	41.401
22	8.643	9.542	10.982	12.338	14.041	17.240	26.039	30.813	33.924	36.781	40.289	42.796
23	9.260	10.196	11.689	13.091	14.848	18.137	27.141	32.007	35.172	38.076	41.638	44.181
24	9.886	10.856	12.401	13.848	15.659	19.037	28.241	33.196	36.415	39.364	42.980	45.559
25	10.520	11.524	13.120	14.611	16.473	19.939	29.339	34.382	37.652	40.646	44.314	46.928
26	11.160	12.198	13.844	15.379	17.292	20.843	30.435	35.563	38.885	41.923	45.642	48.290
27	11.808	12.879	14.573	16.151	18.114	21.749	31.528	36.741	40.113	43.195	46.963	49.645
28	12.461	13.565	15.308	16.928	18.939	22.657	32.620	37.916	41.337	44.461	48.278	50.993
29	13.121	14.256	16.047	17.708	19.768	23.567	33.711	39.087	42.557	45.722	49.588	52.336
30	13.787	14.953	16.791	18.493	20.599	24.478	34.800	40.256	43.773	46.979	50.892	53.672
31	14.458	15.655	17.539	19.281	21.434	25.390	35.887	41.422	44.985	48.232	52.191	55.003
32	15.134	16.362	18.291	20.072	22.271	26.304	36.973	42.585	46.194	49.480	53.486	56.328
33	15.815	17.074	19.047	20.867	23.110	27.219	38.058	43.745	47.400	50.725	54.776	57.648
34	16.501	17.789	19.806	21.664	23.952	28.136	39.141	44.903	48.602	51.966	56.061	58.964
35	17.192	18.509	20.569	22.465	24.797	29.054	40.223	46.059	49.802	53.203	57.342	60.275
36	17.887	19.233	21.336	23.269	25.643	29.973	41.304	47.212	50.998	54.437	58.619	61.581
37	18.586	19.960	22.106	24.075	26.492	30.893	42.383	48.363	52.192	55.668	59.893	62.883
38	19.289	20.691	22.878	24.884	27.343	31.815	43.462	49.513	53.384	56.896	61.162	64.181
39	19.996	21.426	23.654	25.695	28.196	32.737	44.539	50.660	54.572	58.120	62.428	65.476
40	20.707	22.164	24.433	26.509	29.051	33.660	45.616	51.805	55.758	59.342	63.691	66.766
41	21.421	22.906	25.215	27.326	29.907	34.585	46.692	52.949	56.942	60.561	64.950	68.053
42	22.138	23.650	25.999	28.144	30.765	35.510	47.766	54.090	58.124	61.777	66.206	69.336
43	22.859	24.398	26.785	28.965	31.625	36.436	48.840	55.230	59.304	62.990	67.459	70.616
44	23.584	25.148	27.575	29.787	32.487	37.363	49.913	56.369	60.481	64.201	68.710	71.893
45	24.311	25.901	28.366	30.612	33.350	38.291	50.985	57.505	61.656	65.410	69.957	73.166
46	25.041	26.657	29.160	31.439	34.215	39.220	52.056	58.641	62.830	66.617	71.201	74.437
47	25.775	27.416	29.956	32.268	35.081	40.149	53.127	59.774	64.001	67.821	72.443	75.704
48	26.511	28.177	30.755	33.098	35.949	41.079	54.196	60.907	65.171	69.023	73.683	76.969
49	27.249	28.941	31.555	33.930	36.818	42.010	55.265	62.038	66.339	70.222	74.919	78.231
50	27.991	29.707	32.357	34.764	37.689	42.942	56.334	63.167	67.505	71.420	76.154	79.490

5. t 分布临界值表 $p(|t| \geqslant t_{\frac{\alpha}{2}}) = \alpha$

f	α												
	0.9	0.8	0.7	0.6	0.5	0.4	0.3	0.2	0.1	0.05	0.02	0.01	0.001
1	0.158	0.325	0.510	0.727	1.000	1.376	1.963	3.078	6.314	12.706	31.821	63.657	636.619
2	0.142	0.289	0.445	0.617	0.816	1.061	1.386	1.886	2.920	4.303	6.965	9.925	31.599
3	0.137	0.277	0.424	0.584	0.765	0.978	1.250	1.638	2.353	3.182	4.541	5.841	12.924
4	0.134	0.271	0.414	0.569	0.741	0.941	1.190	1.533	2.132	2.776	3.747	4.604	8.610
5	0.132	0.267	0.408	0.559	0.727	0.920	1.156	1.476	2.015	2.571	3.365	4.032	6.869
6	0.131	0.265	0.404	0.553	0.718	0.906	1.134	1.440	1.943	2.447	3.143	3.707	5.959
7	0.130	0.263	0.402	0.549	0.711	0.896	1.119	1.415	1.895	2.365	2.998	3.499	5.408
8	0.130	0.262	0.399	0.546	0.706	0.889	1.108	1.397	1.860	2.306	2.896	3.355	5.041
9	0.129	0.261	0.398	0.543	0.703	0.883	1.100	1.383	1.833	2.262	2.821	3.250	4.781
10	0.129	0.260	0.397	0.542	0.700	0.879	1.093	1.372	1.812	2.228	2.764	3.169	4.587
11	0.129	0.260	0.396	0.540	0.697	0.876	1.088	1.363	1.796	2.201	2.718	3.106	4.437
12	0.128	0.259	0.395	0.539	0.695	0.873	1.083	1.356	1.782	2.179	2.681	3.055	4.318
13	0.128	0.259	0.394	0.538	0.694	0.870	1.079	1.350	1.771	2.160	2.650	3.012	4.221
14	0.128	0.258	0.393	0.537	0.692	0.868	1.076	1.345	1.761	2.145	2.624	2.977	4.140
15	0.128	0.258	0.393	0.536	0.691	0.866	1.074	1.341	1.753	2.131	2.602	2.947	4.073
16	0.128	0.258	0.392	0.535	0.690	0.865	1.071	1.337	1.746	2.120	2.583	2.921	4.015
17	0.128	0.257	0.392	0.534	0.689	0.863	1.069	1.333	1.740	2.110	2.567	2.898	3.965
18	0.127	0.257	0.392	0.534	0.688	0.862	1.067	1.330	1.734	2.101	2.552	2.878	3.922
19	0.127	0.257	0.391	0.533	0.688	0.861	1.066	1.328	1.729	2.093	2.539	2.861	3.883
20	0.127	0.257	0.391	0.533	0.687	0.860	1.064	1.325	1.725	2.086	2.528	2.845	3.850
21	0.127	0.257	0.391	0.532	0.686	0.859	1.063	1.323	1.721	2.080	2.518	2.831	3.819
22	0.127	0.256	0.390	0.532	0.686	0.858	1.061	1.321	1.717	2.074	2.508	2.819	3.792
23	0.127	0.256	0.390	0.532	0.685	0.858	1.060	1.319	1.714	2.069	2.500	2.807	3.768
24	0.127	0.256	0.390	0.531	0.685	0.857	1.059	1.318	1.711	2.064	2.492	2.797	3.745
25	0.127	0.256	0.390	0.531	0.684	0.856	1.058	1.316	1.708	2.060	2.485	2.787	3.725
26	0.127	0.256	0.390	0.531	0.684	0.856	1.058	1.315	1.706	2.056	2.479	2.779	3.707
27	0.127	0.256	0.389	0.531	0.684	0.855	1.057	1.314	1.703	2.052	2.473	2.771	3.690
28	0.127	0.256	0.389	0.530	0.683	0.855	1.056	1.313	1.701	2.048	2.467	2.763	3.674
29	0.127	0.256	0.389	0.530	0.683	0.854	1.055	1.311	1.699	2.045	2.462	2.756	3.659
30	0.127	0.256	0.389	0.530	0.683	0.854	1.055	1.310	1.697	2.042	2.457	2.750	3.646
31	0.127	0.256	0.389	0.530	0.682	0.853	1.054	1.309	1.696	2.040	2.453	2.744	3.633
32	0.127	0.255	0.389	0.530	0.682	0.853	1.054	1.309	1.694	2.037	2.449	2.738	3.622
33	0.127	0.255	0.389	0.530	0.682	0.853	1.053	1.308	1.692	2.035	2.445	2.733	3.611
34	0.127	0.255	0.389	0.529	0.682	0.852	1.052	1.307	1.691	2.032	2.441	2.728	3.601
35	0.127	0.255	0.388	0.529	0.682	0.852	1.052	1.306	1.690	2.030	2.438	2.724	3.591

续表

f	\multicolumn{13}{c}{α}
	0.9	0.8	0.7	0.6	0.5	0.4	0.3	0.2	0.1	0.05	0.02	0.01	0.001
36	0.127	0.255	0.388	0.529	0.681	0.852	1.052	1.306	1.688	2.028	2.434	2.719	3.582
37	0.127	0.255	0.388	0.529	0.681	0.851	1.051	1.305	1.687	2.026	2.431	2.715	3.574
38	0.127	0.255	0.388	0.529	0.681	0.851	1.051	1.304	1.686	2.024	2.429	2.712	3.566
39	0.126	0.255	0.388	0.529	0.681	0.851	1.050	1.304	1.685	2.023	2.426	2.708	3.558
40	0.126	0.255	0.388	0.529	0.681	0.851	1.050	1.303	1.684	2.021	2.423	2.704	3.551
41	0.126	0.255	0.388	0.529	0.681	0.850	1.050	1.303	1.683	2.020	2.421	2.701	3.544
42	0.126	0.255	0.388	0.528	0.680	0.850	1.049	1.302	1.682	2.018	2.418	2.698	3.538
43	0.126	0.255	0.388	0.528	0.680	0.850	1.049	1.302	1.681	2.017	2.416	2.695	3.532
44	0.126	0.255	0.388	0.528	0.680	0.850	1.049	1.301	1.680	2.015	2.414	2.692	3.526
45	0.126	0.255	0.388	0.528	0.680	0.850	1.049	1.301	1.679	2.014	2.412	2.690	3.520
46	0.126	0.255	0.388	0.528	0.680	0.850	1.048	1.300	1.679	2.013	2.410	2.687	3.515
47	0.126	0.255	0.388	0.528	0.680	0.849	1.048	1.300	1.678	2.012	2.408	2.685	3.510
48	0.126	0.255	0.388	0.528	0.680	0.849	1.048	1.299	1.677	2.011	2.407	2.682	3.505
49	0.126	0.255	0.388	0.528	0.680	0.849	1.048	1.299	1.677	2.010	2.405	2.680	3.500
∞	0.126	0.253	0.385	0.524	0.674	0.842	1.036	1.282	1.645	1.960	2.326	2.576	3.291

6. F 分布临界值表 $P\{F(f_1, f_2) > F_\alpha(f_1, f_2)\} = \alpha$

$$\alpha = 0.05$$

f_2	\multicolumn{18}{c}{f_1}
	1	2	3	4	5	6	7	8	9	10	12	15	20	24	30	40	60	120
1	161.5	199.5	215.7	224.6	230.2	234.0	236.8	238.9	240.5	241.9	243.9	246.0	248.0	249.1	250.1	251.1	252.2	253.3
2	18.51	19.00	19.16	19.25	19.30	19.33	19.35	19.37	19.38	19.40	19.41	19.43	19.45	19.45	19.46	19.47	19.48	19.49
3	10.13	9.55	9.28	9.12	9.01	8.94	8.89	8.85	8.81	8.79	8.74	8.70	8.66	8.64	8.62	8.59	8.57	8.55
4	7.71	6.94	6.59	6.39	6.26	6.16	6.09	6.04	6.00	5.96	5.91	5.86	5.80	5.77	5.75	5.72	5.69	5.66
5	6.61	5.79	5.41	5.19	5.05	4.95	4.88	4.82	4.77	4.74	4.68	4.62	4.56	4.53	4.50	4.46	4.43	4.40
6	5.99	5.14	4.76	4.53	4.39	4.28	4.21	4.15	4.10	4.06	4.00	3.94	3.87	3.84	3.81	3.77	3.74	3.70
7	5.59	4.74	4.35	4.12	3.97	3.87	3.79	3.73	3.68	3.64	3.57	3.51	3.44	3.41	3.38	3.34	3.30	3.27
8	5.32	4.46	4.07	3.84	3.69	3.58	3.50	3.44	3.39	3.35	3.28	3.22	3.15	3.12	3.08	3.04	3.01	2.97
9	5.12	4.26	3.86	3.63	3.48	3.37	3.29	3.23	3.18	3.14	3.07	3.01	2.94	2.90	2.86	2.83	2.79	2.75
10	4.96	4.10	3.71	3.48	3.33	3.22	3.14	3.07	3.02	2.98	2.91	2.85	2.77	2.74	2.70	2.66	2.62	2.58
11	4.84	3.98	3.59	3.36	3.20	3.09	3.01	2.95	2.90	2.85	2.79	2.72	2.65	2.61	2.57	2.53	2.49	2.45
12	4.75	3.89	3.49	3.26	3.11	3.00	2.91	2.85	2.80	2.75	2.69	2.62	2.54	2.51	2.47	2.43	2.38	2.34
13	4.67	3.81	3.41	3.18	3.03	2.92	2.83	2.77	2.71	2.67	2.60	2.53	2.46	2.42	2.38	2.34	2.30	2.25
14	4.60	3.74	3.34	3.11	2.96	2.85	2.76	2.70	2.65	2.60	2.53	2.46	2.39	2.35	2.31	2.27	2.22	2.18
15	4.54	3.68	3.29	3.06	2.90	2.79	2.71	2.64	2.59	2.54	2.48	2.40	2.33	2.29	2.25	2.20	2.16	2.11

f_2	f_1																	
	1	2	3	4	5	6	7	8	9	10	12	15	20	24	30	40	60	120
16	4.49	3.63	3.24	3.01	2.85	2.74	2.66	2.59	2.54	2.49	2.42	2.35	2.28	2.24	2.19	2.15	2.11	2.06
17	4.45	3.59	3.20	2.96	2.81	2.70	2.61	2.55	2.49	2.45	2.38	2.31	2.23	2.19	2.15	2.10	2.06	2.01
18	4.41	3.55	3.16	2.93	2.77	2.66	2.58	2.51	2.46	2.41	2.34	2.27	2.19	2.15	2.11	2.06	2.02	1.97
19	4.38	3.52	3.13	2.90	2.74	2.63	2.54	2.48	2.42	2.38	2.31	2.23	2.16	2.11	2.07	2.03	1.98	1.93
20	4.35	3.49	3.10	2.87	2.71	2.60	2.51	2.45	2.39	2.35	2.28	2.20	2.12	2.08	2.04	1.99	1.95	1.90
21	4.32	3.47	3.07	2.84	2.68	2.57	2.49	2.42	2.37	2.32	2.25	2.18	2.10	2.05	2.01	1.96	1.92	1.87
22	4.30	3.44	3.05	2.82	2.66	2.55	2.46	2.40	2.34	2.30	2.23	2.15	2.07	2.03	1.98	1.94	1.89	1.84
23	4.28	3.42	3.03	2.80	2.64	2.53	2.44	2.37	2.32	2.27	2.20	2.13	2.05	2.01	1.96	1.91	1.86	1.81
24	4.26	3.40	3.01	2.78	2.62	2.51	2.42	2.36	2.30	2.25	2.18	2.11	2.03	1.98	1.94	1.89	1.84	1.79
25	4.24	3.39	2.99	2.76	2.60	2.49	2.40	2.34	2.28	2.24	2.16	2.09	2.01	1.96	1.92	1.87	1.82	1.77
26	4.23	3.37	2.98	2.74	2.59	2.47	2.39	2.32	2.27	2.22	2.15	2.07	1.99	1.95	1.90	1.85	1.80	1.75
27	4.21	3.35	2.96	2.73	2.57	2.46	2.37	2.31	2.25	2.20	2.13	2.06	1.97	1.93	1.88	1.84	1.79	1.73
28	4.20	3.34	2.95	2.71	2.56	2.45	2.36	2.29	2.24	2.19	2.12	2.04	1.96	1.91	1.87	1.82	1.77	1.71
29	4.18	3.33	2.93	2.70	2.55	2.43	2.35	2.28	2.22	2.18	2.10	2.03	1.94	1.90	1.85	1.81	1.75	1.70
30	4.17	3.32	2.92	2.69	2.53	2.42	2.33	2.27	2.21	2.16	2.09	2.01	1.93	1.89	1.84	1.79	1.74	1.68
31	4.16	3.30	2.91	2.68	2.52	2.41	2.32	2.25	2.20	2.15	2.08	2.00	1.92	1.88	1.83	1.78	1.73	1.67
32	4.15	3.29	2.90	2.67	2.51	2.40	2.31	2.24	2.19	2.14	2.07	1.99	1.91	1.86	1.82	1.77	1.71	1.66
33	4.14	3.28	2.89	2.66	2.50	2.39	2.30	2.23	2.18	2.13	2.06	1.98	1.90	1.85	1.81	1.76	1.70	1.64
34	4.13	3.28	2.88	2.65	2.49	2.38	2.29	2.23	2.17	2.12	2.05	1.97	1.89	1.84	1.80	1.75	1.69	1.63
35	4.12	3.27	2.87	2.64	2.49	2.37	2.29	2.22	2.16	2.11	2.04	1.96	1.88	1.83	1.79	1.74	1.68	1.62
36	4.11	3.26	2.87	2.63	2.48	2.36	2.28	2.21	2.15	2.11	2.03	1.95	1.87	1.82	1.78	1.73	1.67	1.61
37	4.11	3.25	2.86	2.63	2.47	2.36	2.27	2.20	2.14	2.10	2.02	1.95	1.86	1.82	1.77	1.72	1.66	1.60
38	4.10	3.24	2.85	2.62	2.46	2.35	2.26	2.19	2.14	2.09	2.02	1.94	1.85	1.81	1.76	1.71	1.65	1.59
39	4.09	3.24	2.85	2.61	2.46	2.34	2.26	2.19	2.13	2.08	2.01	1.93	1.85	1.80	1.75	1.70	1.65	1.58
40	4.08	3.23	2.84	2.61	2.45	2.34	2.25	2.18	2.12	2.08	2.00	1.92	1.84	1.79	1.74	1.69	1.64	1.58
41	4.08	3.23	2.83	2.60	2.44	2.33	2.24	2.17	2.12	2.07	2.00	1.92	1.83	1.79	1.74	1.69	1.63	1.57
42	4.07	3.22	2.83	2.59	2.44	2.32	2.24	2.17	2.11	2.06	1.99	1.91	1.83	1.78	1.73	1.68	1.62	1.56
43	4.07	3.21	2.82	2.59	2.43	2.32	2.23	2.16	2.11	2.06	1.99	1.91	1.82	1.77	1.72	1.67	1.62	1.55
44	4.06	3.21	2.82	2.58	2.43	2.31	2.23	2.16	2.10	2.05	1.98	1.90	1.81	1.77	1.72	1.67	1.61	1.55
45	4.06	3.20	2.81	2.58	2.42	2.31	2.22	2.15	2.10	2.05	1.97	1.89	1.81	1.76	1.71	1.66	1.60	1.54
46	4.05	3.20	2.81	2.57	2.42	2.30	2.22	2.15	2.09	2.04	1.97	1.89	1.80	1.76	1.71	1.65	1.60	1.53
47	4.05	3.20	2.80	2.57	2.41	2.30	2.21	2.14	2.09	2.04	1.96	1.88	1.80	1.75	1.70	1.65	1.59	1.53
48	4.04	3.19	2.80	2.57	2.41	2.29	2.21	2.14	2.08	2.03	1.96	1.88	1.79	1.75	1.70	1.64	1.59	1.52
49	4.04	3.19	2.79	2.56	2.40	2.29	2.20	2.13	2.08	2.03	1.96	1.88	1.79	1.74	1.69	1.64	1.58	1.52
50	4.03	3.18	2.79	2.56	2.40	2.29	2.20	2.13	2.07	2.03	1.95	1.87	1.78	1.74	1.69	1.63	1.58	1.51

续表

$$\alpha = 0.01$$

f_2	1	2	3	4	5	6	7	8	9	10	12	15	20	24	30	40	60	120
2	98.50	99.00	99.17	99.25	99.30	99.33	99.36	99.37	99.39	99.46	99.42	99.43	99.45	99.46	99.47	99.47	99.48	99.49
3	34.12	30.82	29.46	28.71	28.24	27.91	27.67	27.49	27.35	27.23	27.05	26.87	26.69	26.60	26.50	26.41	26.32	26.22
4	21.20	18.00	16.69	15.98	15.52	15.21	14.98	14.80	14.66	14.55	14.37	14.20	14.02	13.93	13.84	13.75	13.65	13.56
5	16.26	13.27	12.06	11.39	10.97	10.67	10.46	10.29	10.16	10.05	9.89	9.72	9.55	9.47	9.38	9.29	9.20	9.11
6	13.75	10.92	9.78	9.15	8.75	8.47	8.26	8.10	7.98	7.87	7.72	7.56	7.40	7.31	7.23	7.14	7.06	6.97
7	12.25	9.55	8.45	7.85	7.46	7.19	6.99	6.84	6.72	6.62	6.47	6.31	6.16	6.07	5.99	5.91	5.82	5.74
8	11.26	8.65	7.59	7.01	6.63	6.37	6.18	6.03	5.91	5.81	5.67	5.52	5.36	5.28	5.20	5.12	5.03	4.95
9	10.56	8.02	6.99	6.42	6.06	5.80	5.61	5.47	5.35	5.26	5.11	4.96	4.81	4.73	4.65	4.57	4.48	4.40
10	10.04	7.56	6.55	5.99	5.64	5.39	5.20	5.06	4.94	4.85	4.71	4.56	4.41	4.33	4.25	4.17	4.08	4.00
11	9.65	7.21	6.22	5.67	5.32	5.07	4.89	4.74	4.63	4.54	4.40	4.25	4.10	4.02	3.94	3.86	3.78	3.69
12	9.33	6.93	5.95	5.41	5.06	4.82	4.64	4.50	4.39	4.30	4.16	4.01	3.86	3.78	3.70	3.62	3.54	3.45
13	9.07	6.70	5.74	5.21	4.86	4.62	4.44	4.30	4.19	4.10	3.96	3.82	3.66	3.59	3.51	3.43	3.34	3.25
14	8.86	6.51	5.56	5.04	4.69	4.46	4.28	4.14	4.03	3.94	3.80	3.66	3.51	3.43	3.35	3.27	3.18	3.09
15	8.68	6.36	5.42	4.89	4.56	4.32	4.14	4.00	3.89	3.80	3.67	3.52	3.37	3.29	3.21	3.13	3.05	2.96
16	8.53	6.23	5.29	4.77	4.44	4.20	4.03	3.89	3.78	3.69	3.55	3.41	3.26	3.18	3.10	3.02	2.93	2.84
17	8.40	6.11	5.18	4.67	4.34	4.10	3.93	3.79	3.68	3.59	3.46	3.31	3.16	3.08	3.00	2.92	2.83	2.75
18	8.29	6.01	5.09	4.58	4.25	4.01	3.84	3.71	3.60	3.51	3.37	3.23	3.08	3.00	2.92	2.84	2.75	2.66
19	8.18	5.93	5.01	4.50	4.17	3.94	3.77	3.63	3.52	3.43	3.30	3.15	3.00	2.92	2.84	2.76	2.67	2.58
20	8.10	5.85	4.94	4.43	4.10	3.87	3.70	3.56	3.46	3.37	3.23	3.09	2.94	2.86	2.78	2.69	2.61	2.52
21	8.02	5.78	4.87	4.37	4.04	3.81	3.64	3.51	3.40	3.31	3.17	3.03	2.88	2.80	2.72	2.64	2.55	2.46
22	7.95	5.72	4.82	4.31	3.99	3.76	3.59	3.45	3.35	3.26	3.12	2.98	2.83	2.75	2.67	2.58	2.50	2.40
23	7.88	5.66	4.76	4.26	3.94	3.71	3.54	3.41	3.30	3.21	3.07	2.93	2.78	2.70	2.62	2.54	2.45	2.35
24	7.82	5.61	4.72	4.22	3.90	3.67	3.50	3.36	3.26	3.17	3.03	2.89	2.74	2.66	2.58	2.49	2.40	2.31
25	7.77	5.57	4.68	4.18	3.85	3.63	3.46	3.32	3.22	3.13	2.99	2.85	2.70	2.62	2.54	2.45	2.36	2.27
26	7.72	5.53	4.64	4.14	3.82	3.59	3.42	3.29	3.18	3.09	2.96	2.81	2.66	2.58	2.50	2.42	2.33	2.23
27	7.68	5.49	4.60	4.11	3.78	3.56	3.39	3.26	3.15	3.06	2.93	2.78	2.63	2.55	2.47	2.38	2.29	2.20
28	7.64	5.45	4.57	4.07	3.75	3.53	3.36	3.23	3.12	3.03	2.90	2.75	2.60	2.52	2.44	2.35	2.26	2.17
29	7.60	5.42	4.54	4.04	3.73	3.50	3.33	3.20	3.09	3.00	2.87	2.73	2.57	2.49	2.41	2.33	2.23	2.14
30	7.56	5.39	4.51	4.02	3.70	3.47	3.30	3.17	3.07	2.98	2.84	2.70	2.55	2.47	2.39	2.30	2.21	2.11
31	7.53	5.36	4.48	3.99	3.67	3.45	3.28	3.15	3.04	2.96	2.82	2.68	2.52	2.45	2.36	2.27	2.18	2.09
32	7.50	5.34	4.46	3.97	3.65	3.43	3.26	3.13	3.02	2.93	2.80	2.65	2.50	2.42	2.34	2.25	2.16	2.06
33	7.47	5.31	4.44	3.95	3.63	3.41	3.24	3.11	3.00	2.91	2.78	2.63	2.48	2.40	2.32	2.23	2.14	2.04
34	7.44	5.29	4.42	3.93	3.61	3.39	3.22	3.09	2.98	2.89	2.76	2.61	2.46	2.38	2.30	2.21	2.12	2.02
35	7.42	5.27	4.40	3.91	3.59	3.37	3.20	3.07	2.96	2.88	2.74	2.60	2.44	2.36	2.28	2.19	2.10	2.00

f_2	f_1																	
	1	2	3	4	5	6	7	8	9	10	12	15	20	24	30	40	60	120
36	7.40	5.25	4.38	3.89	3.57	3.35	3.18	3.05	2.95	2.86	2.72	2.58	2.43	2.35	2.26	2.18	2.08	1.98
37	7.37	5.23	4.36	3.87	3.56	3.33	3.17	3.04	2.93	2.84	2.71	2.56	2.41	2.33	2.25	2.16	2.06	1.96
38	7.35	5.21	4.34	3.86	3.54	3.32	3.15	3.02	2.92	2.83	2.69	2.55	2.40	2.32	2.23	2.14	2.05	1.95
39	7.33	5.19	4.33	3.84	3.53	3.30	3.14	3.01	2.90	2.81	2.68	2.54	2.38	2.30	2.22	2.13	2.03	1.93
40	7.31	5.18	4.31	3.83	3.51	3.29	3.12	2.99	2.89	2.80	2.66	2.52	2.37	2.29	2.20	2.11	2.02	1.92
41	7.30	5.16	4.30	3.81	3.50	3.28	3.11	2.98	2.87	2.79	2.65	2.51	2.36	2.28	2.19	2.10	2.01	1.90
42	7.28	5.15	4.29	3.80	3.49	3.27	3.10	2.97	2.86	2.78	2.64	2.50	2.34	2.26	2.18	2.09	1.99	1.89
43	7.26	5.14	4.27	3.79	3.48	3.25	3.09	2.96	2.85	2.76	2.63	2.49	2.33	2.25	2.17	2.08	1.98	1.88
44	7.25	5.12	4.26	3.78	3.47	3.24	3.08	2.95	2.84	2.75	2.62	2.47	2.32	2.24	2.15	2.07	1.97	1.87
45	7.23	5.11	4.25	3.77	3.45	3.23	3.07	2.94	2.83	2.74	2.61	2.46	2.31	2.23	2.14	2.05	1.96	1.85
46	7.22	5.10	4.24	3.76	3.44	3.22	3.06	2.93	2.82	2.73	2.60	2.45	2.30	2.22	2.13	2.04	1.95	1.84
47	7.21	5.09	4.23	3.75	3.43	3.21	3.05	2.92	2.81	2.72	2.59	2.44	2.29	2.21	2.12	2.03	1.94	1.83
48	7.19	5.08	4.22	3.74	3.43	3.20	3.04	2.91	2.80	2.71	2.58	2.44	2.28	2.20	2.12	2.02	1.93	1.82
49	7.18	5.07	4.21	3.73	3.42	3.19	3.03	2.90	2.79	2.71	2.57	2.43	2.27	2.19	2.11	2.02	1.92	1.81
50	7.17	5.06	4.20	3.72	3.41	3.19	3.02	2.89	2.78	2.70	2.56	2.42	2.27	2.18	2.10	2.01	1.91	1.80

7. 多重比较的 q 分布临界值表 $P\{q(k, f_e) > q_\alpha(k, f_e)\} = \alpha$

$$\alpha = 0.05$$

fe	k																		
	2	3	4	5	6	7	8	9	10	11	12	13	14	15	16	17	18	19	20
1	17.97	26.98	32.82	37.08	40.41	43.12	45.40	47.36	49.07	50.59	51.96	51.96	54.33	55.34	56.30	57.22	58.04	58.83	59.56
2	6.08	8.33	9.80	10.88	11.74	12.44	13.03	13.54	13.99	14.39	14.75	15.08	15.38	15.65	15.91	16.14	16.37	16.57	16.77
3	4.50	5.91	6.82	7.50	8.04	8.46	8.85	9.18	9.46	9.72	9.95	10.15	10.35	10.52	10.69	10.84	10.98	11.11	11.24
4	3.93	5.04	5.76	6.29	6.71	7.05	7.35	7.60	7.83	8.03	8.21	8.37	8.52	8.66	8.79	8.91	9.03	9.13	9.23
5	3.64	4.60	5.22	5.67	6.03	6.33	6.58	6.80	6.99	7.17	7.32	7.47	7.60	7.72	7.83	7.93	8.03	8.12	8.21
6	3.46	4.34	4.90	5.30	5.63	5.90	6.12	6.32	6.49	6.65	6.79	6.92	7.03	7.14	7.24	7.34	7.43	7.10	7.59
7	3.34	4.16	4.68	5.06	5.36	5.61	5.82	6.00	6.16	6.3	6.43	6.55	6.66	6.76	6.85	6.94	7.02	7.09	7.17
8	3.26	4.04	4.53	4.89	5.17	5.40	5.60	5.77	5.92	6.05	6.18	6.29	6.39	6.48	6.57	6.65	6.73	6.80	6.87
9	3.20	3.95	4.41	4.76	5.02	5.24	5.43	5.59	5.74	5.87	5.98	6.09	6.19	6.28	6.36	6.44	6.51	6.58	6.64
10	3.15	3.88	4.33	4.65	4.91	5.12	5.30	5.46	5.60	5.72	5.83	5.93	6.03	6.11	6.19	6.27	6.34	6.4	6.47
11	3.11	3.82	4.26	4.57	4.82	5.03	5.20	5.35	5.49	5.61	5.71	5.81	5.90	5.98	6.06	6.13	6.20	6.27	6.33
12	3.08	3.77	4.20	4.51	4.75	4.95	5.12	5.27	5.39	5.51	5.61	5.71	5.80	5.88	5.95	6.02	6.09	6.15	6.21
13	3.06	3.73	4.15	4.45	4.69	4.88	5.05	5.19	5.32	5.43	5.53	5.63	5.71	5.79	5.86	5.93	5.99	6.05	6.11
14	3.03	3.70	4.11	4.41	4.64	4.83	4.99	5.13	5.25	5.36	5.46	5.55	5.64	5.71	5.79	5.85	5.91	5.97	6.03
15	3.01	3.67	4.08	4.37	4.59	4.78	4.94	5.08	5.2	5.31	5.40	5.49	5.57	5.65	5.72	5.78	5.85	5.90	5.96
16	3.00	3.65	4.05	4.33	4.56	4.74	4.90	5.03	5.15	5.26	5.35	5.44	5.52	5.59	5.66	5.73	5.79	5.84	5.90
17	2.98	3.63	4.02	4.30	4.52	4.70	4.86	4.99	5.11	5.21	5.31	5.39	5.47	5.54	5.61	5.67	5.73	5.79	5.84
18	2.97	3.61	4.00	4.28	4.49	4.67	4.82	4.96	5.07	5.17	5.27	5.35	5.43	5.50	5.57	5.63	5.69	5.74	5.79
19	2.96	3.59	3.98	4.25	4.47	4.65	4.79	4.92	5.04	5.14	5.23	5.31	5.39	5.46	5.53	5.59	5.65	5.7	5.76
20	2.95	3.58	3.96	4.23	4.45	4.62	4.77	4.90	5.01	5.11	5.20	5.28	5.36	5.45	5.49	5.55	5.61	5.66	5.71
24	2.92	3.53	3.90	4.17	4.37	4.54	4.68	4.81	4.92	5.01	5.10	5.18	5.25	5.32	5.38	5.44	5.49	5.55	5.59
30	2.89	3.49	3.85	4.10	4.30	4.46	4.6	4.72	4.83	4.92	5.00	5.08	5.15	5.21	5.27	5.33	5.38	5.43	5.47
40	2.88	3.44	3.79	4.04	4.23	4.39	4.52	4.63	4.74	4.82	4.90	4.98	5.04	5.11	5.16	5.22	5.27	5.31	5.36
60	2.83	3.4	3.74	3.98	4.16	4.31	4.44	4.55	4.65	4.73	4.81	4.88	4.94	5.0	5.06	5.11	5.15	5.2	5.24
120	2.80	3.36	3.68	3.92	4.10	4.24	4.36	4.47	4.56	4.64	4.71	4.78	4.84	4.90	4.95	5.00	5.04	5.09	5.13
∞	2.77	3.31	3.63	3.86	4.03	4.17	4.29	4.39	4.47	4.55	4.62	4.68	4.74	4.80	4.85	4.89	4.93	4.97	5.01

续表

$$\alpha = 0.01$$

f_e	\multicolumn{19}{c}{k}
	2	3	4	5	6	7	8	9	10	11	12	13	14	15	16	17	18	19	20
1	90.03	13.05	164.3	185.6	202.2	215.8	227.2	237.0	245.6	253.2	260.0	266.2	271.8	277.0	281.8	286.3	290.4	294.3	298.0
2	14.04	19.02-	22.29	24.72	26.63	28.2.0	29.53	30.68	31.69	32.59	33.40	34.13	34.81	35.43	36.00	36.53	37.03	37.50	37.95
3	8.26	10.62	12.17	13.33	14.24	15.00	15.64	16.20	16.69	17.13	17.53	17.89	18.22	18.52	18.81	19.07	19.32	19.55	19.77
4	6.51	8.12	9.17	9.96	10.58	11.10	11.55	11.93	12.27	10.48	12.84	13.09	13.32	13.53	13.73	13.91	14.08	14.24	14.40
5	5.70	6.98	7.80	8.42	8.91	9.32	9.67	9.97	10.24	10.48	10.70	10.89	11.08	11.24	11.40	11.55	11.68	11.81	11.93
6	5.24	6.33	7.03	7.56	7.97	8.32	8.61	8.87	9.1	9.30	9.48	9.65	9.81	9.95	10.08	10.21	10.32	10.43	10.54
7	4.95	5.92	6.54	7.01	7.37	7.68	7.94	8.17	8.37	8.55	8.71	8.86	9.00	9.12	9.24	9.35	9.46	9.55	9.65
8	4.75	5.64	6.20	6.62	6.96	7.24	7.47	7.68	7.86	8.03	8.18	8.31	8.44	8.55	8.66	8.76	8.85	8.94	9.03
9	4.60	5.43	5.96	6.35	6.66	6.91	7.13	7.33	7.49	7.65	7.78	7.91	8.03	8.13	8.23	8.33	8.41	8.49	8.57
10	4.48	5.27	5.77	6.14	6.43	6.67	6.87	7.05	7.21	7.36	7.49	7.60	7.71	7.81	7.91	7.99	8.08	8.15	8.23
11	4.39	5.15	5.62	5.97	6.25	6.48	6.67	6.84	6.99	7.13	7.25	7.36	7.46	7.56	7.65	7.73	7.81	7.88	7.95
12	4.32	5.05	5.50	5.84	6.10	6.32	6.51	6.67	6.81	6.94	7.06	7.17	7.26	7.36	7.44	7.52	7.59	7.66	7.73
13	4.26	4.96	5.40	5.73	5.98	6.19	6.37	6.53	6.67	6.79	6.90	7.01	7.10	7.19	7.27	7.35	7.42	7.48	7.55
14	4.21	4.89	5.32	5.63	5.88	6.08	6.26	6.41	6.54	6.66	6.77	6.87	6.96	7.05	7.13	7.20	7.27	7.33	7.39
15	4.17	4.84	5.25	5.56	5.80	5.99	6.16	6.31	6.44	6.55	6.66	6.76	6.84	6.93	7.00	7.07	7.14	7.20	7.26
16	4.13	4.79	5.19	5.49	5.72	5.92	6.08	6.22	6.35	6.46	6.56	6.66	6.74	6.82	6.90	6.97	7.03	7.09	7.15
17	4.10	4.74	5.14	5.43	5.66	5.85	6.01	6.15	6.27	6.38	6.48	6.57	6.66	6.73	6.81	6.87	6.94	7.00	7.05
18	4.07	4.70	5.09	5.38	5.60	5.79	5.94	6.08	6.20	6.31	6.41	6.50	6.58	6.65	6.73	6.79	6.85	6.91	6.97
19	4.05	4.67	5.05	5.33	5.55	5.73	5.89	6.02	6.14	6.25	6.34	6.43	6.51	6.58	6.65	6.72	6.78	6.84	6.89
20	4.02	4.64	5.02	5.29	5.51	5.69	5.84	5.97	6.09	6.19	6.28	6.37	6.45	6.52	6.59	6.65	6.71	6.77	6.82
24	3.96	4.55	4.91	5.17	5.37	5.54	5.69	5.81	5.92	6.02	6.11	6.19	6.26	6.33	6.39	6.45	6.51	6.56	6.61
30	3.89	4.45	4.8	5.05	5.24	5.40	5.54	5.65	5.76	5.85	5.93	6.01	6.08	6.14	6.20	6.26	6.31	6.36	6.41
40	3.82	4.37	4.70	4.93	5.11	5.27	5.39	5.50	5.60	5.69	5.76	5.83	5.90	5.96	6.02	6.07	6.12	6.16	6.21
60	3.76	4.28	4.59	4.82	4.99	5.13	5.25	5.36	5.45	5.53	5.60	5.67	5.73	5.78	5.84	5.89	5.93	5.97	6.01
120	3.70	4.20	4.50	4.71	4.87	5.01	5.12	5.21	5.30	5.37	5.44	5.50	5.56	5.61	5.66	5.71	5.75	5.79	5.83
∞	3.64	4.12	4.40	4.60	4.76	4.88	4.99	5.08	5.16	5.23	5.29	5.35	5.40	5.45	5.49	5.54	5.57	5.61	5.65

8. 多重比较的 S 分布临界值表 $P\{S(k-1, f_e) > S_\alpha(k-1, f_e)\} = \alpha$

$$\alpha = 0.05$$

f_e	\multicolumn{14}{c}{$k-1$}
	2	3	4	5	6	7	8	9	10	12	15	20	24	30
1	19.97	25.44	29.97	33.92	37.47	40.71	43.72	46.53	49.18	54.10	60.74	70.43	77.31	86.62
2	6.16	7.58	8.77	9.82	10.77	11.64	12.45	13.21	13.93	15.26	17.07	19.72	21.61	24.16
3	4.37	5.28	6.04	6.71	7.32	7.89	8.41	8.91	9.37	10.24	11.43	13.16	14.40	16.08
4	3.73	4.45	5.06	5.59	6.08	6.53	6.95	7.35	7.72	8.42	9.37	10.77	11.77	13.13
5	3.40	4.03	4.56	5.03	5.45	5.84	6.21	6.55	6.88	7.49	8.32	9.55	10.43	11.61
6	3.21	3.78	4.26	4.68	5.07	5.43	5.76	6.07	6.37	6.93	7.69	8.80	9.60	10.69
7	3.08	3.61	4.06	4.46	4.82	5.15	5.46	5.75	6.03	6.55	7.26	8.30	9.05	10.06
8	2.99	3.49	3.92	4.29	4.64	4.95	5.24	5.52	5.79	6.28	6.95	7.94	8.65	9.61
9	2.92	3.40	3.81	4.17	4.50	4.80	5.08	5.35	5.60	6.07	6.72	7.66	8.34	9.27
10	2.86	3.34	3.73	4.08	4.39	4.68	4.96	5.21	5.46	5.91	6.53	7.45	8.10	9.00
11	2.82	3.28	3.66	4.00	4.31	4.59	4.86	5.11	5.34	5.78	6.39	7.28	7.91	8.78
12	2.79	3.24	3.61	3.94	4.24	4.52	4.77	5.02	5.25	5.68	6.27	7.13	7.75	8.60
13	2.76	3.20	3.57	3.89	4.18	4.45	4.70	4.94	5.17	5.59	6.16	7.01	7.62	8.45
14	2.73	3.17	3.53	3.85	4.13	4.40	4.65	4.88	5.10	5.51	6.08	6.91	7.51	8.32
15	2.71	3.14	3.50	3.81	4.09	4.35	4.60	4.83	5.04	5.45	6.00	6.82	7.41	8.21
16	2.70	3.12	3.47	3.76	4.06	4.31	4.55	4.78	4.99	5.39	5.94	6.75	7.33	8.11
17	2.68	3.10	3.44	3.75	4.02	4.28	4.51	4.74	4.95	5.34	5.88	6.68	7.25	8.03
18	2.67	3.08	3.42	3.72	4.00	4.25	4.48	4.70	4.91	5.30	5.83	6.62	7.18	7.95

f_e							$k-1$							
	2	3	4	5	6	7	8	9	10	12	15	20	24	30
19	2.65	3.06	3.40	3.70	3.97	4.22	4.45	4.67	4.88	5.26	5.79	6.57	7.12	7.88
20	2.64	3.05	3.39	3.68	3.95	4.20	4.42	4.64	4.85	5.23	5.75	6.52	7.07	7.82
24	2.61	3.00	3.33	3.62	3.88	4.12	4.34	4.55	4.75	5.12	5.62	6.37	6.90	7.63
30	2.58	2.96	3.28	3.56	3.81	4.04	4.26	4.46	4.65	5.01	5.50	6.22	6.73	7.43
40	2.54	2.92	3.23	3.50	3.74	3.97	4.18	4.37	4.56	4.90	5.37	6.06	6.56	7.23
60	2.51	2.88	3.18	3.44	3.68	3.89	4.10	4.28	4.46	4.80	5.25	5.91	6.39	7.03
120	2.48	2.84	3.13	3.38	3.61	3.82	4.02	4.20	4.37	4.69	5.12	5.76	6.21	6.83

$$\alpha = 0.05$$

f_e							$k-1$							
	2	3	4	5	6	7	8	9	10	12	15	20	24	30
1	100.0	127.3	150.0	169.8	187.5	203.7	218.78	232.8	246.1	270.7	303.9	352.4	386.8	433.4
2	14.07	17.25	19.92	22.28	24.41	26.37	28.20	29.91	31.53	34.54	38.62	44.60	48.86	54.63
3	7.85	9.40	10.72	11.88	12.94	13.92	14.83	15.69	16.50	18.02	20.08	23.10	25.27	28.20
4	6.00	7.08	7.99	8.81	9.55	10.24	10.88	11.49	12.06	13.13	14.59	16.74	18.28	20.37
5	5.15	6.02	6.75	7.41	8.00	8.56	9.07	9.56	10.03	10.89	12.08	13.82	15.07	16.77
6	4.67	5.42	6.05	6.61	7.13	7.60	8.05	8.47	8.87	9.62	10.65	12.16	13.25	14.73
7	4.37	5.04	5.60	6.11	6.57	7.00	7.40	7.78	8.14	8.81	9.73	11.10	12.08	13.41
8	4.16	4.77	5.29	5.76	6.18	6.58	6.94	7.29	7.63	8.25	9.10	10.35	11.26	12.49
9	4.01	4.58	5.07	5.50	5.90	6.27	6.61	6.94	7.25	7.83	8.63	9.81	10.65	11.81
10	3.89	4.43	4.90	5.31	5.68	6.03	6.36	6.67	6.96	7.51	8.27	9.39	10.19	11.29
11	3.80	4.32	4.76	5.16	5.52	5.85	6.16	6.46	6.74	7.26	7.99	9.05	9.82	10.87
12	3.72	4.23	4.65	5.03	5.38	5.70	6.00	6.28	6.55	7.06	7.76	8.78	9.53	10.54
13	3.66	4.15	4.56	4.93	5.27	5.58	5.87	6.14	6.40	6.89	7.57	8.56	9.28	10.26
14	3.61	4.09	4.49	4.85	5.17	5.47	5.76	6.02	6.28	6.75	7.41	8.37	9.07	10.02
15	3.57	4.03	4.42	4.77	5.09	5.38	5.66	5.92	6.17	6.63	7.27	8.21	8.89	9.82
16	3.53	3.98	4.37	4.71	5.02	5.31	5.58	5.83	6.08	6.53	7.15	8.07	8.74	9.64
17	3.50	3.94	4.32	4.66	4.96	5.24	5.51	5.76	5.99	6.44	7.05	7.95	8.60	9.49
18	3.47	3.91	4.28	4.61	4.91	5.18	5.44	5.69	5.92	6.36	6.96	7.84	8.48	9.36
19	3.44	3.88	4.24	4.57	4.86	5.13	5.39	5.63	5.86	6.29	6.88	7.75	8.38	9.24
20	3.42	3.85	4.21	4.53	4.82	5.09	5.34	5.58	5.80	6.23	6.81	7.67	8.28	9.13
24	3.35	3.76	4.11	4.41	4.69	4.95	5.19	5.41	5.63	6.03	6.58	7.40	7.99	8.79
30	3.28	3.68	4.01	4.30	4.57	4.81	5.04	5.25	5.46	5.84	6.36	7.14	7.70	8.46
40	3.22	3.60	3.91	4.19	4.44	4.68	4.89	5.10	5.29	5.65	6.15	6.88	7.41	8.13
60	3.16	3.52	3.82	4.09	4.33	4.55	4.75	4.95	5.13	5.47	5.94	6.63	7.13	7.80
120	3.09	3.44	3.73	3.98	4.21	4.42	4.62	4.80	4.97	5.29	5.73	6.38	6.84	7.47

9. 总体率 p 置信区间(上一行 $P = 0.01$,下一行 $P = 0.05$)

m	\multicolumn{15}{c}{$n-m$}	$1-\alpha$
	1	2	3	4	5	6	7	8	9	10	12	14	16	18	20	
1	0.013	0.008	0.006	0.005	0.004	0.004	0.003	0.003	0.003	0.002	0.002	0.002	0.001	0.001	0.001	
	0.987	0.906	0.806	0.716	0.641	0.579	0.527	0.483	0.445	0.413	0.360	0.319	0.287	0.260	0.238	0.95
	0.003	0.002	0.001	0.001	0.001	0.001	0.001	0.001	0.001	0.000	0.000	0.000	0.000	0.000	0.000	
	0.997	0.959	0.889	0.815	0.746	0.685	0.632	0.585	0.544	0.509	0.449	0.402	0.363	0.331	0.304	0.99
2	0.094	0.068	0.053	0.043	0.037	0.032	0.028	0.025	0.023	0.021	0.018	0.016	0.014	0.012	0.011	
	0.992	0.932	0.853	0.777	0.710	0.651	0.600	0.556	0.518	0.484	0.428	0.383	0.347	0.317	0.292	0.95
	0.041	0.029	0.023	0.019	0.016	0.014	0.012	0.011	0.010	0.009	0.008	0.007	0.006	0.005	0.005	
	0.998	0.971	0.917	0.856	0.797	0.742	0.693	0.648	0.608	0.573	0.512	0.463	0.422	0.387	0.358	0.99
3	0.194	0.147	0.118	0.099	0.085	0.075	0.067	0.060	0.055	0.050	0.043	0.038	0.034	0.030	0.028	
	0.994	0.947	0.882	0.816	0.755	0.701	0.652	0.610	0.572	0.538	0.481	0.434	0.396	0.363	0.336	0.95
	0.111	0.088	0.066	0.055	0.047	0.042	0.037	0.033	0.030	0.028	0.024	0.021	0.019	0.017	0.015	
	0.999	0.977	0.934	0.882	0.830	0.781	0.735	0.693	0.655	0.621	0.561	0.510	0.468	0.432	0.401	0.99
4	0.284	0.223	0.184	0.157	0.137	0.122	0.109	0.099	0.091	0.084	0.073	0.064	0.057	0.052	0.047	
	0.995	0.957	0.901	0.843	0.788	0.738	0.692	0.651	0.614	0.581	0.524	0.476	0.437	0.403	0.374	0.95
	0.185	0.144	0.118	0.100	0.087	0.077	0.069	0.062	0.057	0.053	0.045	0.040	0.036	0.032	0.029	
	0.999	0.981	0.945	0.900	0.854	0.809	0.767	0.728	0.691	0.658	0.599	0.549	0.507	0.470	0.438	0.99
5	0.359	0.290	0.245	0.212	0.187	0.167	0.151	0.139	0.128	0.118	0.103	0.091	0.082	0.075	0.068	
	0.996	0.963	0.915	0.863	0.813	0.766	0.723	0.684	0.649	0.616	0.560	0.512	0.471	0.436	0.407	0.95
	0.254	0.203	0.170	0.146	0.128	0.114	0.103	0.094	0.087	0.080	0.070	0.062	0.055	0.050	0.046	
	0.999	0.984	0.953	0.913	0.872	0.831	0.791	0.755	0.720	0.688	0.631	0.582	0.539	0.502	0.470	0.99
6	0.421	0.349	0.299	0.262	0.234	0.211	0.192	0.177	0.163	0.152	0.133	0.119	0.107	0.098	0.090	
	0.996	0.968	0.925	0.878	0.833	0.789	0.749	0.711	0.677	0.646	0.590	0.543	0.502	0.467	0.436	0.95
	0.315	0.258	0.219	0.191	0.169	0.152	0.138	0.127	0.117	0.109	0.095	0.085	0.076	0.069	0.064	
	0.999	0.986	0.958	0.923	0.886	0.848	0.811	0.777	0.744	0.714	0.658	0.610	0.567	0.531	0.498	0.99
7	0.473	0.400	0.348	0.308	0.277	0.251	0.230	0.213	0.198	0.184	0.163	0.146	0.132	0.121	0.111	
	0.997	0.972	0.933	0.891	0.849	0.808	0.770	0.734	0.701	0.671	0.616	0.570	0.529	0.494	0.463	0.95
	0.368	0.307	0.265	0.233	0.209	0.189	0.172	0.159	0.147	0.137	0.121	0.108	0.097	0.089	0.082	
	0.999	0.988	0.963	0.931	0.897	0.862	0.828	0.795	0.764	0.735	0.681	0.634	0.592	0.555	0.522	0.99
8	0.517	0.444	0.390	0.349	0.316	0.289	0.266	0.247	0.230	0.215	0.191	0.172	0.155	0.143	0.132	
	0.997	0.975	0.940	0.901	0.861	0.823	0.787	0.753	0.722	0.692	0.639	0.593	0.553	0.518	0.487	0.95
	0.415	0.352	0.307	0.272	0.245	0.223	0.205	0.189	0.176	0.165	0.146	0.131	0.119	0.109	0.100	
	0.999	0.989	0.967	0.938	0.906	0.873	0.841	0.811	0.781	0.752	0.701	0.655	0.614	0.578	0.545	0.99

10. 总体均数 λ 置信区间

c	$1-\alpha$ 0.95		$1-\alpha$ 0.99		c	$1-\alpha$ 0.95		$1-\alpha$ 0.99		c	$1-\alpha$ 0.95		$1-\alpha$ 0.99	
1	0.025	5.570	0.005	7.430	11	5.490	19.68	4.320	22.78	21	13.79	33.31	11.79	37.22
2	0.242	7.220	0.103	9.270	12	6.200	20.96	4.940	24.14	22	12.22	30.89	10.35	34.67
3	0.619	8.770	0.338	10.98	13	6.920	22.23	5.580	25.00	23	14.58	34.51	12.52	38.48
4	1.090	10.24	0.672	12.59	14	7.650	23.49	6.230	26.84	24	15.38	35.71	13.25	39.74
5	1.620	11.67	1.080	14.15	15	8.400	24.74	6.890	28.16	25	16.18	36.90	14.00	41.00
6	2.200	13.06	1.540	15.66	16	9.150	25.98	7.570	29.48	26	16.98	38.10	14.74	42.25
7	2.810	14.42	2.040	17.13	17	9.900	27.22	8.250	30.79	27	17.79	39.28	15.49	43.50
8	3.450	15.76	2.570	18.58	18	10.67	28.45	8.940	32.00	28	18.61	40.47	16.24	44.74
9	4.120	17.08	3.130	20.00	19	11.44	29.67	9.640	33.38	29	19.42	41.65	17.00	45.98
10	4.800	18.39	3.720	21.40	20	13.00	32.10	11.07	35.95	30	20.24	42.83	17.77	47.21

11. 游程个数检验 r 界值表

n_1	n_2 5	6	7	8	9	10	11	12	13	14	15	16	P
5	3~9	3~10	3~10	3~11	4~11	4~11	4	4	4	5	5	5	单0.05
	2~10	3~10	3~11	3~11	3	3	4	4	4	4	4	4	双0.05
6		3~11	4~11	4~12	4~12	5~12	5~13	5~13	5~13	5~13	6	6	单0.05
		3~11	3~12	3~12	4~13	4~13	4~13	4~13	5	5	5	5	双0.05
7			4~12	4~13	5~13	5~13	5~14	6~14	6~14	6~14	6~15	6~15	单0.05
			3~13	4~13	4~14	5~14	5~14	5~14	5~15	5~15	5~15	6	双0.05
8				5~13	5~14	6~14	6~15	6~15	6~15	7~16	7~16	7~16	单0.05
				4~14	5~14	5~15	5~15	6~16	6~16	6~16	6~16	6~17	双0.05
9					6~14	6~15	6~15	7~16	7~16	7~17	8~17	8~17	单0.05
					5~15	5~16	6~16	6~16	6~17	7~17	7~18	7~18	双0.05
10					6~16	6~16	7~16	7~17	8~17	8~17	8~18	8~18	单0.05
					6~16	6~16	6~17	7~17	7~18	7~18	7~18	8~19	双0.05

12. 配对秩和检验 T 界值表

n	单0.05	双0.05	单0.01	双0.01	n	单0.05	双0.05	单0.01	双0.01	n	单0.05	双0.05	单0.01	双0.01
5	0~15	~	~	~	13	21~70	17~74	12~79	9~82	21	67~164	58~173	49~182	42~189
6	2~19	0~21	~	~	14	25~80	21~84	15~90	12~93	22	75~178	65~188	55~198	48~205
7	3~25	2~26	0~28	~	15	30~90	25~95	19~101	15~105	23	83~193	73~203	62~214	54~222
8	5~31	3~33	1~35	0~36	16	35~101	29~107	23~113	19~117	24	91~209	81~219	69~231	61~239
9	8~37	5~40	3~42	1~44	17	41~112	34~119	27~126	23~130	25	100~225	89~236	76~249	68~257
10	10~45	8~47	5~50	3~52	18	47~124	40~131	32~139	27~144	26	110~241	98~253	84~267	75~276
11	13~53	10~56	7~59	5~61	19	53~137	46~144	37~153	32~158	27	119~259	107~271	92~286	83~295
12	17~61	13~65	9~69	7~71	20	60~150	52~158	43~167	37~173	28	130~276	116~290	101~305	91~315

13. 成组秩和检验 T 界值表

n_1					$n_2 - n_1$							双侧 P
	0	1	2	3	4	5	6	7	8	9	10	
3	5 − 16	6 − 18	6 − 21	7 − 23	7 − 26	8 − 28	8 − 31	9 − 33	10 − 35	10 − 38	11 − 40	0.05
	5 − 16	5 − 19	5 − 22	5 − 25	6 − 27	6 − 30	6 − 33	6 − 36	7 − 38	7 − 41	7 − 44	0.01
4	11 − 25	12 − 28	12 − 32	13 − 35	14 − 38	15 − 41	16 − 64	17 − 47	17 − 51	18 − 54	19 − 57	0.05
	9 − 27	10 − 30	10 − 34	11 − 37	11 − 41	12 − 45	12 − 48	13 − 51	13 − 55	14 − 58	15 − 61	0.01
5	18 − 37	19 − 41	20 − 45	21 − 49	22 − 53	24 − 56	25 − 60	26 − 64	27 − 68	29 − 71	30 − 75	0.05
	15 − 40	16 − 44	17 − 48	18 − 52	19 − 56	19 − 61	20 − 65	21 − 69	22 − 73	23 − 77	24 − 81	0.01
6	26 − 52	28 − 56	29 − 61	31 − 65	32 − 70	34 − 74	36 − 78	37 − 83	39 − 87	41 − 91	42 − 96	0.05
	23 − 55	24 − 60	25 − 65	27 − 69	28 − 74	29 − 79	30 − 84	31 − 89	32 − 94	34 − 98	35 − 103	0.01
7	37 − 68	39 − 73	41 − 78	43 − 83	45 − 88	46 − 94	48 − 99	50 − 104	52 − 109	54 − 114	56 − 119	0.05
	33 − 72	34 − 78	36 − 83	37 − 89	39 − 94	40 − 100	42 − 105	43 − 111	45 − 116	46 − 122	48 − 127	0.01
8	49 − 87	51 − 93	54 − 98	56 − 104	58 − 110	61 − 115	63 − 121	65 − 127	68 − 132	70 − 138	72 − 144	0.05
	44 − 92	46 − 98	47 − 105	49 − 111	51 − 117	53 − 123	55 − 129	57 − 135	59 − 141	61 − 147	62 − 154	0.01
9	63 − 108	66 − 114	68 − 121	71 − 127	74 − 133	77 − 139	79 − 146	82 − 152	85 − 158	88 − 164	90 − 171	0.05
	57 − 114	59 − 121	61 − 128	63 − 135	65 − 142	68 − 148	70 − 155	72 − 162	74 − 169	77 − 175	79 − 182	0.01
10	79 − 131	82 − 138	85 − 145	88 − 152	91 − 159	94 − 166	97 − 173	101 − 179	104 − 186	107 − 193	110 − 200	0.05
	71 − 139	74 − 146	76 − 154	79 − 161	81 − 168	84 − 176	87 − 183	89 − 191	92 − 198	95 − 205	97 − 213	0.01

14. 三样本秩和检验 H 界值表

N	n_1	n_2	n_3	单侧 0.05	单侧 0.01	N	n_1	n_2	n_3	单侧 0.05	单侧 0.01
9	3	3	3	5.60	7.20	11	4	4	3	5.60	7.14
	4	3	2	5.44	6.44		5	3	3	5.65	7.08
	4	4	1	4.97	6.67		5	4	2	5.27	7.12
	5	2	2	5.16	6.53		5	5	1	5.13	7.31
10	4	3	3	5.73	6.75	12	4	4	4	5.69	7.65
	4	4	2	5.45	7.04		5	4	3	5.63	7.44
	5	3	2	5.25	6.82		5	5	2	5.34	7.27
	5	4	1	4.99	6.95	15	5	5	5	5.78	7.98

15. 配伍秩和检验 M 界值表（$P = 0.05$）

配伍 b	处理 k													
	2	3	4	5	6	7	8	9	10	11	12	13	14	15
2	–	–	20	38	64	96	138	192	258	336	429	538	664	808
3	–	18	37	64	104	158	225	311	416	542	691	865	1063	1292
4	–	26	52	89	144	217	311	429	574	747	950	1189	1460	1770
5	–	32	65	113	183	277	396	547	731	960	1210	1512	1859	2254
6	18	42	76	137	222	336	482	664	887	1155	1469	1831	2253	2738
7	24.5	50	92	167	272	412	591	815	1086	1410	1791	2233	2740	3316
8	32	50	105	190	310	471	676	931	1241	1612	2047	2552	3131	3790
9	24.5	56	118	214	349	529	760	1047	1396	1813	2302	2871	3523	4264
10	32	62	131	238	388	588	845	1164	1551	2014	2558	3189	3914	4737
11	40.5	66	144	261	427	647	929	1280	1706	2216	2814	3508	4305	5211
12	32	72	157	285	465	706	1013	1396	1862	2417	3070	3827	4697	5685
13	40.5	78	170	309	504	764	1098	1512	2017	2618	3326	4146	5088	6150
14	50	84	183	333	543	823	1182	1629	2172	2820	3581	4465	5479	6632
15	40.5	90	196	356	582	882	1267	1745	2327	3021	3837	4784	5871	7106

16. 相关系数 r 界值表

f	单 0.25 双 0.5	0.2 0.4	0.15 0.3	0.1 0.2	0.05 0.1	0.025 0.05	0.01 0.02	0.005 0.01	0.0025 0.005	0.001 0.002	0.0005 0.001
1	0.7071	0.8090	0.8910	0.9511	0.9877	0.9969	0.9995	0.9999	1.0000	1.0000	1.0000
2	0.5000	0.6000	0.7000	0.8000	0.9000	0.9500	0.9800	0.9900	0.9950	0.9980	0.9990
3	0.4040	0.4681	0.5851	0.6870	0.8054	0.8783	0.9343	0.9587	0.9740	0.9859	0.9911
4	0.3473	0.4169	0.5112	0.6084	0.7293	0.8114	0.8822	0.9172	0.9417	0.9633	0.9741
5	0.3091	0.3796	0.4592	0.5509	0.6694	0.7545	0.8329	0.8745	0.9056	0.9350	0.9509
6	0.2811	0.3468	0.4202	0.5067	0.6215	0.7067	0.7887	0.8343	0.8697	0.9049	0.9249
7	0.2596	0.3208	0.3896	0.4716	0.5822	0.6664	0.7498	0.7977	0.8359	0.8751	0.8983
8	0.2423	0.2998	0.3648	0.4428	0.5494	0.6319	0.7155	0.7646	0.8046	0.8467	0.8721
9	0.2281	0.2825	0.3442	0.4187	0.5214	0.6021	0.6851	0.7348	0.7759	0.8199	0.8470
10	0.2161	0.2678	0.3267	0.3981	0.4973	0.5760	0.6581	0.7079	0.7496	0.7950	0.8233
11	0.2058	0.2552	0.3116	0.3802	0.4762	0.5529	0.6339	0.6835	0.7255	0.7717	0.8010
12	0.1968	0.2443	0.2984	0.3646	0.4575	0.5324	0.6120	0.6614	0.7034	0.4525	0.7800
13	0.1890	0.2346	0.2868	0.3507	0.4409	0.5140	0.5923	0.6411	0.6831	0.7301	0.4494
14	0.1820	0.2260	0.2764	0.3383	0.4259	0.4973	0.5742	0.6226	0.6643	0.7114	0.4362
15	0.1757	0.2183	0.2671	0.3271	0.4124	0.4821	0.5577	0.6055	0.6470	0.6940	0.7247
20	0.1518	0.1888	0.2315	0.2841	0.3598	0.4227	0.4921	0.5368	0.5763	0.6219	0.6524
30	0.1237	0.1540	0.1891	0.2327	0.2960	0.3494	0.4093	0.4487	0.4840	0.5257	0.5541
50	0.0956	0.1192	0.1465	0.1806	0.2306	0.2732	0.3218	0.3542	0.3836	0.4188	0.4432
100	0.0675	0.0842	0.1036	0.1279	0.1638	0.1946	0.2301	0.2540	0.2759	0.3025	0.3211
200	0.0477	0.0595	0.0733	0.0905	0.1161	0.1381	0.1636	0.1809	0.1968	0.2162	0.2298

17. 常用正交表

(1) 2 水平表

$L_4(2^3)$

试验	列号		
	1	2	3
1	1	1	1
2	1	2	2
3	2	1	2
4	2	2	1

任二列间交互作用出现于另一列

$L_8(2^7)$

试验	列号						
	1	2	3	4	5	6	7
1	1	1	1	1	1	1	1
2	1	1	1	2	2	2	2
3	1	2	2	1	1	2	2
4	1	2	2	2	2	1	1
5	2	1	2	1	2	1	2
6	2	1	2	2	1	2	1
7	2	2	1	1	2	2	1
8	2	2	1	2	1	1	2

$L_8(2^7)$ 交互作用表

列号	列号					
	2	3	4	5	6	7
1	3	2	5	4	7	6
2		1	6	7	4	5
3			7	6	5	4
4				1	2	3
5					3	2
6						1

$L_{12}(2^{11})$

试验	列号										
	1	2	3	4	5	6	7	8	9	10	11
1	1	1	1	1	1	1	1	1	1	1	1
2	1	1	1	1	1	2	2	2	2	2	2
3	1	1	2	2	2	1	1	1	2	2	2
4	1	2	1	2	2	1	2	2	1	1	2
5	1	2	2	1	2	2	1	2	1	2	1
6	1	2	2	2	1	2	2	1	2	1	1
7	2	1	2	2	1	1	2	2	1	2	1
8	2	1	2	1	2	2	2	1	1	1	2
9	2	1	1	2	2	2	1	2	2	1	1
10	2	2	2	1	1	1	1	2	2	1	2
11	2	2	1	2	1	2	1	1	1	2	2
12	2	2	1	1	2	1	2	1	2	2	1

$L_{16}(2^{15})$

试验	列号														
	1	2	3	4	5	6	7	8	9	10	11	12	13	14	15
1	1	1	1	1	1	1	1	1	1	1	1	1	1	1	1
2	1	1	1	1	1	1	1	2	2	2	2	2	2	2	2
3	1	1	1	2	2	2	2	1	1	1	1	2	2	2	2
4	1	1	1	2	2	2	2	2	2	2	2	1	1	1	1
5	1	2	2	1	1	2	2	1	1	2	2	1	1	2	2
6	1	2	2	1	1	2	2	2	2	1	1	2	2	1	1
7	1	2	2	2	2	1	1	1	1	2	2	2	2	1	1
8	1	2	2	2	2	1	1	2	2	1	1	1	1	2	2
9	2	1	2	1	2	1	2	1	2	1	2	1	2	1	2
10	2	1	2	1	2	1	2	2	1	2	1	2	1	2	1
11	2	1	2	2	1	2	1	1	2	1	2	2	1	2	1
12	2	1	2	2	1	2	1	2	1	2	1	1	2	1	2
13	2	2	1	1	2	2	1	1	2	2	1	1	2	2	1
14	2	2	1	1	2	2	1	2	1	1	2	2	1	1	2
15	2	2	1	2	1	1	2	1	2	2	1	2	1	1	2
16	2	2	1	2	1	1	2	2	1	1	2	1	2	2	1

$L_{16}(2^{15})$交互作用表

列号	列号													
	2	3	4	5	6	7	8	9	10	11	12	13	14	15
1	3	2	5	4	7	6	9	8	11	10	13	12	15	14
2		1	6	7	4	5	10	11	8	9	14	15	12	13
3			7	6	5	4	11	10	9	8	15	14	13	12
4				1	2	3	12	13	14	15	8	9	10	11
5					3	2	13	12	15	14	9	8	11	10
6						1	14	15	12	13	10	11	8	9
7							15	14	13	12	11	10	9	8
8								1	2	3	4	5	6	7
9									3	2	5	4	7	6
10										1	6	7	4	5
11											7	6	5	4
12												1	2	3
13													3	2
14														1

（2）3 水平表

$L_9(3^4)$

试验	列号			
	1	2	3	4
1	1	1	1	1
2	1	2	2	2
3	1	3	3	3
4	2	1	2	3
5	2	2	3	1
6	2	3	1	2
7	3	1	3	2
8	3	2	1	3
9	3	3	2	1

任意两列的交互作用出现于另外二列

$L_{18}(3^7)$

试验	列号						
	1	2	3	4	5	6	7
1	1	1	1	1	1	1	1
2	1	2	2	2	2	2	2
3	1	3	3	3	3	3	3
4	2	1	1	2	2	3	3
5	2	2	2	3	3	1	1
6	2	3	3	1	1	2	2
7	3	1	2	1	3	2	3
8	3	2	3	2	1	3	1
9	3	3	1	3	2	1	2
10	1	1	3	3	2	2	1
11	1	2	1	1	3	3	2
12	1	3	2	2	1	1	3
13	2	1	2	3	1	3	2
14	2	2	3	1	2	1	3
15	2	3	1	2	3	2	1
16	3	1	3	2	3	1	2
17	3	2	1	3	1	2	3
18	3	3	2	1	2	3	1

$L_{27}(3^{13})$

试验	1	2	3	4	5	6	7	8	9	10	11	12	13
1	1	1	1	1	1	1	1	1	1	1	1	1	1
2	1	1	1	1	2	2	2	2	2	2	2	2	2
3	1	1	1	1	3	3	3	3	3	3	3	3	3
4	1	2	2	2	1	1	1	2	2	2	3	3	3
5	1	2	2	2	2	2	2	3	3	3	1	1	1
6	1	2	2	2	3	3	3	1	1	1	2	2	2
7	1	3	3	3	1	1	1	3	3	3	2	2	2
8	1	3	3	3	2	2	2	1	1	1	3	3	3
9	1	3	3	3	3	3	3	2	2	2	1	1	1
10	2	1	2	3	1	2	3	1	2	3	1	2	3
11	2	1	2	3	2	3	1	2	3	1	2	3	1
12	2	1	2	3	3	1	2	3	1	2	3	1	2
13	2	2	3	1	1	2	3	2	3	1	3	1	2
14	2	2	3	1	2	3	1	3	1	2	1	2	3
15	2	2	3	1	3	1	2	1	2	3	2	3	1
16	2	3	1	2	1	2	3	3	1	2	2	3	1
17	2	3	1	2	2	3	1	1	2	3	3	1	2
18	2	3	1	2	3	1	2	2	3	1	1	2	3
19	3	1	3	2	1	3	2	1	3	2	1	3	2
20	3	1	3	2	2	1	3	2	1	3	2	1	3
21	3	1	3	2	3	2	1	3	2	1	3	2	1
22	3	2	1	3	1	3	2	2	1	3	3	2	1
23	3	2	1	3	2	1	3	3	2	1	1	3	2
24	3	2	1	3	3	2	1	1	3	2	2	1	3
25	3	3	2	1	1	3	2	3	2	1	2	1	3
26	3	3	2	1	2	1	3	1	3	2	3	2	1
27	3	3	2	1	3	2	1	2	1	3	1	3	2

$L_{27}(3^{13})$ 交互作用表

列号	2	3	4	5	6	7	8	9	10	11	12	13
1	3	2	2	6	5	5	9	8	8	12	11	11
	4	4	3	7	7	6	10	10	9	13	13	12
2		1	1	8	9	10	5	6	7	5	6	7
		4	3	11	12	13	11	12	13	8	9	10
3			1	9	10	8	7	5	6	6	7	5
			2	13	11	12	12	13	11	10	8	9
4				10	8	9	6	7	5	5	7	6
				12	13	11	13	11	12	9	10	8
5					1	1	2	4	3	2	4	3
					7	6	11	13	12	8	10	9
6						1	4	2	3	3	2	4
						5	13	12	11	10	9	8
7							3	4	2	4	3	2
							12	11	13	9	8	10
8								1	1	2	3	4
								10	9	5	7	6
9									1	4	2	3
									8	7	6	5
10										3	4	2
										6	5	7
11											1	1
											13	12
12												1
												11

（3）混合水平表

$L_8(4 \times 2^4)$

试验	1	2	3	4	5
1	1	1	1	1	1
2	1	2	2	2	2
3	2	1	1	2	2
4	2	2	2	1	1
5	3	1	2	1	2
6	3	2	1	2	1
7	4	1	2	2	1
8	4	2	1	1	2

$L_{12}(3 \times 2^4)$

试验	1	2	3	4	5
1	1	1	1	1	1
2	1	1	1	2	2
3	1	2	2	1	2
4	1	2	2	2	1
5	2	1	2	1	1
6	2	1	2	2	2
7	2	2	1	1	1
8	2	2	1	2	2
9	3	1	1	1	2
10	3	1	1	2	1
11	3	2	1	1	2
12	3	2	2	2	1

$$L_{16}(4 \times 2^{13})$$

试验	1	2	3	4	5	6	7	8	9	10	11	12	13
列号	(1,2,3	2	3	4	7	8	9	10	11	12	13	14	15)
1	1	1	1	1	1	1	1	1	1	1	1	1	1
2	1	1	1	1	2	2	2	2	2	2	2	2	2
3	1	2	2	2	1	1	1	1	1	2	2	2	2
4	1	2	2	2	2	2	2	2	2	1	1	1	1
5	2	1	1	2	1	1	2	2	1	1	2	2	2
6	2	1	1	2	2	2	2	1	1	2	2	1	1
7	2	2	2	1	1	1	1	2	2	2	2	1	1
8	2	2	2	1	1	2	2	1	1	1	1	2	2
9	3	1	2	1	2	1	2	1	2	1	2	1	2
10	3	1	2	1	2	2	1	2	1	2	1	2	1
11	3	2	1	2	1	1	2	1	2	2	1	2	1
12	3	2	1	2	1	2	1	2	1	1	2	1	2
13	4	1	2	2	1	1	2	2	1	1	2	2	1
14	4	1	2	2	1	2	1	1	2	2	1	1	2
15	4	2	1	1	2	1	2	2	1	2	1	1	2
16	4	2	1	1	2	2	1	1	2	1	2	2	1

括号内的数字表示 $L_{16}(2^{15})$ 的列号

$$L_{16}(4^2 \times 2^9)$$

试验	1	2	3	4	5	6	7	8	9	10	11
列号	(1,2,3	4,8,12	5	6	7	9	10	11	13	14	15)
1	1	1	1	1	1	1	1	1	1	1	1
2	1	2	1	1	1	2	2	2	2	2	2
3	1	3	2	2	2	1	1	1	1	2	2
4	1	4	2	2	2	2	2	2	2	1	1
5	2	1	1	2	2	1	1	2	2	1	1
6	2	2	1	2	2	2	2	1	1	2	1
7	2	3	2	1	1	1	2	2	2	1	1
8	2	4	2	1	1	2	1	1	1	2	1
9	3	1	2	1	2	2	1	1	2	1	2
10	3	2	2	1	2	1	2	2	1	2	1
11	3	3	1	2	1	2	1	2	1	2	2
12	3	4	1	2	1	1	2	1	2	1	2
13	4	1	2	2	1	2	2	1	2	2	1
14	4	2	2	2	1	1	1	2	1	1	2
15	4	3	1	1	2	2	2	1	1	1	2
16	4	4	1	1	2	1	1	2	2	2	1

括号内的数字表示 $L_{16}(2^{15})$ 的列号

$$L_{18}(2 \times 3^7)$$

试验	1	2	3	4	5	6	7	8
1	1	1	1	1	1	1	1	1
2	1	1	2	2	2	2	2	2
3	1	1	3	3	3	3	3	3
4	1	2	1	1	2	2	3	3
5	1	2	2	2	3	3	1	1
6	1	2	3	3	1	1	2	2
7	1	3	1	2	1	3	2	3
8	1	3	2	3	2	1	3	1
9	1	3	3	1	3	2	1	2
10	2	1	1	3	3	2	2	1
11	2	1	2	1	1	3	3	2
12	2	1	3	2	2	1	1	3
13	2	2	1	2	3	1	3	2
14	2	2	2	3	1	2	1	3
15	2	2	3	1	2	3	2	1
16	2	3	1	3	2	3	1	2
17	2	3	2	1	3	1	2	3
18	2	3	3	2	1	2	3	1

18. 常用均匀表

$$U_5(5^4)$$

试验	1	2	3	4
1	3	3	1	5
2	4	5	3	1
3	1	4	4	4
4	5	2	5	3
5	2	1	2	2

$$U_5(5^4)\text{的使用表}$$

s	列号			D
2	1	2		0.3100
3	1	2	3	0.4570

$$U_7(7^6)$$

试验	1	2	3	4	5	6
1	7	5	4	7	5	6
2	1	1	3	6	3	4
3	3	3	6	1	4	7
4	6	2	2	2	6	2
5	4	6	1	3	1	5
6	2	7	5	4	7	3
7	5	4	7	5	2	1

$U_7(7^6)$ 的使用表

s	列号				D
2	1	3			0.2398
3	1	2	3		0.3721
4	1	2	3	4	0.4760

$U_9(9^5)$

试验	列号				
	1	2	3	4	5
1	1	2	4	7	8
2	2	4	8	5	7
3	3	6	3	3	6
4	4	8	7	1	5
5	5	1	6	8	4
6	6	3	6	6	3
7	7	5	1	4	2
8	8	7	5	2	1
9	9	9	9	9	9

$U_9(9^5)$ 的使用表

s	列号				D
2	1	3			0.1944
3	1	3	4		0.3102

$U_{11}(11^6)$

试验	列号					
	1	2	3	4	5	6
1	1	2	3	5	7	10
2	2	4	6	10	3	9
3	3	6	9	4	10	8
4	4	8	1	9	6	7
5	5	10	4	3	2	6
6	6	1	7	8	9	5
7	7	3	10	2	5	4
8	8	5	2	7	1	3
9	9	7	5	1	8	2
10	10	9	8	6	4	1
11	11	11	11	11	11	11

$U_{11}(11^6)$ 的使用表

s	列号				D
2	1	5			0.16328
3	1	4	5		0.2649
4	1	3	4	5	0.3528

$U_{13}(13^8)$

试验	列号							
	1	2	3	4	5	6	7	8
1	1	2	5	6	8	9	10	12
2	2	4	10	12	3	5	7	11
3	3	6	2	5	11	1	4	10
4	4	8	7	11	6	10	1	9
5	5	10	12	4	1	6	11	8
6	6	12	4	10	9	2	8	7
7	7	1	9	3	4	11	5	6
8	8	3	1	9	12	7	2	5
9	9	5	6	2	7	3	12	4
10	10	7	11	8	2	12	9	3
11	11	9	3	1	10	8	6	2
12	12	11	8	7	5	4	3	1
13	13	13	13	13	13	13	13	13

$U_{13}(13^8)$ 的使用表

s	列号					D
2	1	3				0.1405
3	1	4	7			0.2308
4	1	4	5	7	5	0.3107
5	1	4	5	6	7	0.3814

19. 百分率与概率单位换算表

%	0.0	0.1	0.2	0.3	0.4	0.5	0.6	0.7	0.8	0.9
0	–	1.91	2.12	2.25	2.35	2.42	2.49	2.54	2.59	2.63
1	2.67	2.71	2.74	2.77	2.80	2.83	2.86	2.88	2.90	2.93
2	2.95	2.97	2.99	3.00	3.02	3.04	3.06	3.07	3.09	3.10
3	3.12	3.13	3.15	3.16	3.17	3.19	3.20	3.21	3.23	3.24
4	3.25	3.26	3.27	3.28	3.29	3.30	3.32	3.33	3.34	3.35
5	3.36	3.36	3.37	3.38	3.39	3.40	3.41	3.42	3.43	3.44
6	3.45	3.45	3.46	3.47	3.48	3.49	3.49	3.50	3.51	3.52
7	3.52	3.53	3.54	3.55	3.55	3.56	3.57	3.57	3.58	3.59
8	3.59	3.60	3.61	3.61	3.62	3.63	3.63	3.64	3.65	3.65
9	3.66	3.67	3.67	3.68	3.68	3.69	3.70	3.70	3.71	3.71
10	3.72	3.72	3.73	3.74	3.74	3.75	3.75	3.76	3.76	3.77
11	3.77	3.78	3.78	3.79	3.79	3.80	3.80	3.81	3.81	3.82
12	3.83	3.83	3.84	3.84	3.84	3.85	3.85	3.86	3.86	3.87
13	3.87	3.88	3.88	3.89	3.89	3.90	3.90	3.91	3.91	3.92
14	3.92	3.92	3.93	3.93	3.94	3.94	3.95	3.95	3.96	3.96
15	3.96	3.97	3.97	3.98	3.98	3.98	3.99	3.99	4.00	4.00
16	4.01	4.01	4.01	4.02	4.02	4.03	4.03	4.03	4.04	4.04
17	4.05	4.05	4.05	4.06	4.06	4.07	4.07	4.07	4.08	4.08
18	4.08	4.09	4.09	4.10	4.10	4.10	4.11	4.11	4.11	4.12
19	4.12	4.13	4.13	4.14	4.14	4.14	4.15	4.15	4.15	4.16
20	4.16	4.16	4.17	4.17	4.17	4.18	4.18	4.18	4.19	4.19
21	4.19	4.20	4.20	4.20	4.21	4.21	4.21	4.22	4.22	4.22
22	4.23	4.23	4.23	4.24	4.24	4.24	4.25	4.25	4.25	4.26
23	4.26	4.26	4.27	4.27	4.27	4.28	4.28	4.28	4.29	4.29
24	4.29	4.30	4.30	4.30	4.31	4.31	4.31	4.32	4.32	4.32
25	4.33	4.33	4.33	4.33	4.34	4.34	4.34	4.35	4.35	4.35
26	4.36	4.36	4.36	4.37	4.37	4.37	4.38	4.38	4.38	4.38
27	4.39	4.39	4.39	4.40	4.40	4.40	4.41	4.41	4.41	4.41
28	4.42	4.42	4.42	4.43	4.43	4.43	4.43	4.44	4.44	4.44
29	4.45	4.45	4.45	4.46	4.46	4.46	4.46	4.47	4.47	4.47
30	4.48	4.48	4.48	4.48	4.49	4.49	4.49	4.50	4.50	4.50
31	4.50	4.51	4.51	4.51	4.52	4.52	4.52	4.52	4.53	4.53
32	4.53	4.54	4.54	4.54	4.54	4.55	4.55	4.55	4.55	4.56
33	4.56	4.56	4.57	4.57	4.57	4.57	4.58	4.58	4.58	4.58
34	4.59	4.59	4.59	4.60	4.60	4.60	4.60	4.61	4.61	4.61
35	4.61	4.62	4.62	4.62	4.63	4.63	4.63	4.63	4.64	4.64
36	4.64	4.64	4.65	4.65	4.65	4.65	4.66	4.66	4.66	4.67
37	4.67	4.67	4.67	4.68	4.68	4.68	4.68	4.69	4.69	4.69
38	4.69	4.70	4.70	4.70	4.71	4.71	4.71	4.71	4.72	4.72
39	4.72	4.72	4.73	4.73	4.73	4.73	4.74	4.74	4.74	4.74
40	4.75	4.75	4.75	4.75	4.76	4.76	4.76	4.76	4.77	4.77
41	4.77	4.78	4.78	4.78	4.78	4.79	4.79	4.79	4.79	4.80
42	4.80	4.80	4.80	4.81	4.81	4.81	4.81	4.82	4.82	4.82
43	4.82	4.83	4.83	4.83	4.83	4.84	4.84	4.84	4.84	4.85
44	4.85	4.85	4.85	4.86	4.86	4.86	4.86	4.87	4.87	4.87
45	4.87	4.88	4.88	4.88	4.88	4.89	4.89	4.89	4.89	4.90
46	4.90	4.90	4.90	4.91	4.91	4.91	4.91	4.92	4.92	4.92
47	4.92	4.93	4.93	4.93	4.93	4.94	4.94	4.94	4.94	4.95
48	4.95	4.95	4.95	4.96	4.96	4.96	4.96	4.97	4.97	4.97
49	4.97	4.98	4.98	4.98	4.99	4.99	4.99	4.99	5.00	5.00

%	0	0.1	0.2	0.3	0.4	0.5	0.6	0.7	0.8	0.9
50	5.00	5.00	5.00	5.01	5.01	5.01	5.01	5.02	5.02	5.02
51	5.03	5.03	5.03	5.03	5.04	5.04	5.04	5.04	5.05	5.05
52	5.05	5.05	5.06	5.06	5.06	5.06	5.07	5.07	5.07	5.07
53	5.08	5.08	5.08	5.08	5.09	5.09	5.09	5.09	5.10	5.10
54	5.10	5.10	5.11	5.11	5.11	5.11	5.12	5.12	5.12	5.12
55	5.13	5.13	5.13	5.13	5.14	5.14	5.14	5.14	5.15	5.15
56	5.15	5.15	5.16	5.16	5.16	5.16	5.17	5.17	5.17	5.17
57	5.18	5.18	5.18	5.18	5.19	5.19	5.19	5.19	5.20	5.20
58	5.20	5.20	5.21	5.21	5.21	5.21	5.22	5.22	5.22	5.22
59	5.23	5.23	5.23	5.24	5.24	5.24	5.24	5.25	5.25	5.25
60	5.25	5.26	5.26	5.26	5.26	5.27	5.27	5.27	5.27	5.28
61	5.28	5.28	5.28	5.29	5.29	5.29	5.29	5.30	5.30	5.30
62	5.31	5.31	5.31	5.31	5.32	5.32	5.32	5.32	5.33	5.33
63	5.33	5.33	5.34	5.34	5.34	5.35	5.35	5.35	5.35	5.36
64	5.36	5.36	5.36	5.37	5.37	5.37	5.37	5.38	5.38	5.38
65	5.39	5.39	5.39	5.39	5.40	5.40	5.40	5.40	5.41	5.41
66	5.41	5.42	5.42	5.42	5.42	5.43	5.43	5.43	5.43	5.44
67	5.44	5.44	5.45	5.45	5.45	5.45	5.46	5.46	5.46	5.46
68	5.47	5.47	5.47	5.48	5.48	5.48	5.48	5.49	5.49	5.49
69	5.50	5.50	5.50	5.50	5.51	5.51	5.51	5.52	5.52	5.52
70	5.52	5.53	5.53	5.53	5.54	5.54	5.54	5.54	5.55	5.55
71	5.55	5.56	5.56	5.56	5.56	5.57	5.57	5.57	5.57	5.58
72	5.58	5.59	5.59	5.59	5.59	5.60	5.60	5.60	5.61	5.61
73	5.61	5.62	5.62	5.62	5.63	5.63	5.63	5.63	5.64	5.64
74	5.64	5.65	5.65	5.65	5.66	5.66	5.66	5.67	5.67	5.67
75	5.67	5.68	5.68	5.68	5.69	5.69	5.69	5.70	5.70	5.70
76	5.71	5.71	5.71	5.72	5.72	5.72	5.73	5.73	5.73	5.74
77	5.74	5.74	5.75	5.75	5.75	5.76	5.76	5.76	5.77	5.77
78	5.77	5.78	5.78	5.78	5.79	5.79	5.79	5.80	5.80	5.80
79	5.81	5.81	5.81	5.82	5.82	5.82	5.83	5.83	5.83	5.84
80	5.84	5.85	5.85	5.85	5.86	5.86	5.86	5.87	5.87	5.87
81	5.88	5.88	5.89	5.89	5.89	5.90	5.90	5.90	5.91	5.91
82	5.92	5.92	5.92	5.93	5.93	5.93	5.94	5.94	5.95	5.95
83	5.95	5.96	5.96	5.97	5.97	5.97	5.98	5.98	5.99	5.99
84	5.99	6.00	6.00	6.01	6.01	6.02	6.02	6.02	6.03	6.03
85	6.04	6.04	6.04	6.05	6.05	6.06	6.06	6.07	6.07	6.08
86	6.08	6.08	6.09	6.09	6.10	6.10	6.11	6.11	6.12	6.12
87	6.13	6.13	6.14	6.14	6.15	6.15	6.16	6.16	6.17	6.17
88	6.17	6.18	6.18	6.19	6.20	6.20	6.21	6.21	6.22	6.22
89	6.23	6.23	6.24	6.24	6.25	6.25	6.26	6.26	6.27	6.28
90	6.28	6.29	6.29	6.30	6.30	6.31	6.32	6.32	6.33	6.33
91	6.34	6.35	6.35	6.36	6.37	6.37	6.38	6.39	6.39	6.40
92	6.41	6.41	6.42	6.43	6.43	6.44	6.45	6.45	6.46	6.47
93	6.48	6.48	6.49	6.50	6.51	6.51	6.52	6.53	6.54	6.55
94	6.55	6.56	6.57	6.58	6.59	6.60	6.61	6.62	6.63	6.64
95	6.64	6.65	6.66	6.67	6.68	6.70	6.71	6.72	6.73	6.74
96	6.75	6.76	6.77	6.79	6.80	6.81	6.83	6.84	6.85	6.87
97	6.88	6.90	6.91	6.93	6.94	6.96	6.98	7.00	7.01	7.03
98	7.05	7.07	7.10	7.12	7.14	7.17	7.20	7.23	7.26	7.29
99	7.33	7.37	7.41	7.46	7.51	7.58	7.65	7.75	7.88	8.09

20. Spearman 等级相关 r_s 界值表

n	单0.1 / 双0.2	0.05 / 0.1	0.025 / 0.05	0.01 / 0.02	0.005 / 0.01	0.0025 / 0.005	n	单0.1 / 双0.2	0.05 / 0.1	0.025 / 0.05	0.01 / 0.02	0.005 / 0.01	0.0025 / 0.005
4	1.000	1.000					28	0.250	0.317	0.375	0.440	0.483	0.522
5	0.800	0.900	1.000	1.000			29	0.245	0.312	0.368	0.433	0.475	0.513
6	0.657	0.829	0.886	0.943	1.000	1.000	30	0.240	0.306	0.362	0.425	0.467	0.504
7	0.571	0.714	0.786	0.893	0.929	0.964	31	0.236	0.301	0.356	0.418	0.459	0.496
8	0.524	0.643	0.738	0.833	0.881	0.905	32	0.232	0.296	0.350	0.412	0.452	0.489
9	0.483	0.600	0.700	0.783	0.833	0.867	33	0.229	0.291	0.345	0.405	0.446	0.284
10	0.455	0.564	0.648	0.745	0.794	0.830	34	0.225	0.287	0.340	0.399	0.439	0.475
11	0.427	0.536	0.618	0.709	0.755	0.800	35	0.222	0.283	0.335	0.394	0.433	0.468
12	0.406	0.503	0.587	0.678	0.727	0.769	36	0.219	0.279	0.330	0.388	0.427	0.462
13	0.385	0.484	0.560	0.648	0.703	0.747	37	0.216	0.275	0.325	0.382	0.421	0.456
14	0.367	0.464	0.538	0.626	0.679	0.723	38	0.212	0.271	0.321	0.378	0.415	0.450
15	0.354	0.446	0.521	0.604	0.654	0.700	39	0.210	0.267	0.317	0.373	0.410	0.444
16	0.341	0.429	0.503	0.582	0.635	0.679	40	0.207	0.264	0.313	0.368	0.405	0.439
17	0.328	0.414	0.485	0.566	0.615	0.662	41	0.204	0.261	0.309	0.364	0.400	0.433
18	0.317	0.401	0.472	0.550	0.600	0.643	42	0.202	0.257	0.305	0.359	0.395	0.428
19	0.309	0.391	0.460	0.535	0.584	0.628	43	0.199	0.254	0.301	0.355	0.391	0.423
20	0.299	0.380	0.447	0.520	0.570	0.612	44	0.197	0.251	0.298	0.351	0.386	0.419
21	0.292	0.370	0.435	0.508	0.556	0.599	45	0.194	0.248	0.294	0.347	0.382	0.414
22	0.284	0.361	0.425	0.496	0.544	0.586	46	0.192	0.246	0.291	0.343	0.378	0.410
23	0.276	0.353	0.415	0.486	0.532	0.573	47	0.190	0.243	0.288	0.340	0.374	0.405
24	0.271	0.344	0.406	0.476	0.521	0.562	48	0.188	0.240	0.285	0.336	0.370	0.401
25	0.265	0.337	0.398	0.466	0.511	0.551	49	0.186	0.238	0.282	0.333	0.366	0.397
26	0.259	0.331	0.390	0.457	0.501	0.541	50	0.184	0.235	0.279	0.329	0.363	0.393
27	0.255	0.324	0.382	0.448	0.491	0.531	60		0.214	0.255	0.300	0.331	

21. Kendall 等级相关 r_k 界值表

f	单侧 P 0.05	单侧 P 0.01	f	单侧 P 0.05	单侧 P 0.01	f	单侧 P 0.05	单侧 P 0.01
5	0.800	1.000	17	0.309	0.426	29	0.222	0.310
6	0.733	0.867	18	0.294	0.412	30	0.218	0.301
7	0.619	0.810	19	0.287	0.392	31	0.213	0.295
8	0.571	0.714	20	0.274	0.379	32	0.210	0.290
9	0.500	0.667	21	0.267	0.371	33	0.205	0.288
10	0.467	0.600	22	0.264	0.359	34	0.201	0.280
11	0.418	0.564	23	0.257	0.352	35	0.197	0.277
12	0.394	0.545	24	0.246	0.341	36	0.194	0.273
13	0.359	0.513	25	0.240	0.333	37	0.192	0.267
14	0.363	0.473	26	0.237	0.329	38	0.189	0.263
15	0.333	0.467	27	0.231	0.322	39	0.188	0.260
16	0.317	0.433	28	0.228	0.312	40	0.185	0.256

附录二 思考与练习参考答案

思考与练习一

一、是非题

1. √ 2. √ 3. × 4. √

二、选择题

1. A 2. D 3. C

三、简答题 略

思考与练习二

一、选择题

1. C 2. B 3. C 4. B

二、填空题

1. 0.52 2. 0.4 3. $\dfrac{5}{6}$ 4. 0.0833 5. φ , Ω , A

三、计算题

1. (1) $A\bar{B}\bar{C}$ (2) $AB\bar{C}$ (3) ABC

(4) $A + B + C$ 或 $A\bar{B}\bar{C} + \bar{A}B\bar{C} + \bar{A}\bar{B}C + AB\bar{C} + A\bar{B}C + \bar{A}BC + ABC$

(5) $\bar{A}\bar{B}\bar{C}$ (6) $A\bar{B}\bar{C} + \bar{A}B\bar{C} + \bar{A}\bar{B}C + \bar{A}\bar{B}\bar{C}$ 或 $\bar{A}\bar{B} + \bar{B}\bar{C} + \bar{A}\bar{C}$

(7) $A\bar{B}\bar{C} + \bar{A}B\bar{C} + \bar{A}\bar{B}C + AB\bar{C} + \bar{A}BC + A\bar{B}C + \bar{A}\bar{B}\bar{C}$ 或 $\overline{ABC}$

(8) $AB\bar{C} + \bar{A}BC + A\bar{B}C + ABC$ 或 $AB + BC + AC$

2. 该季度生男孩的频率为 $f = 0.5066$ 。

3. 其中有 2 丸失效的概率为 0.0354。

4. （1）$A = \{$次品$\}$，$P(A) = 0.1$

　　（2）$B = \{$任取 5 支，全部是次品$\}$，$P(B) = 0.000003347$

　　（3）$C = \{$任取 5 支，恰有两支次品$\}$，$P(C) = 0.07$

5. 当地居民任一人可为他输血的概率是 0.645。

6. （1）$A = \{$有 1 盒或 2 盒陈药$\}$，$P(A) = 0.1879$

　　（2）$B = \{$有陈药$\}$，$P(B) = 0.1881$

7. 所取两只中一支是 4 号小白鼠的概率是 0.4。

8. （1）第一次检得次品的概率是 0.3

　　（2）第一次检得次品后，第二次检得次品的概率是 $\dfrac{2}{9}$

　　（3）两次都检得是次品的概率为 0.0667

9. 是一等品的概率为 0.4。

10. 设 $A = \{$色盲$\}$，$B = \{$聋耳$\}$，则 $P(A) = \dfrac{80}{100} = 0.08$，$P(A \mid B) = \dfrac{4}{50} = 0.08$

　　可见，$P(A) = P(A \mid B)$，A 与 B 相互独立，即聋耳与色盲无关。

11. （1）此人患结核病且患沙眼病的概率是 0.00012

　　（2）此人既无结核病又无沙眼病的概率是 0.9571

　　（3）此人至少有这两种病的一种的概率是 0.0429

　　（4）此人只有其中一种病的概率是 0.0428

12. 该产品合格的概率是 0.9841

13. （1）至少发现一件产品为次品的概率是 0.8674

　　（2）应检验 114 件产品

14. 取到次品的概率是 0.0345

15. 取到正品的概率是 0.92

16. 该药片来自甲、乙种的概率分别是 0.9524、0.0476

17. 在检查合格的产品中确是合格品的概率为 0.9979

18. （1）该市一人经透视被判有肺结核的概率是 0.002948

　　（2）实际患有肺结核的概率是 0.3223

思考与练习三

一、选择题

1. B　2. C　3. D　4. A

二、是非题

1. √　2. ×　3. √　4. √　　5. ×

三、计算题

1. （1）略 （2）略 （3）略 （4）0.9163 （5）0.7518 （6）$P(X \neq k) = 1 - P(X = k)$

2. 其中没有气虚型的概率为 0.0003，有 5 名气虚型的概率为 0.1473。

3. 恰有一丸潮解的概率为 0.3282；不超过 1 丸潮解的概率为 0.5169；有 1 至 5 丸潮解的概率为 0.8075。

4. 略

5. （1）A 出现的次数 X 服从泊分布； （2）n 次试验中 A 出现 18 次的概率为 0.003867。

6. 1ml 浸液中含 2 个颗粒的概率为 0.2510，超过 2 个颗粒的概率为 0.1912。

7. （1）约有 370 个格子中没有孢子；（2）约有 17 个格子中有 2 颗孢子；（3）约有 2 个格子中的孢子多于 2 颗。

8. （1）0.2510 （2）0.1294 （3）0.1200 （4）0.1202 （5）0.00988

9. 没有发现胃癌患者的概率为 0.00674，发现胃癌患者不超过 5 人的概率为 0.4875。

10. $P(Y \geq 1) = 0.5167$。

11. $EX = -0.6, DX = 2.44$。

12. 该地 100 万人中有 100 人患白血病的概率为 0.03989。

13. 略

14. （1）6，4.2，2.049，0.342 （2）2.25，2.25，1.5，0.667 （3）5.4，6.25，2.5，0.463

15. （1）五家店总销量的均值与方差为 1200，1225。（2）应至少储存 1281.55kg 的药材。

思考与练习四

一、选择题

1. D 2. B 3. A 4. C 5. D

二、是非题

1. √ 2. √ 3. × 4. × 5. √

三、计算题

1. 样本均数为 38.4167，标准差为 0.5529。

2. 0.9545

3. 0.05

4. （1）2.558，6.304，6.617（近似值），26.296　　（2）－1.533，2.764，1.782，1.96（近似值）　　（3）5.26，3.14，5.45，3.35

5. （1）35.476　　（2）10.283　　（3）－3.747　　（4）0.05

6. 大鼠的相对标准差 $RSD = 4.53\%$，家兔的相对标准差 $RSD = 2.77\%$，$4.53\% > 2.77\%$，所以家兔的谷丙转氨酶实验稳定性更好。

7. 样本均数为5.14，相对标准差为20.16%。

8. 家鸽更适宜作洋地黄检定。

思考与练习五

一、选择题

1. B　2. A　3. C　4. D　5. B

二、是非题

1. √　2. ×　3. √　4. ×　　5. √

三、计算题

1. （4.413，4.555）

2. （13.812，15.188）

3. （1.47，1.53）

4. （7.54，17.02）

5. 该批药品有效期没有显著性提高。

6. 这批产品的含铁量是合格的。

7. 用成组比较的 t 检验，认为青兰不能显著改变兔脑血流量；配对比较的 t 检验，认为青兰可以显著改变兔脑血流量。配对比较的 t 检验方法更适宜本题的检验。

8. 两组生存时间差异无显著意义。

9. 认为两组有显著差异。

10. 认为两组均数有极显著差异。

11. 10月份的黑斑蛙输卵管均重显著地比6月份的大。

12. 高原地区20~29岁健康女子的收缩压极显著地高于一般20~29岁健康女子的收缩压。

思考与练习六

一、选择题

1. A　2. B　3. D　4. B　　5. C

二、是非题

1. √　2. ×　3. ×　4. ×

三、计算题

1.（0.384，0.882）

2. 批药丸可以出厂。

3.（0.0078，0.0498）

4. 65 岁以上老年胃溃疡患者发生胃出血的比率显著高于其他年龄胃溃疡患者。

5. 两批首乌注射液的变质率无显著差异。

6. 双亲中只有一方患高血压与双亲均患高血压的子代中，高血压患病率显著不同。

7. 该地区 10 岁儿童与 20 岁青年患龋齿率显著不同。

8. 不能得出新剂型疗效不如旧剂型的结论。

9. 两法的阳性检出率无显著差异。

10. 两组疗效有显著差别。

11. 不同疗程的有效率有显著性差异。

12. 四种剂型显效率无显著性差异。

13. 二种药物治疗脑血管疾病的有效率无显著差异。

14. 三种疗法的有效率有显著性差异。

15. 三种矫正治疗近视眼措施的近期有效率无显著差异。

16. 两种培养基的效果有显著性差异。

思考与练习七

1. $P > 0.05$，不能认为整个与半个腺体的抗坏血酸测定量不同。

2. $P < 0.01$，认为已强化玉米的干物质可消化系数高于未强化玉米的干物质可消化系数。

3. $P < 0.01$，认为三组的血浆总皮质醇有差别。

三组血浆总皮质醇的两两比较

对比组	T_i	T_j	t_{ij}	双侧 P
1 与 2	104.5	109.5	−0.1977	>0.05
1 与 3	104.5	251	−5.7931	<0.01
2 与 3	109.5	251	−5.5954	<0.01

4. $P < 0.05$，认为三者的血中淋巴细胞畸变百分数有差别。

血中淋巴细胞畸变百分数的两两比较

对比组	T_i	T_j	t_{ij}	双侧 P
1 与 2	13	24	-3.0640	<0.01
1 与 3	13	23	-2.7854	<0.05
2 与 3	24	23	0.2785	>0.05

5. $P > 0.05$，不能认为两种药丸的疗效不同。

6. $P < 0.01$，认为不同手法治疗肌肉注射疼痛感的效果不同。

7. $P < 0.01$，认为重症肝炎患者血清胆红素高于一般肝炎患者。

8. $P < 0.01$，认为三种产妇在产后一个月内的泌乳量有差别。

三种生产情况的两两比较

对比组	n_i	n_j	T_i	T_j	t_{ij}	双侧 P
1 与 2	97	838	38335	423876	-3.9423	<0.01
1 与 3	97	58	38335	31310	-3.3305	<0.01
2 与 3	838	58	423876	31310	0.9574	>0.05

思考与练习八

一、是非题

1. ×　2. ×　3. √　4. ×　5. √

二、选择题

1. B　2. C　3. B　4. B　5. D　6. D　7. A　8. D　9. C

三、计算题

1. 可认为 20 岁男青年身高与前臂长呈现正线性相关。

2. （1）脐带血 TSH 水平 Y 对母血 TSH 水平 X 的直线回归方程为

$$\hat{Y} = 2.9943 + 0.9973X$$

经回归系数假设检验，母血 TSH 水平与脐带血 TSH 水平之间有直线关系

（2）脐带血总体均数 μ_{Y/X_0} 的 95% 可信区间为

$(4.4903 - 2.306 \times 0.1086, 4.4903 + 2.306 \times 0.1086) = (4.2399, 4.7407)$

当估计总体母血 TSH 水平为 1.5mU/L 时，有 95% 的新生儿脐带血 TSH 水平值在 3.69 ~ 5.29 mU/L 范围内。

3. （1）完全回归方程为

$$\hat{Y} = 10.908 - 0.373X_1 + 1.219X_2 + 0.162X_3$$

对回归方程的假设检验，认为 Y 与 X_1、X_2、X_3 间存在线性回归关系。

决定系数 $R^2 = SS_{回}/SS_{总} = 502.19/645.42 = 0.778$，表明六年级学生的语言测验分 77.8% 可以由三种因素的变化来解释。校正的决定系数 $R_C^2 = 0.723 > 0.7$，表明该回归方程拟合的较好。

（2）标准化回归方程为：$\hat{Y}^* = -0.196X_1^* + 0.857X_2^* + 0.087X_3^*$

可以知道对六年级学生言语测验分（Y）的影响大小顺序依次为教师言语测验分（X_2）、家庭社会经济状况综合指标（X_1）、母亲教育水平（X_3）

（3）通过统计软件作出标准化残差 ε'_i 与回归预测值 $\hat{Y}_i$ 的散点图如下图（左）所示，可见散点分布不均匀，散点主要集中在右侧，所以方差齐性不满足。而从下图（右）可见散点分布较均匀，所以满足自相关性。而标准化残差都在 $[-2, 2]$ 之间，说明没有异常点。

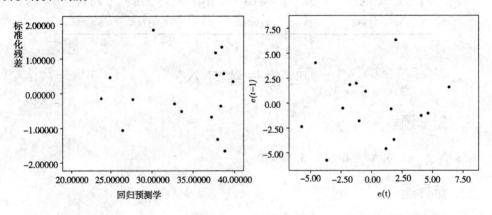

思考与练习九

1. 可选用 $L_8(2^7)$ 表，表头设计略。

2. 对试验结果进行直观分析：影响收率的主次为 $A \times B \to C \to A \to B \to D \to A \times C$。由于交互作用 $A \times B$ 对试验结果影响较大，所以进一步分析，较优方案为 $A_1B_2C_2$，D 可选任意水平。

3. 方差分析表明：因素 A、C 对试验结果影响显著，B 是次要因素。所以，最优组合为 $A_3B_1C_3$。

4. 可选用 $L_{27}(3^{13})$ 表，表头设计略。

5.（1）因素和水平表安排如下：

水平＼因素	A	B	C	D	E	F	G
1	0.4	0.04	0.5	0.02	0.2	0.8	1.5
2	0.4	0.04	0.5	0.02	0.2	0.8	1.5
3	0.4	0.04	0.5	0.02	0.2	0.8	1.5
4	0.8	0.08	1.0	0.06	0.4	1.4	2.0
5	0.8	0.08	1.0	0.06	0.4	1.4	2.0
6	0.8	0.08	1.0	0.06	0.4	1.4	2.0
7	1.2	0.12	1.5	0.10	0.6	2.0	2.5
8	1.2	0.12	1.5	0.10	0.6	2.0	2.5
9	1.2	0.12	1.5	0.10	0.6	2.0	2.5
10	1.6	0.16	2.0	0.14	0.8	2.6	3.0
11	1.6	0.16	2.0	0.14	0.8	2.6	3.0
12	1.6	0.16	2.0	0.14	0.8	2.6	3.0
13	2.0	0.20	2.5	0.18	1.0	3.2	3.5
14	2.0	0.2	2.5	0.18	1.0	3.2	3.5
15	2.0	0.2	2.5	0.18	1.0	3.2	3.5

（2）对于七个因素，$s/2+1=7$，求出 $s=12$ 或 13，均匀表 $U_{15}(15^8)$ 不满足试验要求，考虑试验的承受程度，选用 $U_{17}(17^{16})$ 划去最后一行，组成 $U_{16}(16^{16})$ 均匀表，根据使用表，选择 1、4、6、9、10、14、15 安排试验。试验安排表如下：

试验号＼列号	1 A	2 B	3 C	4 D	5 E	6 F	7 G
1	1	4	6	9	10	14	15
2	2	8	12	1	3	11	13
3	3	12	1	10	13	8	11
4	4	16	7	2	6	5	9
5	5	3	13	11	16	2	7
6	6	7	2	3	9	16	5
7	7	11	8	12	2	13	3
8	8	15	14	4	12	10	1
9	9	2	3	13	5	7	16
10	10	6	9	5	15	4	14
11	11	10	15	14	8	1	12
12	12	14	4	6	1	15	10
13	113	1	10	15	11	12	8
14	14	5	16	7	4	9	6
15	15	9	5	16	14	6	4
16	16	13	11	8	7	3	2

6. 解：根据 $s/2 + 1 = 3$ 求得 $s = 4$ 或 5，为使试验点多些，结果更可靠，选用 $U_7(7^6)$ 划去最后一行，组成 $U_6(6^6)$ 均匀表，根据使用表，选择 1、2、3 安排试验。因素和水平表安排如下：

因素＼水平	1	2	3	4	5	6
A	2.0	2.5	3.0	3.5	4.0	4.5
B	0.1	0.2	0.3	0.4	0.5	0.6
C	3	4	5	6	7	8

试验方案如下：

试验号＼因素	1 DMSO 的用量 A	2 聚乙二醇酯的用量 B	3 聚山梨酯 80 的用量 C
1	1 (2.0)	2 (0.2)	3 (5)
2	2 (2.5)	4 (0.4)	6 (8)
3	3 (3.0)	6 (0.6)	2 (4)
4	4 (3.5)	1 (0.1)	5 (7)
5	5 (4.0)	3 (0.3)	1 (3)
6	6 (4.5)	5 (0.5)	4 (6)

7. 略。

思考与练习十

1. 结果如下图所示：

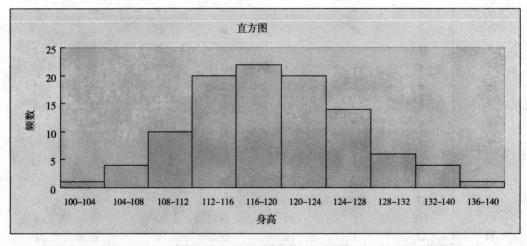

2. "算数平均重量"值为 293.75，"绝对偏差"值为 26.875。

3. "lgG 滴度倒数的几何平均数"值为 146.2844。

4. F 检验　双样本方差分析中，$P = 0.3912 > 0.05$，两组的方差没有显著性差异。

T 检验 双样本等方差假设中，$P = 0.00428 < 0.05$，两组的均数有显著性差异，且可以认为实热组比虚寒组的淋巴细胞转化率高。

5. 在 t 检验成对双样本均值分析中，$P = 2.57 \times 10^{-5} < 0.05$，说明治疗前后血红蛋白含量有显著性差异，可以认为该方案有效。

6. 选择无重复双因素方差分析，结果显示：对行因素 B（工艺），$P = 0.119864 > 0.05$，说明不同工艺对该药得率无显著性影响；对列因素 A（原料），$P = 0.014936 < 0.05$，说明不同原料对该药得率有显著性影响。

7. (1) X 与 Y 的相关系数 $r = 0.9938$，其散点图如下：

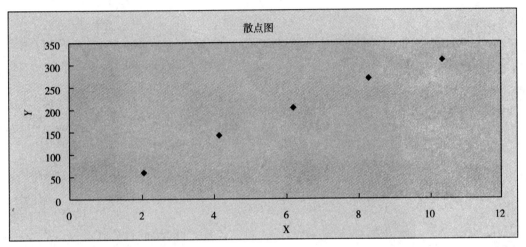

(2) 回归方程为 $Y = 8.961 + 30.225X$，回归系数具有显著意义。